单玉堂

子午流注与灵龟八法讲稿

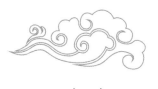

单玉堂 著

单志华 整理

中国中医药出版社

· 北 京 ·

图书在版编目（CIP）数据

单玉堂子午流注与灵龟八法讲稿 / 单玉堂著；单志华整理 . —北京：中国中医药出版社，2017.4（2023.11 重印）

ISBN 978-7-5132-4019-2

Ⅰ . ①单… Ⅱ . ①单… ②单… Ⅲ . ①子午流注 ②灵龟飞腾

Ⅳ . ① R224

中国版本图书馆 CIP 数据核字（2017）第 029124 号

中国中医药出版社出版

北京经济技术开发区科创十三街 31 号院二区 8 号楼

邮政编码 100176

传真 010-64405721

廊坊市祥丰印刷有限公司印刷

各地新华书店经销

开本 710×1000 1/16 印张 23.5 彩插 0.5 字数 355 千字

2017 年 4 月第 1 版 2023 年 11 月第 5 次印刷

书号 ISBN 978 - 7 - 5132 - 4019 - 2

定价 78.00 元

网址 www.cptcm.com

如有印装质量问题请与本社出版部调换 (010-64405510)

服务热线 010 64405510

购书热线 010 64065415 010 64065413

微信服务号 zgzyycbs

书店网址 csln.net/qksd/

官方微博 http：//e.weibo.com/cptcm

淘宝天猫网址 http：//zgzyycbs.tmall.com

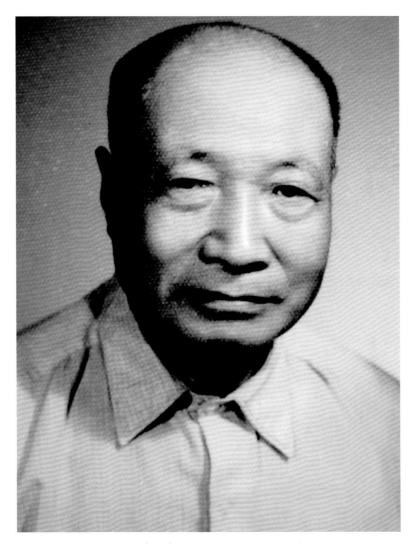

针灸学家单玉堂先生（1902—1983）

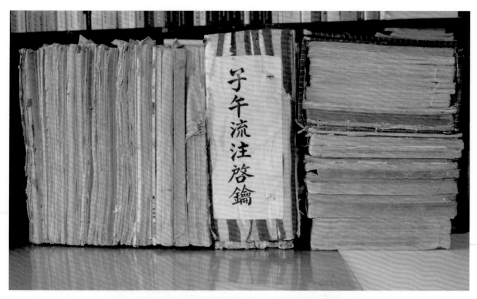

单玉堂先生撰写的大量针灸、子午流注书稿与文章

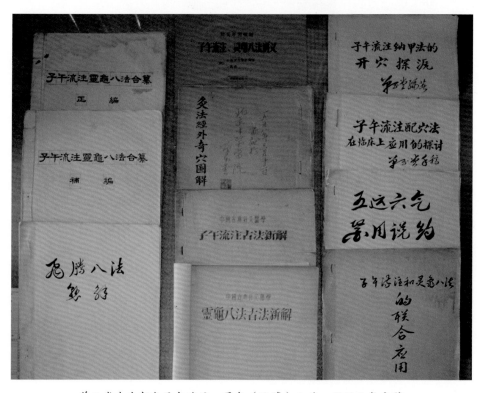

单玉堂先生部分子午流注、灵龟（飞腾）八法、五运六气文稿

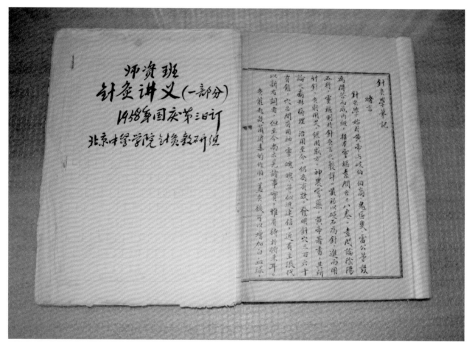

单玉堂先生编写的师资班针灸讲义与针灸笔记手稿

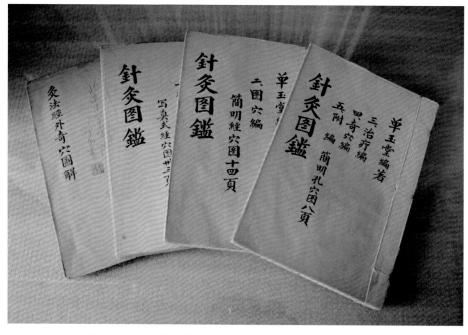

单玉堂先生编著的《针灸图鉴》《灸法经外奇穴图解》手稿

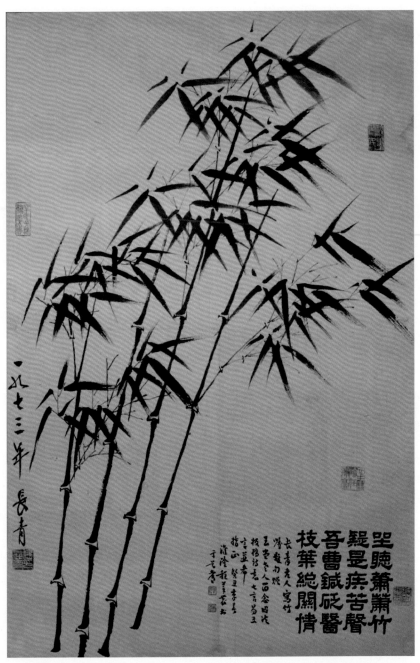

经单玉堂先生治疗后痊愈，著名书法家魏长青写竹赠予留念，著名针灸学家程莘农院士欣然题诗："卧听萧萧竹，疑是疾苦声，吾曹针砭医，枝叶总关情。"留下珍贵笔墨

内容提要

本书是我国现代著名针灸学家、子午流注专家单玉堂先生全面系统论述子午流注与灵龟八法按时取穴的一部学术专著。

全书共分导言、上篇、下篇及补篇四部分。上篇为重点部分，系统论述了子午流注的源流，子午流注与五运六气的关系，五运六气干支体系述要，子午流注的概念、组成与临床应用等。此外还列专章阐述了子午流注五输穴的理论源流与单老丰富的开穴和配穴经验。下篇着重介绍灵龟八法的源流、概念、组成与临床应用，并专章收录单老应用子午流注、灵龟八法的医案。补篇介绍了飞腾八法的的原理、组成与临床应用。更列专章介绍单老临床常用的针刺补泻手法，绘图标明其独到的补泻经验。

本书由单老之子、中医临床专家单志华先生整理。全书资料翔实，叙述深入浅出、脉络清晰，既具有探微索奥的学术视野与理论深度，又融入了丰富的按时取穴与配穴经验，足以启迪后学。本书可供中医及针灸临床工作者与研究者、中医院校师生、中医理论研究者、子午流注研究者与爱好者阅读参考。

针灸学家单玉堂先生简介

单玉堂先生（1902—1983）是我国现代著名针灸学家，子午流注专家，北京中医学院（现北京中医药大学）元老，学院派研究子午流注第一人。其所创立的"井经荥合输纳规律"，恰当地解决了被历代子午流注研究家称为"天然之缺陷"的闭时无穴可开的学术难题，填补了自明朝以来"子午流注纳甲法之闭穴"领域的一项空白，从而使子午流注按时取穴内容完整无缺，标志着人体气血流注无有终时之意。这一理论成果已编入全国高等医药院校《针灸学》教材，为当代诸家所认可。

单玉堂先生系辽宁丹东人，自安东省立师范学校（今丹东师范高等专科学校）毕业后，师从丹东市易学家李爱滨老先生学习中医内科，熟读《易经》《内经》《难经》《伤寒杂病论》《神农本草经》等经典。后又拜黑龙江省讷河县（今讷河市）针灸专家陈文会为师，学习子午流注与灵龟八法，并目睹陈翁屡屡用针起死回生的情景，从而激发起强烈的钻研针灸学的愿望。

因其扎实的中医功底，先生于1922年顺利通过讷河县中医考试并执业，在讷河县行医时即声名鹊起，被当时的县长崔福坤看中，准许参加留学选拔考试，三试均中首额，遂公费东渡日本留学，深造针灸学术。先后在东京高等针灸医学校、东京针灸医学研究所、日本医师会等学习，由于成绩优秀，曾获金质学习奖章一枚和银质学习奖章两枚，于1936年8月学科修满毕业。他的老师柳谷素灵先生（日本近代著名针灸学家）曾挽留他继续深造，但他还是决定回国。回国后在安东市（今丹东市）行医讲学，并被推选担任安东市中医学会研究会长及编辑长、中医讲习班伤寒论讲师。

"七七事变"后，日军全面侵华，已成为沦陷区的东北，更是民不聊生。先生居无定所，辗转多地，不得不中断行医与教学，竟一度以卖字为生养家糊口。他目睹日军在我们国家土地上耀武扬威，满腔忧愤不能直言，不甘做亡国奴的良心驱使他又不能不言，于是他借医论政，借"人体十二官"以言国事，撰写并发表了《人身一小国家说》，勇敢表达了心系国家、强国如强身的愿望："主权既失，外患必乘，真火消灭，生气将息，国权之不振，内忧外患，相继而生，岂不殆哉！"主张国家必须上下合力，抵抗外敌。"犹如道德忠义，而为一国之真精神也！"

1949年底，先生由沈阳迁入北京执业；新中国成立初期，先后受聘于中国人民大学医院、北京市耳鼻喉科医院（后合并于北京同仁医院）。1953年1月当选北京市针灸专门委员会委员；同年11月受中央人民政府卫生部派遣参加抗美援朝针灸医疗队，从事医疗培训与教学工作。1954年11月被北京卫协医师会针灸医师班聘为针灸讲师。后由北京市政府卫生局核准，在北京东四十条开办古典医术针灸传习班，共八期，授徒约六百人，一定程度上缓解了新中国成立初期百废待兴，针灸医生短缺的客观状况。

1956年9月，单玉堂先生加入中国农工民主党；同年12月奉调北京中医学院，任针灸教研组副组长，参与组建针灸教研组，并参加编写新中国成立以来第一部高等医药院校《针灸学讲义》，主抓教学与临床工作。

1957年，先生在中医研究院（今中国中医科学院）经络研究所做了题为"针灸子午流注闭穴变开穴"学术报告，首次提出"井经荥合输纳"（简称一四二五三零）闭穴变开穴规律。

单玉堂先生针灸配穴丰富而灵活，堪称"配穴体系"，且针刺手法独特，对子午流注、灵龟八法有很深的学术造诣，已为中医界人所共知。在其60年的中医生涯中，针药并行、学验俱丰，在教学中讲授《伤寒论》《中医内科学》《针灸学》《子午流注与灵龟八法》，且著述颇丰：编著《针灸图鉴》一部，绘制《十四经新针灸总图》两大幅，绘制《中国针灸正、奇经穴及生理解剖临床取穴教学图》一册，编述《经外奇穴图解》、《子午流注灵龟八法合纂》（正编、补编）、《子午流注启钥》、《伤寒论辑要与针灸处方》、《子午流注灵龟八法古法新解》、《窦太师针经指南"标幽赋"新释》《针灸钧陶》等多种论著。曾发表论文《子午流注在临床应用的规律》《针灸配穴法》，以及方药论文如《汗的辨证及处方》《六味地黄汤临床加减应用》《我对眩晕证治疗的临床体会》《中国经典医学的哲学原理》《医易学说整编》等，有颇多独到见解。

前　言

本书是我国现代针灸学家、著名子午流注专家单玉堂先生全面系统论述子午流注与灵龟八法按时取穴的一部学术专著。

单老生前指出："子午流注一道，小言之，不过是针灸的一种按时取穴的配穴方法；大言之，则根源于五运六气，概括了祖国经典医学理论体系于其中，并与天文、地理、历法、气象、生物、哲学等多种学科互相渗透的一门重要学说。故可喻为'大则弥纶宇宙，小则纤悉秋毫'。"

全书共分导言、上篇、下篇及补篇四部分。

上篇为本书的重点部分，系统论述了子午流注的源流，子午流注与五运六气的关系，五运六气干支体系述要，子午流注的概念、组成与临床应用。书中还对子午流注纳甲法的核心部分——"徐氏子午流注逐日按时定穴歌"做了详尽的解析，对纳子法"十二经补母泻子取穴"做了诠释发挥，并加入"临证点滴"一项，力求与针灸临床紧密结合、学以致用。同时首次公开单老早年写的"子午流注开穴干支原理探讨"文稿，阐前人所未发。书中还列专章阐述了子午流注五输穴的理论源流与单老丰富的开穴和配穴经验，并收录相关医案。

下篇介绍灵龟八法的源流、概念、组成与临床应用，亦收录相关医案。

补篇介绍了飞腾八法的原理、组成与临床应用，并列专章强调了单老临床常用的针刺补泻手法，绘图标明其独到的补泻经验，供针灸同道们参考。

在整理过程中，对其中涵义深奥的运气理论概念，如用十天干表达阴阳五行的深层次变化、干支演变体现出天地人"三元"规律、天干化合五运、地支化合六气、子午流注干支原理探讨等，都做了详细和力求清晰的表述，对涉及天文背景的概念，统以"单志华按"的形式做了说明，读者可与正文互参。

本书采用的内容，均来自单玉堂先生有关子午流注、灵龟八法的书稿、文章及笔记，原文字写作时间约在20世纪50年代至60年代中期。采用的书稿计有：《子午流注、灵龟八法合撰》《子午流注、灵龟八法讲义》《子午流注、灵龟八法撰要》《子午流注启钥》《子午流注问答》《补泻手法干支原理总论》《子午流注带徒讲义》《漫谈子午流注》《师资班针灸讲义》《针灸均陶》等；文章计有：《子午流注古法新解》《灵龟八法古法新解》《子午流注灵龟八法有关问题的解释》《飞腾八法悬解》《何谓"穴随天干走"》《五运六气医用说约》《六经六气来源及其相互关系和意义》《子午流注配穴法在临床应用的探讨》《井荥输（原）经合主治与经络的关系》《怎样运用五输穴进行补泻》《子午流注纳甲法开穴探源》《子午流注纳甲法"五虎建元"初步探讨》《子午流注和灵龟八法的联合应用》《子午流注在临床应用的规律》等。

面对如此繁多又专业性较强的文稿，笔者在整理过程中第一步要做的，就是详细阅读消化这些文字，并严格遵循文稿的基本学术轨迹一以贯之；第二步就是按照全书的总体框架，分门别类逐一进行梳理、筛选，这一步工作很细，其中不可避免地遇到诸多学术"瓶颈"问题：如阴阳五行干支深层次推演问题、五运六气干支体系问题、十干化合五运与十二支化合六气问题、子午流注干支原理问题、五输穴五行配属"阳井金与阴井木"问题、五输穴为何起于四肢末端的问题等。我早年记忆中父亲单玉堂先生伏案写作的一幕幕竟又重现！深深感到老人家流注八法理论造诣之精深，其丰富灵活的按时取穴与配穴经验堪称体系！

与此同时，我始终在思考层面上努力遵循"是什么"和"怎样想"的研究方法，并贯穿整理的全过程。这方法出自近代最伟大的物理学家阿尔伯特·爱因斯坦，他说："像我这种类型的人，一生中主要的东西正是在于他所想的是什么和他是怎样想的……"（见《爱因斯坦文集·第一卷》）个人理解，前者旨在强调概念的规定性，后者旨在强调叙述的程序性和逻辑性。个人体会这一方法同样适用于中医理论文献的整理研究。

客观地讲，中医学的五运六气学说，限于当时的科技条件，古人的某些认识可能是曲折地，甚至含混地反映了事实上存在着，而人们尚未注意的客观联系乃至规律。正是这种表述方式上的曲折含混，易于被后人误解而斥为"荒诞不经"。运气学说是中医理论体系的重要组成部分，甚至可以说是中医学最高深的理论，而子午流注、灵龟八法又是强调"天人合一""天人同构"的一种高级的针灸疗法，难免曲高和寡。可喜的是，在文化多元的今天，回归生命本真、重返自然的理念与古老的"医易同源"高度吻合对接，人们越来越重视对人体生命信息表达系统的探究，使得这一理论与针法已为越来越多的业内人士所关注。正如当代中医理论家杨力教授指出的："如果说《黄帝内经》是中医学的皇冠，那么，运气七篇则是那皇冠上的明珠。"运气学说作为中医传统文化的一个重要分支，其干支体系的推演异常丰富，蕴含着诸多宇宙信息、生命密码。这是中医学极具开发价值的一个领域。本书的编撰仅从时间治疗学角度涉及部分五运六气干支体系的基本要义，便于理解子午流注干支配属变化的所以然。

应当承认，五运六气干支体系，并由此派生出的子午流注一系列干支推算，是有着深层内涵及价值的。正如中国中医科学院黄明达教授所说："天干地支是中国古代对时间的记录方式，也包括了天象场景的描述，是中华易医同源中极具独特内涵的知识瑰宝，它将宇宙天地对人类生命的影响表达得既准确又精确。作为来自于天上的信息，天干的十个字是宇宙天体金、木、水、火、土太阳系五大行星，相对运动对地球影响信息能量场的记录。作为来自于地球的信息，地支的十二个字，代表了地球绕太阳公转，形成与六气固定对接的气候元素：风、热、暑、湿、燥、寒。我们祖先最智慧的就是根据'天人合一'的宇宙生命观，从天干中寻找宇宙生命时空特征的体质属性，从地支中了解地球气象对生命体质的影响关系。与世界偌大的天体宇宙相比，我们的生命个体可能看似那样的渺小和无助，但自从我们每个新生命降生到地球上那刻开始，就被广大的信息能量网所覆盖。"

运气学说的干支体系如同一个宝藏，这是古人留下的无价之宝，必须静下心来，系统而有重点地、扎实地去研究探讨，这一过程甚至不排除有"新的"重大理论发现！同时也是研究者自我学习积累及调整自身知识结构的过程。

单老的学生、北京中医药大学针灸推拿学院陈子富教授，于20世纪90年代初撰文《单氏流注要则简介》，简明准确地阐述了单老子午流注的主要学术思想及作者本人的研究体会，文中并附有单老详细记录的医案二则。值此本书出版之际，将该文作为导言置于卷首。

本书在整理过程中得到了中国中医药出版社《中医师承学堂》主编刘观涛先生的大力支持，其在百忙中给予具体指导意见。责任并文字编辑王琳女士为保证本书的学术质量同样付出了非同一般的努力。在此本人深表敬意与谢忱！

限于个人学识水平及能力，本书在整理过程中可能存在诸多不足乃至纰缪之处，还望高明者斧正。

2016 年 12 月 6 日　单志华　识于北京

目 录
CONTENTS

上篇　子午流注

下篇　灵龟八法

补篇 飞腾八法与针刺补泻

导言
单氏流注要则简介

————————❖————————

　　单玉堂老师，针灸界之名老，流注学之专家。从医 60 余载，精专于子午流注与灵龟八法，颇享盛名。单老在世之时，其学识之渊深、治学之审慎、疗效之卓著、教学之认真，备受学生之爱戴。本人于 1961 年 9 月至 1962 年 2 月毕业实习之际，随单老学习流注针法半载，虽仅仅学得单老学术之只鳞片爪，但所受教益尤深。

　　1983 年春，单老于病榻之上，尚谆谆告诫学生："莫忘流注，要立志发扬流注，流注是祖国医学之真宝！"单老之子单志华与王立早合作整理出版了单老的《伤寒论针灸配穴选注》，实为针灸界之幸事，单老之学术不致泯灭了。

　　今本文所撰乃单老临床应用流注针法之三项要则，虽仅是单氏流注要则之一部分，却可睹其学术思想之一隅。另外还附有本人学习流注之部分体会，仅供学习者参考。

一、谨度病端，与时相应

　　单老经常强调按时取穴并不违背辨证施治之原则。临床上应用流注针法并非不问病情开出时穴则百病皆治。要想学会灵活运用子午流注及灵龟八法，首要的关键在于学会辨证施治法则。根据辨证之结果，寻求按时取穴之施治方法。《灵枢·寿夭刚柔》说："阴中有阴，阳中有阳，审知阴阳，刺之有方，得病所始，刺之有理，谨度病端，与时相应，内合于五脏六腑，外合于筋骨皮肤。"这就是说辨证过程是十分复杂的，阴证中尚有阴，阳证中还有阳，必须在八纲辨证中，明确审知阴阳，才有可能找到合理的针治方法，只有准确得知疾病发生的原因，才能找到针刺治疗之原理。因此必须"谨度病端，与时相应"。"谨度"之义有二：一是谨慎仔细之意，即对疾病之辨证要慎重；二是谨守之意，即严格按照辨证规律审视度量发病之端倪。"与时相应"之含义亦有二：一是辨证后，候其时而刺之。这正如《素问·六节藏象论》所说："谨候其时，气可与期。"又如《素问·八正神明论》所说："凡刺之法，必候日月星辰，四时八正之气，气定乃刺之。"这就是根据病人病情之需要，而等待适合治疗该病之时穴开，即气盛之时再行针刺之法；二是辨证后不候时而依原开穴寻取阴阳刚柔、相济相通之适病之穴开之而针刺之法。所以，子午流注针法是十分灵活的，这种灵活多变选取时穴即是根据辨证施治原则而来的。

（一）子午流注纳甲法、纳子法临床取穴规律

1. 顺时相生取穴法

根据病情之需要，分经辨证之后，依循经取穴之法则，按阳日阳时开阳经穴，阴日阴时开阴经穴，恰遇本时之穴所主治病证则选取本时穴针之；若不适合本时穴所主治病证，则可依母子相生之序，将一日之内值日经之五输穴，顺开一层或数层，直至全部开出，然后再行补泻手法。如甲日遇胃病则可将甲日之五输穴顺开三层或四层。

2. 刚柔相济取穴法

根据病情之需要，依五运的甲与己合、乙与庚合、丙与辛合、丁与壬合、戊与癸合之规律，选阴阳相合之经，取刚柔相济之穴同开之法。如阳日取阳时阳穴，但病属阴经之病证，则可同开阴经之穴。甲日戌时取胆井窍阴，属金穴，若其病属脾不运化之证，则可兼取脾经金穴商丘。这样则可收阴阳相互协调使气血归于权衡之功效。

3. 表里相合取穴法

根据病情之需要，按照阴阳经脉有表里相合之关系取穴，即按肺合大肠、心合小肠、脾合胃、肝合胆、肾合膀胱、心包合三焦等脏腑相通之关系取穴。临床上如遇甲日戌时取胆井窍阴穴，但病情却属肝经之证，则可同时取肝经井穴大敦，丙日子时取小肠荥穴前谷，则可同时取肝经荥穴行间，余皆类推。

4. 合日互用取穴法

根据病情之需要，按甲与己合、乙与庚合、丙与辛合、丁与壬合、戊与癸合之规律，称甲己二日为合日，余干皆同，即甲己二日所开之穴可以互用，依五输穴之名称顺序取穴。此法与刚柔相济不同在于不依五行属性取穴。即井穴与井穴，荥穴与荥穴，输穴配输穴，经穴配经穴，合穴配合穴，这是依五行相克规律而来。

5. 时配病穴取穴法

根据病情之需要，先开纳甲纳子法之时穴后，脱开五输穴之范围，依循经取穴之原则，选取所病脏腑所属经脉之有效穴，或选特定有效穴，或选经验穴均可，同时配合时穴的方法。病穴不宜选取过多，只需一二穴即可，愈简愈好。如按原络、俞募、上下局部取穴者均是此法。

6. 脏腑相联取穴法

根据病情之需要，单老用子午流注纳子法开时穴时，亦按脏腑阴阳表里相合之规律，将原络配穴法灵活运用于纳子法。如开肺经原穴太渊的同时，可配大肠经之络穴偏历。余皆仿此。

纳甲与纳子亦可同时应用，均按辨证施治规律来选取时穴。

（二）灵龟八法与子午流注的配合应用

单老在临床上常用的方法是将灵龟八法与子午流注配合起来运用。由于八脉交会穴治疗范围较广，可在不问病情的情况下，首先开出八法时穴，然后选纳甲纳子适合病情之时穴配之，常可收到理想之治疗效果。

1. 八法纳甲配合取穴法

根据患者病情表现之不同，通过分经辨证之后，符合八脉交会穴所开时穴之主治范围者则先开八法时穴，然后再配纳甲法所开时穴，组成按时取穴之配方。

如患者之病证表现为口苦、咽干、目眩，并有往来寒热、胸胁苦满、默默不欲饮食、心烦喜呕等证，诊断为伤寒少阳病。那么则先开八法，甲戌日甲戌时为后溪、申脉二穴夫妻相应，然后再点刺胆经井穴窍阴。

如患者病证表现为先厥而后热，下利必自止，而反汗出，咽中痛，其喉为痹，发热无汗而利必自止；若不止，必便脓血，便脓血者，其喉不痹等。诊断为伤寒厥阴病。先开八法时穴，在乙酉日乙酉时为照海、列缺主客二穴相应，然后再点刺肝经井穴大敦。

2. 八法纳子配合取穴法

本法与上法之义相同。即是根据病情之需要，先开八法穴后，再配用子午流注纳子法，补母泻子取之。

如遇大肠经病候，即《灵枢·经脉》所述"是动则病"及"是主津所生病"之内容时，遇到甲子日丁卯时宜先开八法照海与列缺二穴主客相应，戊辰时宜开列缺与照海二穴主客相应，再以卯时泻二间穴，辰时补阳池穴即是。

如遇肺经病候，恰为甲子日丙寅时，宜先开八法足临泣与外关二穴主客相应，再以寅时泻尺泽穴，卯时补太渊穴即是。

3. 八法纳甲原穴取穴法

根据病情之需要，先开八法时穴后，再配用子午流注纳甲法之各经原穴的方法。

如患者病证属伤寒少阳证，遇到甲戌日甲戌时，先开八法后溪、申脉二穴，再配用胆经原穴丘墟即是。

如患者患有下利而渴者，令自愈，设不瘥，必圊脓血，以有热之故，诊断为厥阴病。遇到乙酉日乙酉时，宜先开八法照海、列缺二穴后，再配用肝经原穴太冲即是。

4. 八法纳甲五输主病取穴法

根据病情之需要，在先开八法时穴之后，再配用子午流注纳甲法所用五输穴，即井荥输经合，按各穴主治之证选取配穴之法。

如甲戌日甲戌时，先开八法后溪与申脉二穴，以治脉浮、喘嗽、洒淅寒热、脐下有动气、按之牢痛等肺经证候。如果兼见心下满之证时，则配用手太阴经井穴少商与足太阴经井穴隐白；如兼见身热之证，则配用手太阴经荥穴鱼际与足太阴经荥穴大都；如兼见体重节痛之证，则配用手太阴经输穴太渊与足太阴经输穴太白；如兼见喘嗽寒热之证，则配用手太阴经经穴经渠与足太阴经经穴商丘；如兼见逆气而泄之证，则配用手太阴经合穴尺泽与足太阴经合穴阴陵泉。余经皆仿此。

如乙酉日乙酉时，先开八法照海与列缺二穴，以治伤寒厥阴病。如兼见他证，符合五输穴主治范围，则如上例选取手、足厥阴经之五输穴相配即是。

5. 八法纳甲纳穴取穴法

根据病情之需要，在先开八法时穴之后，再配用子午流注纳甲法之"纳穴"的方法。

如患者患有口苦、面青、善怒、脉弦等胆经证候，遇到乙丑日甲申时，则先开八法之照海、列缺二穴主客相应，然后再刺三焦经之纳穴液门即是。

如患者有淋溲便难、转筋、四肢满闭、脐左有动气、脉弦等肝经证候，遇到辛卯日乙未时，则先开八法申脉、后溪二穴主客相应，然后再刺心包经之纳穴劳宫即是。

6. 八法纳甲阴阳相交取穴法

根据病情之需要，在先开八法时穴之后，观其取穴时间恰与子午流注纳甲法开穴时间相合，则配合开纳穴之后，还可取与纳穴相交之穴。即阴经纳穴之后同时取阳经井穴；阳经取纳穴之后同时取阴经井穴，即为阴阳之相交也。

如患者患伤寒一二日至四五日，而厥者必发热，前热者后必厥，厥深者热亦深，厥微者热亦微，遇到乙丑日甲申时，则宜先开八法之照海、列缺二穴，然后与纳甲法此时所开三焦经纳穴液门配之，同时还可开肝经井穴大敦（甲申交乙酉），即是阳交阴之法。

如患者患少阴病，始得之，反发热，脉沉，遇到丙子日乙未时，宜先开八法之外关、足临泣二穴主客相应，然后取纳甲法心包络经纳穴劳宫配之，同时可用小肠经井穴少泽（乙未交丙申），即是阴交阳之法。

7. 八法纳甲合日互用取穴法

根据病情之需要，在先开八法时穴之后，依纳甲法合日互用之规律，选取相应之穴组成配方的方法。

如患者患热利下重与下利欲饮水等证候，遇乙丑日庚辰时，宜先开八法之照海与列缺二穴主客相应，配以曲池（大肠合）、太冲（肝输代原），或配以合谷（大肠原）、曲泉（肝合），则是乙与庚合之法。

如患者患伤寒少阴病下利，若利自止，恶寒而蜷卧，手足温者，遇癸亥日戊午时，宜先开八法之足临泣与外关二穴主客相应，再配以太溪（肾输代原）、陷谷（胃俞）或配用阴谷（肾合）与足三里（胃合），即为戊与癸合之法。

8.八法纳甲时配病穴取穴法

根据病情之需要，在先开八法时穴之后，配用纳甲法按时取穴，然后再配一二个特效病穴组成配方的方法。

如患者所患为伤寒太阳病，项背强几几，反汗出恶风等，遇到甲子日庚午时，则宜先开八法之后溪、申脉二穴主客相应，同时配用纳甲法所开之阳溪穴，再配以病穴大椎即是。

如患者患伤寒少阴病，咽中伤，生疮，不能语，声不出等，遇到甲子日丁卯时，宜先开八法之照海、列缺二穴主客相应，同时配用纳甲法所开之神门穴，然后再配用病穴点刺少商即是。

总之，单氏流注之第一要则即是谨度病端，与时相应，按辨证论治而选取时穴。

二、闭时开穴，顺应天度

子午流注纳甲法中有阖穴与闭穴，单老均有独到之见解。并根据前人之传授及他本人之实践，创立了较为合理而又完善的闭时开穴的方法。

（一）对阖穴之见解

《标幽赋》云："一日取六十六穴之法，方见幽微。"即指子午流注纳甲法而言，也名为纳干法，就是将十二经脉纳于计日之天干，依各经脉五输穴五行相生之规律而按时取穴的方法。

十二经纳干：

> 甲胆乙肝丙小肠，丁心戊胃己脾乡，
> 庚属大肠辛属肺，壬属膀胱癸肾藏，
> 三焦亦向壬中寄，包络同归于癸方。

十天干五行属性：

甲乙木、丙丁火、戊己土、庚辛金、壬癸水。

五输穴五行属性：

阴井木、阳井金；阴荥火、阳荥水；阴输土、阳输木；阴经金、阳经火；阴合水、阳合土。

这样依五行相生之规律，则推演出经生经、穴生穴；阳日阳时开阳穴、阴日阴时开阴穴之法则。用此法则代表气血在经脉内外运行过程中，随时间之进展则有盛有衰，表现于五输穴则有开有阖之规律。也就是说天干所代表的经脉，在本干所计之日则本经气血偏盛，本经相生之气穴为开；他经则为气血偏衰，其气穴则为阖。所以说阴以阳为阖，阳以阴为阖，即阴干主日之时阳经气穴为阖；阳干主日之时阴经气穴为阖。也就是阳经值日时则阴经气血偏衰；阴经值日时则阳经气血偏衰之意。

单老一再强调，气血流注于经脉是周流不息的。徐凤所编"逐日按时定穴诀"中，以及"子午流注环周图"中所载流注之开阖，均以时之干支为主，并不拘泥于日之干支。主经之日干不过是指各经开井穴之时干起始而言。也就是说开井穴之后，流注之时干则不拘泥于本日了，这一点是十分重要的。因为不论何日何时在经脉内外流注之气血是不停的，气血的盛衰是相对的。所以，"甲日戌时胆窍阴"之"甲"，即代表日干，又代表时干，取穴时以时干为主。这样则不论甲日还是己日只要遇到甲戌时则可取窍阴穴，其他日之日干、时干均如此，以时干取穴，才是"时上有穴，穴上有时"，才是按时取穴。后世医家推演合日互用，夫闭针其妻，妻闭针其夫等，扩大了流注之取穴范围，并非不懂日干，而是重于时干取穴而已。比如，甲日自甲戌时取胆经井穴窍阴，这种情况在日常治疗中很难遇到，因为病人很少半夜来求针治的。但这并不等于甲日之白天则阴阳时辰之运转中无穴可开了。只要时辰运转，甲日白天来诊者，求出时干即可有穴。这意思就是说流注图中所分出之甲～癸日，只不过是六十时辰为五日是一周，一百二十时辰为十日是再周，即日干分区之标记，并非甲日之开穴必待乙日去开，癸日之开穴必待甲日去取，那样做岂不完全违背阳日阳时开阳穴、阴日阴时开阴穴之规律吗？所以，日干是标记，时干是取穴根据，应该严格区分开。流注纳甲法是依时干取穴，非依日干而寻穴也。这样，任何时辰都有穴可开，因为流注纳甲法是根据"阳气始于四末"之理论而来，其流注并非甲日固定于胆经，乙日固定于肝经，气血之盛衰是依时之阴阳而交替运行的。所以，阖穴的概念，即阴以阳为阖，阳以阴为阖，应该理解为总体的流注趋势，并非阳日阴时为阖穴，阴日阳时为阖穴也。

（二）对闭时之理解及单氏开穴法

在"子午流注环周图"上有 24 个闭时。闭时，即无穴可开之时辰也，亦常被称作闭穴。形成闭时之原因在于依时干五行相生之规律取穴过程中，这 24 个时辰不符相生之顺序，故难以开出穴位（更深的缘故尚待进一步研究）。但是，并不等于闭时为气血停滞不流之时，恰好相反，按流注之理论，闭时正值气血方盛之时。于是，数百年来历代医家提出了各种补救之法，欲将闭时变开穴之时。比较多见的是将纳子法强拉入纳甲法来补救。单老称之为"阴阳不相顺接，扦格而不通"之法。

单老顺天之度，创立了"一四二五三零"规律，恰当地解决了闭时之开穴问题。《素问·六节藏象论》说："天以六六为节，天有十日，日六竟而周甲，甲六复而终岁，三百六十日法也。"天干有十个，即甲、乙、丙、丁、戊、己、庚、辛、壬、癸，用来计日，故云"天有十日"。地支有十二个，即子、丑、寅、卯、辰、巳、午、未、申、酉、戌、亥，与天干相配用来纪年、纪日、纪时。这样仅就纪日而言，十干配十二支，自甲子至癸亥需六十数回环一周。也就是说以天干为计，需六个甲日才能再回到甲子日，即是"六十还甲子"之意，所以为"日六竟而周甲"。竟者，尽也；周者，转也，还也。既然六十天才复还甲子日，那么复还六个甲子日则为六六三百六十而为一年，故称"甲六复而终岁，三百六十日法也"。总在一起则成为"天以六六为节"然。以年计日是如此，以日计时亦是如此。就是说每日的时辰有十二个，计时之干支相配，甲子时复还甲子时也需六十个时辰为一周。这一周恰当五日，故云"五日为一候"。"一候"者，即随时间之进展气候变化之一单元。也就是说，每经六十个时辰，气候变化有一个循环往复的过程，对人体气血流注的影响同样有一个小循环。这六十个时辰之干支相配中，将天干循环一周之十数，称作一旬，那么则有六旬。在这六旬中地支只循环五次。就是说每一旬天干之数，配十个地支，尚余两个地支，由第二旬天干顺补。所以每日所余两个时辰则无当旬之干相配，若依天干五行相生之序取穴，每日定有两个时辰，则无行相生，无穴可开了。此即闭时形成之本源。又由于经生经，穴生穴之规律，并非每旬轮空二支上无穴可开，而是顺五行相生之后所余二时辰无穴可开。这样在环周图上就出现了甲寅、甲午、乙巳、丙辰、己未、庚午、辛巳、辛酉、壬辰、壬申、癸卯、癸未十二个时辰无穴可开。五日一周十二个时辰为闭时，十日再周则二十四个时辰为闭时了。

然而，"天以六六为节"之"天"，可理解为日干之"天"，亦可理解为时干之"天"，已如前述。依"六六为节"之计，则可推出"六十还甲子"是由六甲、六乙、六丙、六丁、六戊、六己、六庚、六辛、六壬、六癸所组成。于是，单老根据前辈之传，加上他本人之经验积累，发前人之微，而认为此六六之数必成体系。故将六甲、六乙……及各时辰所开之穴列出，按其顺序寻其五行属性，终于发现了井、经、荥、合、输、纳之规律。（见表1）

表1 "六六"干支及取穴名称表

推算数序		一	四	二	五	三	零
五输和纳穴		井	经	荥	合	输	纳
六甲	干支	甲戌	甲子	甲寅	甲辰	甲午	甲申
六甲	穴名	窍阴	阳辅	（侠溪）	侠溪 阳陵泉	（临泣）	液门 合谷 临泣
六乙	干支	乙酉	乙亥	乙丑	乙卯	乙巳	乙未
六乙	穴名	大敦	中封	行间	曲泉	（太冲）	劳宫 太冲 太渊
六丙	干支	丙申	丙戌	丙子	丙寅	丙辰	丙午
六丙	穴名	少泽	阳谷	前谷	小海	（后溪）	后溪 京骨 中渚 阳池

推算数序		一	四	二	五	三	零
五输和纳穴		井	经	荥	合	输	纳
六丁	干支	丁未	丁酉	丁亥	丁丑	丁卯	丁巳
	穴名	少冲	灵道	少府	少海	神门 大陵 太溪	大陵
六戊	干支	戊午	戊申	戊戌	戊子	戊寅	戊辰
	穴名	厉兑	解溪	内庭	足三里	陷谷 丘墟	支沟
六己	干支	己巳	己未	己酉	己亥	己丑	己卯
	穴名	隐白 商丘	（商丘）	大都	阴陵泉	太白 太冲	间使
六庚	干支	庚辰	庚午	庚申	庚戌	庚子	庚寅
	穴名	商阳 阳溪	（阳溪）	二间	曲池	三间 腕骨	天井
六辛	干支	辛卯	辛巳	辛未	辛酉	辛亥	辛丑
	穴名	少商 经渠	（经渠）	鱼际 尺泽	（尺泽）	太渊 神门	曲泽
六壬	干支	壬寅	壬辰	壬午	壬申	壬戌	壬子
	穴名	至阴 昆仑	（昆仑）	通谷 委中	（委中）	束骨 冲阳	关冲
六癸	干支	癸亥	癸丑	癸卯	癸巳	癸未	癸酉
	穴名	涌泉	复溜	（然谷）	阴谷 然谷	（太溪）	太溪 太白 中冲

　　为了便于记忆，单老将井、荥、输、经、合、纳分别依序以数字代之，则成为一、二、三、四、五、零。又根据上述变闭穴为开穴的规律，即井经荥合输纳的顺序，而称之为"一四二五三零"规律。同时认为"六甲～六癸"乃先天之行度，依五行之相克而来，要早于相生之规律。相生之规律是

由相克演变而成。故此顺天之度变闭时为开穴是其正理，根源于天道之五运相袭。《素问·六节藏象论》云："五运相袭，而皆治之，终期之日，周而复始，时立气布，如环无端。"五运者，即甲己合化而为土运，乙庚合化而为金运，丙辛合化而为水运，丁壬合化而为木运，戊癸合化而为火运。依此之化生则演变出相生之规律来。如右图所示（图1）。

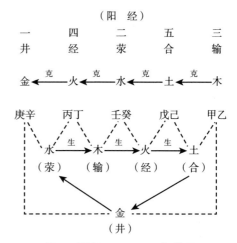

图1 阳经一四二五三规律图

所以，单老一再强调，子午流注是依天运而来。人体气血循环于经脉内外，随气候变化之规律，依时间进展之顺序而相应地运行着，因此说五运六气学说是子午流注针法的理论根据。依五运相袭而推演出的"一四二五三零"规律是顺天之度，顺自然气候变化之规律而形成的。这样就圆满地解决了闭时开穴的问题，为子午流注针法的更加完善做出了贡献。这便是单氏流注第二要则（图2）。

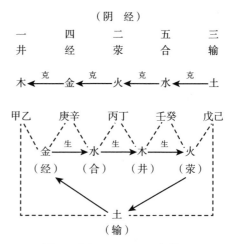

图2 阴经一四二五三规律图

根据单老顺天之度所推演出的闭时开穴规律，即"一四二五三零"规律，本人潜心领会其意，加以仔细地分析，又发现了一些值得深入探讨的问题。

1. 天度非起井穴之时

单老在论述"一四二五三零"规律时，虽言顺天之度而来，但却忽略了天度从何而始的问题。因此，在查"子午流注环周图"时，顺天行之度而查，自甲戌时起至重见甲时是甲申，再见为甲午，再则甲辰，再则甲寅，再则甲子，却不见"一四二五三零"之规律了。然而，反过来，逆天行之度而查之，从甲戌向后重见甲是甲子，再则甲寅，再则甲辰，再则甲午，再则甲申，其规律却符合一四二五三零之序，可见这个规律并非顺应天度了。因为，若按天度之顺行，无论纪年、纪月、纪日、纪时，都当首甲而定运。首甲之定运规律应从甲子起，其顺序是甲子、乙丑、丙寅、丁卯……癸亥。其六甲之顺序则为甲子、甲戌、甲申、甲午、甲辰、甲寅。这样才为顺应天度，依五运相袭，其结果如下图所示（图3、图4）。

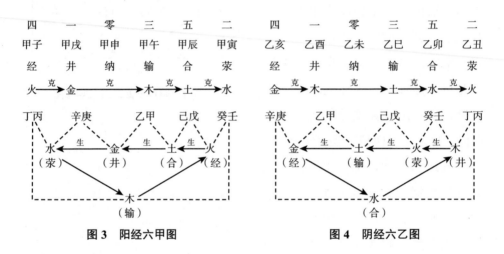

图 3　阳经六甲图　　　　　　图 4　阴经六乙图

　　甲子顺天度向前循行一旬，起阴时之乙，则当与亥支相配。这是由"阳进阴退"之规律而来，即甲进乙、乙进丙、丙进丁……天干属阳故主进；子退为亥、亥退戌、戌退酉、酉退申……地支属阴故主退。所以，乙向前再轮一旬则起丙，丙则与戌配；丙向前轮一旬起丁，则丁与酉配，余皆类推。这是天度运行之常规也。但按子午流注轮回至天干辛时，因癸日起井穴自亥时，所以当辛后应轮二旬而至亥。这样顺应天度之变闭时为开穴的规律，则应称作"四一零三五二"规律为妥。当然依此规律所开闭时之穴，与"一四二五三零"规律是完全相同的。尤其重要的是所开闭时之穴，皆是阴阳各时之重穴。可见重穴之源，乃由旬空而来。若查"子午流注环周图"可发现凡遇重穴之时干时，所重之穴恰是上一旬应开而未能开的闭时应补之穴。所以，按此规律，重穴本当不重，顺应天度而免除重穴才更为合理。

2. "一四二五三零"是阴阳时干相交之序

如果我们能在"子午流注环周图"上细查其源，顺天度而行，自甲戌时起胆井窍阴穴为一，到下一时辰乙亥时为肝经中封穴为四，丙子时为小肠荥前谷穴为二，丁丑时则为心合少海穴为五，戊寅时则为胃输陷谷穴为三，已卯时则为心包纳间使穴为零。那么，"一四二五三零"恰为阴阳时干交替取穴之顺序了。接下去庚辰时开大肠井商阳为一，辛巳为闭时，依其序则当取肺经经渠穴为四，壬午取膀胱荥通谷穴为二，遇到癸未时则前失合穴之五，而取闭时开穴肾输太溪穴为三，甲申纳三焦液门穴为零。每遇癸时必失一穴，依其失穴之序为倒转之数，自甲戌时开始，轮至癸未前失合穴之五，下一旬至癸巳时前已失荥穴之二，再一旬至癸卯时前已失经穴之四，再一旬至癸丑时前已失井穴之一，再一旬至癸亥时前已失纳穴之零，再一旬至癸酉时前已失输穴之三。故其倒转失数之序为"五二四一零三"。之所以有失穴之序，应归于癸日起亥时，每一周五日六十时辰，再周一百二十时辰，丢癸日十个时辰所致。

总之，顺应天度而补闭时之开穴，似应以"四一零三五二"规律为是，而"一四二五三零"恰是阴阳时干交替之序，亦顺天度而行。

三、补泻应手，疗效卓著

单老在用子午流注针法与灵龟八法之时，十分强调补泻手法，而且要求学生一定要经常练习，熟练掌握。他常说："用流注，不明补泻，何似盲人瞎马乎？"在各种补泻手法中，单老最多用的有以下五种。

（一）迎随补泻法

此法为单老最多用。实际是提插、捻转、呼吸、疾徐等手法复合而成的补泻手法。欲知迎随之补泻，先明经络之逆顺。手之三阴，从胸走手；手之三阳，从手走头；足之三阳，从头走足；足之三阴，从足走腹。针下之时，随其经脉长短，以息计之，取其气至病所为度。逆顺既明，左右当分，左手阳经与右手阴经同法；左手阴经与右手阳经同法；左足阴经与右足阳经同法；左足阳经与右足阴经同法。手足之外，胸背各异，左为阳，为升，为呼，为出，为提，为男子之背；右为阴，为降，为吸，为入，为插，为男子之腹。女子者反之。医者刺手（右手持针）拇指之前后捻转迎经脉之逆顺而行补泻，亦当分男、女，男子左手阳经，以医者拇指前捻为补，阴经反之。左手阳经与右足阳经同法，阴经反之。女子者亦反之。

（二）提插补泻法

依腧穴之深度分为天、地、人三部。提者，自地部提至人部、天部；插者，自天部插至人部、地部。紧提慢按谓之泻，可除邪盛气滞之病；紧插慢提谓之补，可补真元之亏虚。

（三）捻转补泻法

将针捻动，依前捻后捻之次数而定补泻，常与疾徐、提插同时运用。是凡"龙虎交战""龙升虎降""子午捣臼""阴中隐阳""阳中隐阴"等复合式补泻手法，均依捻转阳九、阴六之数而定。

（四）烧山火法

歌云："烧山之火能除寒，一退三飞病自安，始是五分终一寸，三番出入慢提看。"单老善用此法，取热之效应甚为迅速，常反复1～2次即得。

（五）透天凉法

歌云："透天凉法能除热，一进三退冷冰冰，吸气一口鼻出五，须臾热毒自然轻。"此法与上法恰成一对，上法为补，此法为泻，单老亦善用之。

四、单老治验病例

案一　风中经络（脑血栓形成）

刘某，男，54岁。于1962年1月17日入院，3月28日出院（北京中医学院附属医院病志）。住院号：2051，门诊号：73404。

（1）单老亲自记录之病程日志

于本月6日，与客人谈话，突感头昏脑涨，舌根板硬，语言謇涩，后脑发木，身体困倦。口眼略向左侧喎斜，眠、食尚无不可，排便亦属正常。《素问》云："血之与气，皆并于上，是为大厥。"按此病有此证象。诊脉于左手尺外斜上，右有轻刀刮竹之象。

（2）单老操作子午流注与灵龟八法针治，每次必亲自详加记载。

现根据病例统计如下表（表2、表3）

表2 子午流注纳甲法用穴及传导统计表（依针治次序排列）

序号	穴名	次数	传导	序号	穴名	次数	传导
1	侠溪	1	①（-）	6	二间	1	①（-）
2	后溪	3	①（-）②（-）③（-）	7	束骨	1	①（-）
3	解溪	1	①（-）	8	阳辅	1	①（-）
4	曲池	2	①（-）②传中指	9	支沟	2	①（-）②胀传向手
5	京骨	1	①（-）	10	地仓	4（病）	⊗
11	太冲	7	①（-）②左下右上 ③左大趾，右二趾 ④均传小趾 ⑤传二趾 ⑥右胀，传三趾 ⑦左胀，右传小趾
12	然谷	2	①⊗ ②左胀，右传大趾
13	灵道	4	①⊗ ②胀不传 ③均传小指 ④右胀，左传四指
14	阴陵泉	4	①均下传 ②均传大趾 ③右胀，左传二趾 ④均传内踝
15	大椎	1（病）	烧山火法，右臂热传至支正穴处，左未穿
16	颊车	1（病）	①⊗
17	足临泣	3	①左胀，右传小趾 ②右胀，左传小趾 ③⊗
18	合谷	4	①均传大指端 ②均传大指 ③均传食指端 ④左大指，右二指
19	阳谷	3	①均传小指 ②⊗ ③左胀，右传小指
20	足三里	3	①右传三趾，左二趾 ②右胀，左传四趾 ③左二趾，右三趾
21	百会	4（病）	①⊗ ②⊗ ③胀 ④胀
22	大陵	5	①⊗ ②均上传 ③右传肩前，左传四指 ④胀 ⑤⊗

续表

序号	穴名	次数	传导	序号	穴名	次数	传导
23	太溪	2	①左上，右下　②右传足心，左传小趾内侧				
24	合谷	2	①上下传　②均传食指端				
25	风池	1（病）	左上传至耳尖，右下传至骶部胞肓处				
26	三阴交	2（病）	①左下，右上　②左传足心，右胀不传				
27	光明	2（病）	①左传二趾，右传小趾　②左传小趾，右胀不传				
28	内庭	1	①⊗				
29	三间	1	①均传二指端				
30	昆仑	1	①⊗				
31	阳陵泉	3	①左胀，右传四趾　②⊗　③右传三趾，左上传居髎处				
32	金门	1	①⊗				
33	下巨虚	1（病）	①均传二趾端				
34	蠡沟	1（病）	①左传解溪内侧，右传足跟内侧				

注：（－）无感应；⊗未记录

表3　灵龟八法用穴及传导统计表（依针治次序排列）

序号	穴名	次数	传导
1	足临泣	1	①均传小趾
2	外关	2	①均传两手食指　②均传中指
3	漏谷	1（病）	①传大趾
4	太冲	1（病）	①先传大趾，第二次手法传二趾
5	申脉	1	①酸未传
6	后溪	1	①均传小指
7	然谷	1（病）	①酸胀
8	列缺	1	①酸痛未传

序号	穴名	次数	传导
9	照海	1	①均传足背
10	丘墟	1（病）	①均传小趾
11	上巨虚	1（病）	①均传二趾

（3）治疗结果如下表（表4）

表4　治疗次数及其结果表

症状	治疗次数及结果
口眼㖞斜	第4次流涎止，第7次㖞斜复正
头晕	第3次减轻，第7次晕除
后脑发木	第5次减轻，第10次木感渐除
肩臂发麻	第3次不麻，症除
脉象	第7次弦见缓，第15次又显沉涩，第20次脉缓
语言謇涩	第5次好转，第10次灵活自如（舌根不板）
血压（mmHg）	第2次由156/118降至130/88，第5次128/74，第10次130/78，后皆正常

总计前18次施以子午流注针法；后4次施灵龟八法以巩固。

（4）分析：该患者自1962年1月6日发病，10天之后病势仍在发展，乃由内蒙古急赴北京求单老针治。入院后经诊查，辨证定为类中风。口眼㖞斜、语言謇涩、头晕臂麻等症，大有继续加重之势。单老急以子午流注针法治之，用穴虽简，却果收奇效。单老重在辨证而后求流注相应之时及相应之时穴，很少配用病穴。即便配用病穴大多只配一穴者多。足见其用穴少而精，且灵活多变。单老针法纯熟、高明。每针之下求得气之效应，十分令人叹服。从感应传导之效应看，如表所见，前1～3次针下后，得气效应差。足见经络之气被风邪阻滞之重，经针几次后，取其得气效应渐次快速。这种情况在中风类及顽固痹症等病人身上常是如此。故应考虑针下之气渐次蓄积而达经气复原的效果。

案二　半身不遂、口眼㖞斜（脑卒中后遗症）

魏某，男，63 岁。1961 年 10 月间来我院（北京中医学院附属医院）针灸科门诊。门诊号：18094。

1961 年 10 月间，单老曾为当时的中国书法家协会魏长青先生治疗半身不遂。魏老三个多月前患脑卒中，右侧半身瘫痪，口眼㖞斜，语言謇涩。今已恢复到能够跛行走路，语言自如，但右侧面部仍感发木不适，笑时尚显㖞斜之象，右手臂可举平，手却不能握，难于提笔作书，故来求治于单老。单老予以诊查之后，云：可在两个月，最长不出三个月，即能使魏老挥毫作书。魏老甚喜，每日均来做针治。单老乃以流注针法及灵龟八法治之，果未出二个月，魏老书就毛主席的《水调歌头》，赠予单老。

后　记

单老精于流注针法，六十载于临床实践，收效颇著，故而笃信无疑，精诚治学。单氏按时取穴之要则并非止此三项。对子午流注纳甲法所依之法则，如经生经，穴生穴；时上有穴，穴上有时；阳日阳时开阳穴，阴日阴时开阴穴；阴以阳为阖，阳以阴为阖；用穴则先主而后客，用时则弃主而从宾；合日互用，刚柔相济；妻闭针其夫，夫闭针其妻；阳经气纳三焦，阴经血归包络；癸日起亥时，甲日起戌时；以及纳子法的补母泻子和灵龟八法、飞腾八法的理论根据，都有他本人的独到见解，难以一一阐明和全面介绍其学术思想。故只从单老临床运用流注针法的常见要则三项，做一简单介绍。

目前，时间医学越来越引起人们的重视，作为最早的时间医学的理论与实践的流注针法，理应引起我们的足够重视，理应组成有力的实践与研究组织机构，进行深入探索，为人类医学和保健事业做出应有的贡献。

北京中医药大学针灸推拿学院教授　陈子富

（注：原文出自《医门真传》，石国璧主编，人民卫生出版社 1990 年出版）

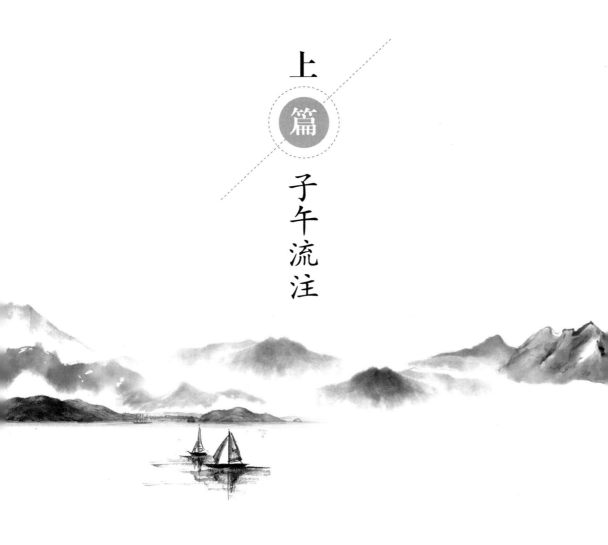

上篇 子午流注

第一章
绪　论

*** 第一节　子午流注源流 ***

子午流注针法，是根据人体脏腑经脉气血运行的盛衰开阖，以井、荥、输、经、合五输穴作为基本取穴，按照阴阳五行生克规律，结合天干地支时间周期而按时取穴的一种针灸疗法。灵龟八法，则是根据洛书九宫数配合文王八卦，联系人体奇经八脉与十二经脉相交会的八个经穴，按照日、时干支推算变化而形成的按时取穴的针刺疗法。它与子午流注针法是相辅相成的。这里先重点讲一讲子午流注源流。

考子午流注这门学说，形成当在宋代以后，但其学术渊源，至少可追溯到《易经》《尚书》《内经》《难经》等汉代以前的文化和医学典籍。据现存能够查找到的文献分析，可以初步认为，子午流注的来源，可从产生于战国至秦汉时期的《内经》中找到很多依据，从而为子午流注的形成提供了坚实的医学基础。据此梳理出如下几个方面。

1. 明确了人体疾病有年周期与日周期昼夜节律

如《灵枢·顺气一日分为四时》篇云："夫百病者，多以旦慧、昼安、夕加、夜甚，何也？岐伯曰：四时之气使然。"并解释说："春生、夏长、秋收、冬藏，是气之常也，人亦应之。以一日分为四时，朝则为春，日中为夏，日入为秋，夜半为冬。朝则人气始生，病气衰，故旦慧；日中人气长，长则胜邪，故安；夕则人气始衰，邪气始生，故加；夜半人气入脏，邪气独居于身，故甚也。"

2. 明确了五输穴与十二经脏腑的关系

如《灵枢·顺气一日分为四时》篇又云："人有五脏，五脏有五变，五变有五输，故五五二十五输，以应五时。"至于各阳经的原穴，与五时不相应，而以所属的本经来配合，所谓"原独不应五时，以经合之，以应其数，故六六三十六输"。

3. 明确了脏腑经脉与季节日干的相互关系与时空指向

《素问·脏气法时论》指出："肝主春，足厥阴、少阳主治，其日甲乙……心主夏，手少阴、太阳主治，其日丙丁……脾主长夏，足太阴、阳明主治，其日戊己……肺主秋，手太阴、阳明主治，其日庚辛……肾主冬，足少阴、太阳主治，其日壬癸。"甚而《内经》的作者还根据季节日干来判断疾病的预后："病在肝，愈于夏，夏不愈，甚于秋，秋不死，持于冬，起于春，禁当风；肝病者，愈在丙丁，丙丁不愈，加于庚辛，庚辛不死，持于壬癸，起于甲乙；肝病者，平旦慧，下晡甚，夜半静……"根据天干与五脏对应的属性，用五行生克推算，预测疾病的转归与预后。

4. 古人把人体气血在体内的周流不息，比作自然界的十二条河流，由此阐明人体气血流注如环无端、无有终时之理

如《灵枢·经水》篇云："经脉十二者，外合于十二经水，而内属于五脏六腑。夫十二经水者，其有大小、深浅、广狭、远近各不同；五脏六腑之高下、大小、受谷之多少亦不等。"十二经水是指地面上十二条较大的河流受水而行于各处，川流不息，以此比喻人体经脉受血而周流于全身各处。继而指出："凡此五脏六腑十二经水者，外有源泉而内有所禀，此皆内外相贯，如环无端，人经亦然。"

5. 明确了人体营卫之气的生成、循行与会合

《灵枢·五乱》篇云："经脉十二者，以应十二月。十二月者，分为四时。四时者，春秋冬夏，其气各异，营卫相随，阴阳已和，清浊不相干，如是则顺之而治。"表明人体十二经脉是随着四时气候的不同而变化，在正常情况下，人体营气和卫气内外相随，循环运转。关于这一点，《灵枢·营卫生会》

篇明确指出："营在脉中，卫在脉外，营周不休，五十而复大会。阴阳相贯，如环无端。卫气行于阴二十五度，行于阳二十五度，分为昼夜，故气至阳而起，至阴而止……各行二十五度分为昼夜。"是为人体十二经脉营卫循环的日周期节律现象。

6. 明确了人体经脉中气血的周流出入皆有定时

如《素问·八正神明论》云："凡刺之法，必候日月星辰四时八正之气，气定乃刺之。是故天温日明，则人血淖液，而卫气浮，故血易泻，气易行；天寒日阴，则人血凝泣，而卫气沉。"可见，按时取穴，就是注重时间的条件与自然界的周期现象，结合人体经脉气血周流的情况来"通其经脉，调其血气，营其逆顺出入之会"，亦即"得天时而调之"。

7. 明确指出六经开、阖、枢与足井穴的关系

如《素问·阴阳离合论》云："少阴之上，名曰太阳，太阳根起于至阴……太阴之前，名曰阳明，阳明根起于厉兑……厥阴之表，名曰少阳，少阳根起于窍阴。是故三阴之离合也，太阳为开，阳明为阖，少阳为枢。"至于足三阴，其云："太阴根起于隐白，名曰阴中之阴；太阴之后，名曰少阴，少阴根起于涌泉，名曰阴中之少阴；少阴之前，名曰厥阴，厥阴根起于大敦，阴之厥（尽）阳，名曰阴之绝阴。是故三阴之离合也，太阴为开，厥阴为阖，少阴为枢。"此外，在《灵枢·根结》篇同样讨论了经络腧穴尤其是三阴三阳经根穴与结穴的部位名称，根即经气相合而始生；结是经气相将而归结。由于人体内脏与季节气候相应，各经所具有的开、阖、枢的不同作用及其所主病症就不同。它的重要性如其所云："奇邪离经，不可胜数，不知根结，五脏六腑折关败枢，开阖而走，阴阳大失，不可复取。"

8. 明确了干支与日月及人体经脉的配属关系

如《灵枢·阴阳系日月》篇云："寅者，正月之生阳也，主左足之少阳；未者六月，主右足之少阳。卯者二月，主左足之太阳；午者五月，主右足之太阳。辰者三月，主左足之阳明；巳者四月，主右足之阳明。此两阳合于前，故曰阳明。申者，七月之生阴也，主右足之少阴；丑者十二月，主左足之少阴。酉者八月，主右足之太阴；子者十一月，主左足之太阴。戌者九月，主

右足之厥阴；亥者十月，主左足之厥阴，此两阴交尽，故曰厥阴。"这就是足（分左右）之十二经脉，以应十二月的缘起。（见表5）

表5　十二经配合十二月示意表

月份	经别	月建	月份	经别
十月	左足之厥阴	亥——戌	九月	右足之厥阴
十一月	左足之太阴	子——酉	八月	右足之太阴
十二月	左足之少阴	丑——申	七月	右足之少阴
正月	左足之少阳	寅——未	六月	右足之少阳
二月	左足之太阳	卯——午	五月	右足之太阳
三月	左足之阳明	辰——巳	四月	右足之阳明

附注：根据古人的经验，在十二月中，都不宜针刺与它配合的经脉，例如：正月忌刺左足的少阳胆经穴位，余则以此类推。这是因为针刺与月建相应的经脉，是会损伤正气的。（本表引自《灵枢经白话解》卷之七·阴阳系日月）

该篇同样把十天干分别与左右两手的十经相配，曰："甲主左手之少阳，己主右手之少阳；乙主左手之太阳，戊主右手之太阳；丙主左手之阳明，丁主右手之阳明，此两火并合，故为阳明。庚主右手之少阴，癸主左手之少阴；辛主右手之太阴，壬主左手之太阴。"（见表6）

表6　十干与手之十经相应示意表

天干顺序	十干	经别	天干顺序	十干	经别
九	壬	左手之太阴	八	辛	右手之太阴
十	癸	左手之少阴	七	庚	右手之少阴
一	甲	左手之少阳	六	己	右手之少阳
二	乙	左手之太阳	五	戊	右手之太阳
三	丙	左手之阳明	四	丁	右手之阳明

附注：根据古人的经验，在十干日不宜针刺与它相配的经脉。（本表引自《灵枢经白话解》卷之七·阴阳系日月）

左右者，阴阳之道路也。将手足细分为左右，并配合日干月支，体现了自然现象中日月相移、阴阳消长的规律，内涵深刻。

综上可以看出，早在《内经》时代，已经初步确立了子午流注的理论基础及五输穴临床运用的基本框架。

此外，《灵枢经》中的"九针十二原"和"本输"，虽记载井、荥、输、经、合五输穴很详明，唯其配属五行，仅有阴井木、阳井金，其余均无配属，亦未说明所以然之理。迨至《难经·六十四难》，始对井、荥、输、经、合五输穴配属五行和十干的运用，有了进一步的明确。

马王堆汉墓出土医书《五十二病方》，真实确凿地反映出汉代以前的医药状况。如残简中记录道："以月晦日之丘井有水者……以月晦日日下餔（晡）时，取由（块）大如鸡卵者，男子七，女子二七。""以朔日葵茎靡（磨）又（疣）二七……除日已望。""祝尤（疣），以月晦日之室北，男子七，女子二七，曰：'今日月晦，靡（磨）宥（疣）室北。'不出一月宥（疣）已。"这是古人按照日月时辰来治疗疾病的真实记录。

首次提出'纳甲'概念的最早文字记载，见于西汉易学家京房，《京房易传》三卷，下卷主要涉及纳甲筮法占卦一类。至东汉·魏伯阳撰《周易参同契》，详述'纳甲'之用，所创'月体纳甲'，明确了东方甲乙木、南方丙丁火、中央戊己土、西方庚辛金、北方壬癸水。是为子午流注纳甲法产生的雏形。

晋人皇甫谧撰《针灸甲乙经》曰："随日之长短，各以为纪，谨候气之所在而刺之是谓逢时。病在于阳分，必先候其气之加在于阳分而刺之；病在于阴分，必先候其气之加在于阴分而刺之。谨候其时，病可与期，失时反候，百病不除。"凡此皆与子午流注有密切关系。

到了宋金元时期，子午流注才真正有了大的发展。宋代理学的兴盛，象数、运气学说受到官方的重视，这是子午流注学说能够有大发展的社会文化背景。金·何若愚撰、常山阎明广注《子午流注针经》是历史上第一部子午流注专著，《普济方》载序曰："近有南唐何公，务法上古，撰指微论三卷，探经络之源，顺针刺之理，明荣卫之清浊，别孔穴之部分…… 非得《难》

《素》不传之妙，孰能至此哉。"书中的《流注指微针赋》《流注经络井荥说》《针经井荥歌诀》（"贾氏井荥六十首"）等，将子午流注的学理、应用和方法，做了精妙的表述和说明，实为流注精品，对后世影响深远；书中《流注指微赋》篇还提到"养子时克注穴"的内容，乃以时干旺气注脏腑井荥之法也。阎明广注："每一时辰，相生养子五度，各注井荥输经合五穴。昼夜十二时，气血行过六十腧穴也……"可见养子法是在一个时辰内完成五穴流注（小流注），具有适应证多、开穴多的特点。与子午流注于一日（十二个时辰）内完成五穴流注（大流注）是不同的。

元·窦汉卿撰《针经指南》，更将针灸流注学术的理论原则和施治的具体方法做了诸多创造性的发挥，如书中篇首《针经标幽赋》写道："一日取六十六穴之法，方见幽微；一时取一十二经之原，始知要妙……推于十干十变，知孔穴之开阖；论其五行五脏，查日时之旺衰。"可见子午流注针法到了元代，已发展为一种独特的针刺方法。

明朝是针灸学发展的一个鼎盛时期，针灸名医代不乏人，论著很多，因而子午流注针法趋于细化，并向前跨越了一大步。由于宋明理学的昌盛，带动了中医五运六气理论的普及和发展，以运气学说阐释子午流注原理，客观上促进了子午流注学说的完善。

刘纯在《医经小学》中首次明确了子午流注纳甲法的内容，即《十二经纳甲一首》："甲胆乙肝丙小肠，丁心戊胃己脾乡，庚属大肠辛属肺，壬属膀胱癸肾藏，三焦亦向壬中寄，包络同归入癸方。"此外尚有《经脉流注一首》："肺寅大卯胃辰宫，脾巳心午小未中，申胱酉肾心包戌，亥焦子胆丑肝通。"初步完善了干支、时辰与脏腑经脉的定位。

其后徐凤在《针灸大全》中对刘纯的"纳甲法"做了补充并推而广之，他编撰的"子午流注逐日按时定穴诀"（《针灸大全·五卷》），在子午流注发展史上可谓影响深远。徐氏定穴歌诀是在《子午流注针经》中"贾氏井荥六十首"（实际是 66 首）基础上加以变化补充，形成徐氏独特的"纳甲法"体系，使学习者便于习诵和运用。需要指出的是，查看徐凤《针灸大全》线装古籍，徐凤氏在歌诀后有一段自注说："右子午流注之法无以考焉，虽《针灸四书》所载尤且不全，还原化本之理、气并所纳之穴俱隐而不具。今将流注按时定穴编成歌括一十首，使后之学者易为记诵，临用之时，不待思忖，且后图乃先贤所缀，故不敢废，载于后，庶有所证耳，原图十二今分十耳。"由此表明，徐凤当时并未见到《子午流注针经》中关于"还原化本之理""气并所纳之穴"等内容。所以徐氏对"贾氏井荥六十首"的变化补充可以说是不得已而为之。但从临证效果看，仍不失为有价值的另一条流注思路。初步归纳可以认为，徐氏子午流注纳甲法与"贾氏井荥六十首"有以下三点不同：

首先，贾氏将"手少阳三焦之经"五输（原）穴与"手厥阴心主包络之经"的五输穴单独列出，依次置于壬日壬子时足太阳膀胱经值日后、癸日癸亥时足少阴肾经值日前的十个时辰；而徐氏则认为"三焦乃阳气之父，包络乃阴血之母，此二经虽寄于壬癸，亦分派于十干"，故将此两经五输穴分寄于甲、乙、丙、丁、戊、己、庚、辛、壬、癸十日，无须把三焦、心包两经五输穴完全独立于其他十经之外。徐氏此论符合《子午流注针经·卷中》所言：三焦与包络二经"主受纳十经血气养育，故只言十经阴阳二脉，逐日各注井、荥、输、经、合各五时辰毕，则归其本。此二经亦各注井、荥、输、经、合五穴，方知十二经遍行也"。

其次，由于贾氏将三焦与心包络五输穴单独列出，值"气纳三焦"则三焦经五输（原）穴全开，值"血纳包络"则心包络五输穴全开；而徐氏值"气纳三焦"，则按照"他生我"的原则，取与值日本经（我）所属五行的三焦经母穴，值"血纳包络"，则按照"我生他"的原则，取与值日本经（我）所属五行的心包经子穴。

再次，贾氏的"还原化本"只限于阳经，开输穴时，过该值日本经的原穴；而徐氏认为，"经中有返本还原者，乃十二经出入之门也。阳经有原，遇输穴并过之；阴经无原，以输穴即代之"。因三焦与心包寄于壬癸，故除膀胱与肾本经值日时返本还原外，同时加开三焦经与心包经的原穴。

明·高武的《针灸聚英》也是一本有特色的针灸著作。名"聚英"者，"凡诸书与《素问》《难经》异同者，取其同而论其异，故以聚英名书，其所搜采，惟铜人明堂子午及窦氏流注等书，余皆不录"（《四库全书总目》卷一零五·子部·医家类存目）。书中保留了前代大量有价值的子午流注内容，为后世研究此道提供了良好的范本。此外，《针灸聚英·卷二》载有"脏腑井荥输经合主治"一节，诚如作者所言："此五脏六腑井荥输经合刺法，深得《素》《难》之旨，学者不可不知。"可以认为，此节内容非常实在，于临床诸多脏腑病候，每每按此配穴用针规律运用五输穴时，深感得心应手。只是个人觉得，脏腑之序当按照十二经脉流注次序，故对"脏腑井荥输（原）经合主治"重加编排，同时补入心包与三焦两经五输穴的运用，庶几严谨而完整。

其后医家李梴著《医学入门》八卷，比较系统地论述了刘氏纳甲法内容，并对纳子法的补母泻子提出独到见解："如甲日胆经主气，脉弦者，本经自病也，当窍阴为主。乙日肝行间，余仿此。本经自病者，不中他邪，非因子母虚实，乃本经自生病也。当自取其经，故以窍阴井为主，而配之以井，或心井胃井。或输穴为主，亦配以心胃输穴。荥经合主应皆然。"此外，在禁针与时间的关系上，李梴明确指出："阳生阴死，阴生阳死，如甲木死于午生于亥，乙木死于亥生于午。丙火生于寅死于酉，丁火生于酉死于寅。戊土生于寅死于酉，己土生于酉死于寅。庚金生于巳死于子，辛金生于子死于巳。壬水生于申死于卯，癸水生于卯死于申。凡值生我、我生及相合者，乃气血生旺之时，故可辨虚实刺之；克我、我克及阖闭时穴，气血正值衰绝，非气行未至，则气行已过，误刺妄引邪气，坏乱真气，实实虚虚其祸非小。"此说表明，子午流注确有"生长毁灭、质量互变"的含义。据此，前人用针，遇午时则不直刺甲木胆经之瞳子髎穴（刺易失明），卯时则不直刺壬水膀胱经之起止穴等。他如《秘传杨敬斋针灸全书》、杨继洲《针灸大成》等，所记载的子午流注内容与《针灸大全》基本相同，未见特别发挥。尤其是《针灸大成》（十卷），可谓集明以前子午流注文献之"大成"。好在此书以临床实用为主，经验之谈甚多，足资参考。

清代总的来看，崇古、考据之风盛行，中医学看重唐宋以前的著述，形成于金元时期的子午流注自然不被重视。且这一时期"重药轻针"的现象日趋严重，于是针灸学明显衰落，子午流注主要是在民间流传。即使有针灸著述涉及子午流注，也是对前代子午流注内容的引录，绝少发挥。如李学川的《针灸逢源》即是。众所周知，清代吴谦等人奉敕编撰的医学教科书《医宗金鉴·刺灸心法要诀》，对子午流注涉及甚少，仅存"天干十二经表里歌""地支十二经流注歌"。

至清末及民国时期，国力大衰，加上西学东进，传统国学屡遭非议，处在这一社会背景下的中医学倍受排挤，子午流注命运更是可想而知。这种局面一直到新中国成立后才得以根本扭转。

客观地讲，子午流注针法由来已久，是针灸学术中强调人与自然协调统一的一种高级的针灸疗法。临床治病先开时穴，使得人体气血与天时协调，为机体创造一个好病的内环境，继而再辨证配穴，即时穴加病穴，效果理想，病人恢复较快。

✳✳✳ 第二节　子午流注与五运六气的关系 ✳✳✳

众所周知，中医理论以《内经》为代表，其中的"七篇大论"即五运六气理论，把《内经》理论提到了一个更高的层次。如果说《伤寒杂病论》是中医临床治疗之魂，那么五运六气学说可称得上是中医理论之魂。它是古人长期对天地日月星辰运行规律以及气象的观察，结合干支推步而用于医学方面的规律。五运六气最核心的一点就是：不仅把人体看成是一个统一的有机整体，而且从宇宙的认识高度强调人与自然的统一，是把天、地、人三者联系起来考察的一个巨系统医学。正如《素问·宝命全形论》所说："人以天地之气生，四时之法成。"

一、天文背景

《素问·五运行大论》所说："臣览太始天元册文，丹天之气，经于牛女戊分；黔天之气，经于心尾己分；苍天之气，经于危室柳鬼；素天之气，经于亢氏昴毕；玄天之气，经于张翼娄胃。所谓戊己分者，奎壁角轸，则天地之门户也。夫候之所始，道之所生，不可不通也。"这是根据二十八宿的同属连位齐化为五方之天象。据传说，上古观天时，见有五色云气横亘于天空，故有五天之气的说法。所谓丹天之气，即五行化见于天体的火气；黅天之气，即五行化见于天体的土气；苍天之气，即五行化见于天体的木气；素天之气，即五行化见于天体的金气；玄天之气，即五行化见于天体的水气。角、亢、氐、房、心、尾、箕为东方七宿，位列苍龙宫，凡七十五度；井、鬼、柳、星、张、翼、轸为南方七宿，位列朱雀宫，凡一百一十二度；奎、娄、胃、昴、毕、觜、参为西方七宿，位列白虎宫，凡八十度；斗、牛、女、虚、危、室、壁为北方七宿，位列玄武宫，凡九十八度。共周天三百六十五度。根据《素问·五运行大论》记载的"太始天元册"经文，宋·刘温舒在《素问运气论奥》中绘制出"五天气图"（图5）。

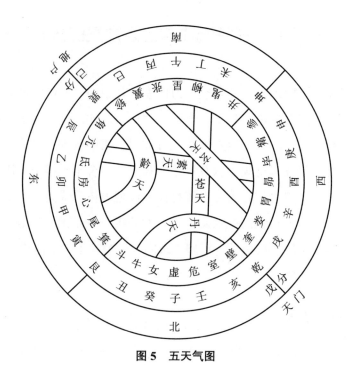

图5 五天气图

图中内圆所列为五个天气（丹天之气……）；第二圆列记奎壁室危等二十八星宿；第三圆的十干十二支是五天气所临之方隅，在戌亥和辰巳间（乾位巽位），即戌分己分为"天门""地户"所居；最外圆为方位所属（四方定位）。

关于经文与五天气图，一般的解释是：五天之气乃是天上出现的五色之气，名为丹黅素玄苍。此五行的天气经二十八星宿，临于十干的位置。太古圣人便占候这五种天气而分定每岁的主运。如丹天所属的火气从奎壁二宿始，经牛女二宿止，其下是戊癸的位置。故推定戊癸之岁为火运…… 这就是所谓占天望气言化运。

严格讲，二十八宿的诞生，规范了"天球"的概念，即《吕氏春秋》所说"二十八宿，轸与角属，圆道也"。所谓圆道就是天球。"天球"是古人对天体循环运动的观察而假想出的概念，这是人类认识宇宙的决定性一步。

古人仰观天象所见五色之云气，同样需要借助"天球"坐标加以分析。设想地球是绕着一根轴自转的，这根轴和地球表面相交的两点就是南北两极，在与这根轴垂直的球面上画一个圆，使圆的每一点距离两极都相等，这叫"赤道"。赤道把地球分成南北两半，其分截面叫"赤道面"，有了这两点一面，地理坐标便产生了。而黄道是太阳周年视运动的轨道，即地球绕太阳公转的轨道。春、夏、秋、冬依次循环是地球绕太阳公转一周的反映，也就是人们看到的太阳沿黄道运行一周。所以，从天文学角度讲，把一年分成二十四节气，相当于把黄道分成二十四段，段与段之间有一个分点，也是二十四个，太阳每运行到一个点上，就表示到了一个节气。这样，二十四节气便根据太阳在黄道上不同的视位置而定。

联系中医五运六气学说，五行化见天地之气，分属五方的天干是：丹天之气适当戊癸的方位，因而戊年、癸年便是火运主事；黅天之气适当甲己的方位，因而甲年、己年便是土运主事；苍天之气适当丁壬的方位，因而丁年、壬年便是木运主事；素天之气适当乙庚的方位，因而乙年、庚年便是金运主事；玄天之气适当丙辛的方位，因而丙年、辛年便是水运主事。又根据二十八宿的方位，日月五星在天体上所经过的度数即周天七政躔度，以有十二月二十四节气，即由五运化生六气，形成六十年周期性的变化。

二、天干五运

《素问·五运行大论》云："土主甲己，金主乙庚，水主丙辛，木主丁壬，火主戊癸。"《素问·天元纪大论》亦云："甲己之岁，土运统之；乙庚之岁，金运统之；丙辛之岁，水运统之；丁壬之岁，木运统之；戊癸之岁，火运统之。"具体如下：

甲、己化土，甲为阳干，故甲年为土运太过之年；己为阴干，则己年为土运不及之年。

乙、庚化金，乙为阴干，故乙年为金运不及之年；庚为阳干，则庚年为金运太过之年。

丙、辛化水，丙为阳干，故丙年为水运太过之年；辛为阴干，则辛年为水运不及之年。

丁、壬化木，丁为阴干，故丁年为木运不及之年；壬为阳干，则壬年为木运太过之年。

戊、癸化火，戊为阳干，故戊年为火运太过之年；癸为阴干，则癸年为火运不及之年（详见第三节）。

三、地支六气

《素问·天元纪大论》云："子午之岁，上见少阴；丑未之岁，上见太阴；寅申之岁，上见少阳；卯酉之岁，上见阳明；辰戌之岁，上见太阳；巳亥之岁，上见厥阴。"

具体而言，逢子、午两年，则少阴司天在上，少阴君火所主；逢丑、未两年，则太阴司天在上，太阴湿土所主；逢寅、申两年，则少阳司天在上，少阳相火所主；逢卯、酉两年，则是阳明司天在上，阳明燥金所主；逢辰、戌两年，则是太阳司天在上，太阳寒水所主。

很显然，欲明地支化合六气，必须要弄清六气与三阴三阳的关系。《素问·天元纪大论》又云："寒暑燥湿风火，天之阴阳也，三阴三阳上奉之。"

是说寒暑燥湿风火六气分属于三阴三阳。并云："厥阴之上，风气主之；少阴之上，热气主之；太阴之上，湿气主之；少阳之上，相火主之；阳明之上，燥气主之；太阳之上，寒气主之。所谓本也，是谓六元。"大意是：厥阴以风气为本，少阴以热气为本，太阴以湿气为本，少阳以火气为本，阳明以燥气为本，太阳以寒气为本。所以，六气谓之本，三阴三阳谓之标。此六者皆天元一气之所化，一分为六，谓之"六元"。

主运、主气年年相同，但客运、客气却年年不同。天干推五运，一年之主运和客运是根据中运（又称统运，统主一岁之气）而定，运用太少相生而推算的。六气以地支计算，一年分六步，分主三阴三阳（在人分手足以有十二经）：厥阴风气、少阴热气、太阴湿气、少阳相火、阳明燥气、太阳寒气。主气年年不变，客气则有司天、在泉及其左右间气之变化。变化之客气加在固定的主气上叫作客主加临（详见第三节）。运与气的互相化合而有天符、岁会、太乙天符、同天符、同岁会，这不仅影响气候的变化，而且直接影响人体的健康。

子午流注、灵龟、飞腾八法正是根据运气学说，干支推演，刚柔相配，将年、月、日、时四柱与人体十二经与奇经八脉结合起来，总结出一套按时、定时取穴的针灸疗法。它有一定的物质基础以及时、空数理模式，所以说不知运气之理，则不可与论流注针法矣。

四、"天门地户"解

关于"天门地户"，《素问·五运行大论》云："所谓戊己分者，奎壁角轸，则天地之门户也。"观五气经天化运图中天门地户的位置所居，即唐·王冰注引《遁甲经》云："天门在戌亥之间，奎壁之分；地户在辰巳之间，角轸之分。"什么意思呢？明·张介宾对此独有心得，他在《类经图翼·一卷》"奎壁角轸天地之门户说"解释道："夫奎壁临乾，当戊土之位；角轸临巽，当己土之位……余尝考周天七政躔度，则春分二月中，日躔壁初，以次而南，三月入奎娄，四月入胃昴毕，五月入觜参，六月入井鬼，七月入柳星张。秋分八月中，日躔翼末，以交于轸，循次而北。九月入角亢，十月入氐房心，十一月入尾箕，十二月入斗牛，正月入女虚危，至二月复交于春分而入奎壁矣。是日之长也，时之暖也，万物之发生也，皆从奎壁始。日之短也，时之寒也，万物之收藏也，皆从角轸始。故曰春分司启，秋分司闭。夫既司启闭，要非门户而何？然自奎壁而南，日就阳道，故曰天门；角轸而北，日就阴道，故曰地户。"概括起来就是，每年的春分、秋分为气候变化的转折点，节气从阴转阳谓之天门，节气从阳转阴谓之地户。所以奎壁角轸的所谓"天门地户"，应是自然界阴阳气化消长的标志。

我们知道四季的形成是地球绕太阳公转一周，从一个位置逐渐移到另一个位置，南北半球得到的光热也逐渐变化，从而产生四季依次变化的现象。当太阳周年视运动分别位于黄道和赤道的两个交点——春分点和秋分点时，南北半球得到的太阳光热相等，各地昼夜长短相等。

春分后，太阳视运动始过黄道的春分点，从沿黄赤道间划分的二十八宿看，则由壁宿向奎宿移动，要出"天门"了。光热由赤道北移，我国位居北半球，故接受太阳光热渐渐加强，昼长夜短，阳长阴消。即所谓"日之长也，时之暖也，万物之发生也，皆从奎壁始……自奎壁而南，日就阳道，故曰天门。"显而易见，天者阳也，天门者，阳长阴消之门也。

秋分以后，太阳视运动始过黄道的秋分点，看二十八宿由轸宿向角宿移动，始入"地户"了。光热由赤道南移，北半球受太阳光热渐渐减弱，夜长昼短，阴长阳消。所谓"日之短也，时之寒也，万物之收藏也，皆从角轸始……角轸而北，日就阴道，故曰地户"，很显然，地者阴也，地户者，阴长阳消之户也。

子午流注针术，其中"纳甲法"的理论框架就是十干化合五运，强调时间周期的意义，强调用针配穴"顺天时以调气血"，强调人体气血与自然天时的高度吻合。这不能不说是古人将五运六气学说创造性地运用于针灸学领域的一个成功范例。

单志华按　此节内容很重要，它的意义就是在生命信息与宇宙能量层次上，或者说在特定的宇宙时空背景下来研究人体的生理与疾病。用中国中医科学院黄明达教授的表达："这张生命大网，在天上由太阳、月亮和金、木、水、火、土五个行星环绕，而在地上又由阳光、空气、水、土壤、电磁场、生物微电信息场等诸多元素编制而成。人在这张生命大网之中就像一个单细胞、一颗微尘，天地间所有元素构成的信息，天体宇宙所有粒子运行的规律，都在我们出世的一刹那间被全盘整合了！来源于父母血缘遗传的血型成分信息与天地构成的强大宇宙能量信息，都共同被写进了每个生命的 DNA 双螺旋基因之中。""出生时的那一声啼哭，激活了我们人体的小宇宙，人在那一刻没有选择只能接受，只有完成这道生命程序，才能激活体内自身的'人气'，并因此幸运而健康地活下来。"这是对《内经》"人以天地之气生，四时之法成"最好的诠释。

单老上文引《素问·五运行大论》云"览太始天元册文"，关于"太始天元册"，据日人冈本为竹言："相传在伏羲时代，始述于玉版、鬼庚区的十世高祖曾经诵读，从此传于后世。"伏羲时代，据史学家范文澜先生讲"是指远古开始有畜牧业的一个时代"，可谓渊源久矣！太始者，形之始也；天元者，天地开辟之初也。如《素问·天元纪大论》云："积考太始天元册文曰：太虚寥廓，肇基化元，万物资始，五运终天，布气真灵，总统坤元，九星悬朗，七曜周旋，曰阴曰阳，曰柔曰刚，幽显既位，寒暑弛张，生生化化，品物咸章。"观之当属于古代天文气象方面的典籍。

早在西周时代，我国古代天文观测者已经建立了沿黄道和赤道间划分的黄赤道区分体系。当时把太阳和月亮视运动所经区域的恒星分成二十八个区，即二十八星宿。古人把比较靠近的若干个恒星假想地联系起来并给予命名，就是：东方苍龙七宿角、亢、氐、房、心、尾、箕；北方玄武七宿斗、牛、女、虚、危、室、壁；西方白虎七宿奎、娄、胃、昴、毕、觜、参；南方朱雀七宿井、鬼、柳、星、张、翼、轸。周天二十八宿分四组，七宿一组，根据每组星象大致布局特点，可以想象为某种动物的图形便于记忆。这样，二十八宿便按照龙（东）、龟（北）、虎（西）、雀（南）的顺序，犹如圆环一样周转。古人便据不同时间所呈的不同星象而定时令。星宿的四方布列，古人以春天观测为准：初春黄昏，朱雀七宿适在南中天，其东面是苍龙七宿，西面是白虎七宿，北面（北方地平线以下）是玄武七宿，于是产生了四方布列。

关于《素问·五运行大论》的那段经文与五天气图，一般的解释是：五天之气乃是天上出现的五色之气，名为丹黔素玄苍。此五行的天气经二十八星宿，临于十干的位置。太古圣人便占候这五种天气而分定每岁的主运。如丹天所属的火气从奎壁二宿始，经牛女二宿止，其下是戊癸的位置。故推定戊癸之岁为火运……这就是所谓占天望气言化运。

限于历史条件，古代天文学"观象授时"也部分地受占星术的影响，尤其是对某些异乎寻常的天象一时还不能做出有客观依据的解释时，于是在崇尚天地的观念下，人为地进行附会。如古代占星家把天象的变化（某某星的隐现出没和光色的变化）加以占验。对此，我们在研究运气学说时要考虑到这一史实。如文中"五种天气"所经星宿的问题。笔者也注意到某些研究者对这段文字的解释，如把"丹黔素苍玄"释为"五行之气化见于天而呈的五色"，或干脆解释为"古代望气家可以在西北方牛女奎壁间看出火气，所以戊癸主火运"等。

何谓"见于天而呈的五色"？何谓"看出火气"？笔者认为，所谓"五色五气"明显看出它脱胎于五行。望天色所经星宿同样带有明显的占星术色彩。这是经文本身存在的问题。好在五运六气学说的基本精神是从自然天象出发来认识自然，透过占星"望气"的浮词，是可以看到古人力求五运变化周期所呈的气化特点的描述。从这个大前提出发，如同五行是古人从五种物质特性中抽象出一般概念来反映四季变化规律之一般特点一样，五运则是探讨这一规律的成因（天体间的相对运动）且在高一级的形式上加以说明。

如果说"太史天元册"对化运的认识，表明古人仍停留于直观的"望天色"来补充认识的不足，那么"逢辰则化"的认识，它的科学性已明显进入探寻其所以然的门径了——这无疑是"十干化运"理论的一大发展，它的产生只有在古代天文学发展到一定的阶段，具体说应该在十二辰十二次体系形成以后才会出现。

*** 第三节 五运六气干支体系述要 ***

讲子午流注离不开五运六气，而五运六气更不可能离开阴阳五行、干支推算年月日时。干支是天干地支的合称，考干支纪历年代久远，远在殷商之前早已有之，相传由黄帝时代的大臣大挠创造，此人"深五行之情占年纲所建，于是始作甲乙以名曰谓之干；作子丑以名曰谓之支。干支相配，以成六旬"（见唐汉良《谈天干地支》）。

关于干支的本义，《说文解字》云："干，犯也，从反入，从一。"段注："干旌假为竿字……反入者，有上犯之意。"《说文解字》："支，去竹之支也，从手持半竹，凡支之属皆从支。"段注："此于字形得其义也……古文支，上下各分竹之半，手在其中。"由此可见，把"干支"望文生义地解释成树干和树枝，似属牵强。

天干地支在中医五运六气学说中得到异常丰富的演绎，是中医学"人与天地相参，与日月相应"恒动观整体观的一个生动展示。《素问·六微旨大论》云："天气始于甲，地气始于子，甲子相合，命曰岁立，谨候其时，气可与期。"子午流注针法正是根据五运六气理论的干支推演，将年、月、日、时四柱与人体十二经脉、奇经八脉密切结合，成功创立出具有临床可操作性的人与自然高度和谐统一的一门学科。

一、天干化合五运

天干有十，即甲、乙、丙、丁、戊、己、庚、辛、壬、癸。其中，甲、丙、戊、庚、壬为阳干；乙、丁、己、辛、癸为阴干。十天干各有其本质、体象、气象、气数，以及化象（化合之象）等，内容庞大。这里仅就与医学有关的十干化合五运扼要谈一谈。

十干分派于五方五行则是：东方甲乙木，甲为阳木，乙为阴木；南方丙丁火，丙为阳火，丁为阴火；中央戊己土，戊为阳土，己为阴土；西方庚辛金，庚为阳金，辛为阴金；北方壬癸水，壬为阳水，癸为阴水。

配合脏腑则是：甲胆、乙肝、丙小肠、丁心、戊胃、己脾、庚大肠、辛肺、壬膀胱（三焦）、癸肾（心包络）。

根据河图生成数之理，天一生水，地六成之，故一与六合；地二生火，天七成之，故二与七合；天三生木，地八成之，故三与八合；地四生金，天九成之，故四与九合；天五生土，地十成之，故五与十合。

所以，十干通过化合演变而成五运，即甲与己合化土运，乙与庚合化金运，丙与辛合化水运，丁与壬合化木运，戊与癸合化火运。此五运就是五行运动之气。

为什么五运所化如此？

这就是上文引证《素问·五运行大论》五气经天化五运的那段经文。如"丹天之气，经于牛女戊分"：丹天之气，即五行之火气，化见于天的赤色，所谓戊癸化火。丹天之气经于星宿的牛女奎壁戊分为五行的火气，其气在天经于此四星宿时，天干则适当戊癸方位，因而逢戊逢癸便是火气运化主事。余皆仿此。这就是所谓占星望气言化运。对此，明·张景岳《类经图翼·二卷》解释道："月建者，单举正月为法，如甲己之岁，正月首建丙寅，丙者火之阳，火生土，故甲己为土运；乙庚之岁，正月首建戊寅，戊者土之阳，土生金，故乙庚为金运；丙辛之岁，正月首建庚寅，庚者金之阳，金生水，故丙辛为水运；丁壬之岁，正月首建壬寅，壬者水之阳，水生木，故丁壬为木运；戊癸之岁，正月首建甲寅，甲者木之阳，木生火，故戊癸为火运。此五运生于正月之建者也。"张氏此说可从。

十干所化的五运，叫中运。《素问·六元正纪大论》云："帝曰：天地之气，盈虚何如？岐伯曰：天气不足，地气随之；地气不足，天气从之，运居其中，而常先也。"就是说，司天之气不足，在泉之气便随之上升；在泉之气不足，司天之气就随之下降；岁运居司天在泉之中，气交之分。故天气下降，则居中的运气必先之而降；地气上升，则居中的运气必先之而升。

中运通主一年的岁气，故有统运或大运之称。即甲、己之年土运统之，乙、庚之年金运统之，丙、辛之年水运统之，丁、壬之年木运统之，戊、癸之年火运统之。统，就是通纪一年之意。例如甲年，则阳土（太过）通纪全年的运；己年，则阴土（不及）通纪全年的运。余皆类推。

运用于临床则分为太过、不及、平气。太过，即主岁的运气旺盛有余；不及，即主岁的运气衰少而不足；阳干主运气太过，阴干主运气不及。

如**甲己化土**，同是土运主事，逢六甲年（甲子、甲戌、甲申、甲午、甲辰、甲寅）便为土运太过。土运太过之年雨湿流行，湿是人体发病的重要因素；逢六己年（己巳、己卯、己丑、己亥、己酉、己未）便为土运不及之年。土运不及，风乃大行，则风是人体发病的重要因素。

乙庚化金，逢六庚之年，金运太过，燥气流行；逢六乙之年，金运不及，火气流行（火克金）。

丙辛化水，逢六丙之年，水运太过，寒气流行；逢六辛之年，水运不及，湿乃大行（土克水）。

丁壬化木，逢六壬之年，木运太过，风气流行；逢六丁之年，木运不及，燥乃大行（金克木）。

戊癸化火，逢六戊之年，火运太过，暑热流行；六癸之年，火运不及，寒乃大行（水克火）。

可见，太过为本运的气盛，不及为本运之气衰。（详见陈述堂《子午流注说奥》）

欲研究此种学问，必先自五运始，将五运之性能玩索透彻，如甲己化土，脾属土，盖脾在人体中所司何职，脾乃将胃所化之水谷精微津液，运化输送至各脏腑以供其用，脾为阴属土，其性主静，既然云将胃所化之水谷精微运输至各脏腑，主静岂能运哉？必借甲木（甲为阳木）之动气方能运输。然又恐过动而失于平衡，复用己土（己为阴土）之性静防止甲木之过动，始成脏腑之和气，故称化气。乙庚化金，肺属金，肺居胸中，主司呼吸，其性收敛，然收敛岂能收呼吸之功？必藉乙木之生，助肺宣发，使肺叶廓张又兼收敛，方成呼吸之能。丙辛化水，肾属水，水性下趋，将人所饮之水下输膀胱，然必使水气上腾而津液生焉，水不能自然上腾，必赖热力蒸发，故五运化气于此，赖丙火而蒸水，防范水邪泛滥又需辛金以收敛，且辛金生水，使水升火降而成既济之功。丁壬化木，肝属木，肝藏血而主疏泄，性喜条达。然肝主筋，营养周身筋膜，皆在于丁壬为木之化源也。丁为心火，壬为膀胱之水，水火上下交通，则将肝所藏之血布散周身皮肤筋膜，无所不到。戊癸化火，心属火，居膈上胸中，心火下交于肾，肾水上济于心，以成水火既济之象。戊为胃土以制水，癸为肾水以引火归原，共奏心火下降、助阳化气之功。总之，土静而使之动，金缩而使之伸，水下而使之上，火上而使之下，木郁而使之条达。说明气在人体无所不到。

五运之气，既非太过又非不及者，乃为平气。平气的产生，乃干支五行相互配合被抑得助所变。如癸巳年是火运不及之年（癸为阴火），但巳在南方属火，不及的癸火得南方巳火的帮助而变为平气，则癸巳年一变而为平气之年。又如戊辰年是火运太过之年（戊为阳火），但辰年乃太阳寒水司天，太过之火遇司天的寒水（水克火），则火被抑，一变而为平气之年。诸如此类，皆是从年干支的相互关系来推定。

夫子午流注针法，在针灸学内为第一之高级针灸疗法，它是将五运六气与五行结合，以天干名脏腑，以风、热、火、湿、燥、寒六气为发病因素，用五行之性以治六气之邪，而使脏腑之气归于平衡，无太过不及。

至于六气，盖人有六气之性与五运之性相抵触者，有六气之性与五运之化源相益或相损者，不外致使五运之气失其平衡而后病生焉。欲治其病，当用五行之穴（即流注五输穴）以治之。遇六气与五运相抵触，当用五行以克之；遇六气五运化源相益者，当损之；遇六气与五运化源相损者，当辅助之或合之。使用子午流注针法以穴位补泻为主，不尽在手法之补泻。若不用子午流注按时取穴，必须重在手法。欲用补泻迎随等手法，则必将补泻手法原理玩索透彻为主要也（详见第十二章第二节）。

二、地支化合六气

《素问·五运行大论》开篇云："黄帝坐明堂，始正天纲，临观八极，考建五常，请天师而问之曰：论言天地之动静，神明之为纪，阴阳之升降，寒暑彰其兆；余闻五运之数于夫子，夫子之所言，正五气之各主岁尔，首甲定运，余而论之。鬼臾区曰：土主甲己，金主乙庚，水主丙辛，木主丁壬，火主戊癸。子午之上，少阴主之；丑未之上，太阴主之；寅申之上，少阳主之；卯酉之上，阳明主之；辰戌之上，太阳主之；巳亥之上，厥阴主之。"六气，即风、热、火（暑）、湿、燥、寒六种不同的气象。这里明确了五运主岁及其五运在最初是怎样与甲子配合的问题。土运统率甲己，金运统率乙庚，水运统率丙辛，木运统率丁壬，火运统率戊癸。子、午两年是少阴君火司天，丑、未两年是太阴湿土司天，寅、申两年是少阳相火司天，卯、酉两年是阳明燥金司天，辰、戌两年是太阳寒水司天，巳、亥两年是厥阴风木司天。为什么这样分配呢？这是地支化合六气决定的，后面会讲到。六气，包括主气、客气、客主加临。

（一）主气

主气，即地气，主时之气，居恒不变。用来说明一年二十四节气的正常气候规律。具体为风木、君火、相火、湿土、燥金、寒水六气，分属于四季二十四节气，亦即六气的时间节气，每一气约为 60 天 87.5 刻（四个节气），按照木、火、土、金、水五行相生之序排列：

巳亥 初之气厥阴风木（从大寒、立春、雨水、惊蛰，至春分）；

子午 二之气少阴君火（从春分、清明、谷雨、立夏，至小满）；

寅申 三之气少阳相火（从小满、芒种、夏至、小暑，至大暑）；

丑未 四之气太阴湿土（从大暑、立秋、处暑、白露，至秋分）；

卯酉 五之气阳明燥金（从秋分、寒露、霜降、立冬，至小雪）；

辰戌 六之气太阳寒水（从小雪、大雪、冬至、小寒，至大寒）。

一年主气固定不变，总六步，得三百六十五日 25 刻，一岁一周，年年如此。

（二）客气

客气，即天气，客时之气，动而不息，如客往来无常。《素问·六微旨大论》云："上下有位，左右有纪，故少阳之右，阳明治之；阳明之右，太阳治之；太阳之右，厥阴治之；厥阴之右，少阴治之；少阴之右，太阴治之；太阴之右，少阳治之。"这里的"上下有位"，指上为司天之气，下为在泉之

气;"左右有纪",指司天有其左右间气,在泉亦有其左右间气。故客气六步的排列是:

厥阴(一阴)→少阴(二阴)→太阴(三阴)→少阳(一阳)→阳明(二阳)→太阳(三阳)。

分布于上下左右,互为司天、在泉、左右间气,从而构成司天在泉的六步变化。司天主上半年,在泉主下半年;司天是三之气(少阳),在泉是终之气(厥阴)。厥阴司天化风,少阴司天化热,太阴司天化湿,少阳司天化火,阳明司天化燥,太阳司天化寒。在泉亦如此。

(三)客主加临

客主加临,即客气主气相加,相生者和,相克者病。(见表7)

表7　客主加临表

主气		厥阴风木 (初之气)	少阴君火 (二之气)	少阳相火 (三之气)	太阴湿土 (四之气)	阳明燥金 (五之气)	太阳寒水 (终之气)
客气	巳亥年	阳明燥金	太阳寒水	厥阴风木	少阴君火	太阴湿土	少阳相火
	子午年	太阳寒水	厥阴风木	少阴君火	太阴湿土	少阳相火	阳明燥金
	丑未年	厥阴风木	少阴君火	太阴湿土	少阳相火	阳明燥金	太阳寒水
	寅申年	少阴君火	太阴湿土	少阳相火	阳明燥金	太阳寒水	厥阴风木
	卯酉年	太阴湿土	少阳相火	阳明燥金	太阳寒水	厥阴风木	少阴君火
	辰戌年	少阳相火	阳明燥金	太阳寒水	厥阴风木	少阴君火	太阴湿土

客气主气加临的结果,《素问·五运行大论》云:"上下相遘,寒暑相临,气相得则和,不相得则病。"上,指客气;下,指主气。上下相遘,指司天在泉之客气与主时之气相交。那么,流行之客气加临于主时之六气,其结果是:客气与主气彼此相生(相得),即相互生旺者,则气候正常,在人则无病或少病;若主气克犯客气(不相得),即相互克贼者,则气候异常,就会使人生病。分别列表如下(见表8~表13):

表8　子午年客主加临相互关系表

主气	客气	主客关系	和与病
厥阴风木（初之气）	太阳寒水（三阳）	水生木	和（相得）
少阴君火（二之气）	厥阴风木（一阴）	木生火	和（相得）
少阳相火（三之气）	少阴君火（二阴）	同气相求	和（相得）
太阴湿土（四之气）	太阴湿土（三阴）	同气相求	和（相得）
阳明燥金（五之气）	少阳相火（一阳）	客制约主	和（相得）
太阳寒水（六之气）	阳明燥金（二阳）	金生水	和（相得）

表9　丑未年客主加临相互关系表

主气	客气	主客关系	和与病
厥阴风木（初之气）	厥阴风木（一阴）	同气相求	和（相得）
少阴君火（二之气）	少阴君火（二阴）	同气相求	和（相得）
少阳相火（三之气）	太阴湿土（三阴）	火生土	和（相得）
太阴湿土（四之气）	少阳相火（一阳）	火生土	和（相得）
阳明燥金（五之气）	阳明燥金（二阳）	同气相求	和（相得）
太阳寒水（六之气）	太阳寒水（三阳）	同气相求	和（相得）

表10　寅申年客主加临相互关系表

主气	客气	主客关系	和与病
厥阴风木（初之气）	少阴君火（二阴）	木生火	和（相得）
少阴君火（二之气）	太阴湿土（三阴）	火生土	和（相得）
少阳相火（三之气）	少阳相火（一阳）	同气相求	和（相得）
太阴湿土（四之气）	阳明燥金（二阳）	土生金	和（相得）
阳明燥金（五之气）	太阳寒水（三阳）	金生水	和（相得）
太阳寒水（六之气）	厥阴风木（一阴）	水生木	和（相得）

表 11　卯酉年客主加临相互关系表

主气	客气	主客关系	和与病
厥阴风木（初之气）	太阴湿土（三阴）	主制约客	病（不相得）
少阴君火（二之气）	少阳相火（一阳）	同气相求	和（相得）
少阳相火（三之气）	阳明燥金（二阳）	主制约客	病（不相得）
太阴湿土（四之气）	太阳寒水（三阳）	主制约客	病（不相得）
阳明燥金（五之气）	厥阴风木（一阴）	主制约客	病（不相得）
太阳寒水（六之气）	少阴君火（二阴）	主制约客	病（不相得）

表 12　辰戌年客主加临相互关系表

主气	客气	主客关系	和与病
厥阴风木（初之气）	少阳相火（一阳）	木生火	和（相得）
少阴君火（二之气）	阳明燥金（二阳）	主制约客	病（不相得）
少阳相火（三之气）	太阳寒水（三阳）	客制约主	和（相得）
太阴湿土（四之气）	厥阴风木（一阴）	客制约主	和（相得）
阳明燥金（五之气）	少阴君火（二阴）	客制约主	和（相得）
太阳寒水（六之气）	太阴湿土（三阴）	客制约主	和（相得）

表 13　巳亥年客主加临相互关系表

主气	客气	主客关系	和与病
厥阴风木（初之气）	阳明燥金（二阳）	客制约主	和（相得）
少阴君火（二之气）	太阳寒水（三阳）	客制约主	和（相得）
少阳相火（三之气）	厥阴风木（一阴）	木生火	和（相得）
太阴湿土（四之气）	少阴君火（二阴）	火生土	和（相得）
阳明燥金（五之气）	太阴湿土（三阴）	土生金	和（相得）
太阳寒水（六之气）	少阳相火（一阳）	主制约客	病（不相得）

三、地支相冲相生

（一）地支相冲

冲，即相敌、相克，如子午相冲、丑未相冲……地支五行相克，名为相冲，亦为六冲。

子——北方水，午——南方火，卯——东方木，酉——西方金，四方定位；辰戌丑未——土旺四时，为四隅；寅辰巳亥依顺序占位；则北方亥子丑，东方寅卯辰，南方巳午未，西方申酉戌。

从子位（一）顺数至午位（七），子午相冲；从丑位（一）顺数至未位（七），丑未相冲；他如寅申、卯酉、辰戌、巳亥均是"逢七"相冲，位置相对相敌。

巳亥（偶数，为阴支）厥阴风木 →子午（奇数，为阳支）少阴君火→寅申（阳支）少阳相火→丑未（阴支）太阴湿土→卯酉（阴支）阳明燥金→辰戌（阳支）太阳寒水。（见表14）

表14　地支六冲、六气时间节气表

地支六冲	三阴三阳六气（主气）	六气时间节气	司天	在泉
巳亥	厥阴风木（初之气）	1月20、21至3月20、21日（大寒至春分）	厥阴风木（一阴）	少阳相火（一阳）
子午	少阴君火（二之气）	3月20、21至5月21、22日（春分至小满）	少阴君火（二阴）	阳明燥金（二阳）
寅申	少阳相火（三之气）	5月21、22至7月23日（小满至大暑）	少阳相火（一阳）	厥阴风木（一阴）
丑未	太阴湿土（四之气）	7月23至9月22、23日（大暑至秋分）	太阴湿土（三阴）	太阳寒水（三阳）

地支六冲	三阴三阳六气（主气）	六气时间节气	司天	在泉
卯酉	阳明燥金（五之气）	9月22、23至11月22、23日（秋分至小雪）	阳明燥金（二阳）	少阴君火（二阴）
辰戌	太阳寒水（终之气）	11月22、23至1月20、21日（小雪至大寒）	太阳寒水（三阳）	太阴湿土（三阴）

（二）地支相生（水→木→火→土→金→水）

亥子居北方属水，亥为阴水，子为阳水；寅卯居东方属木，寅为阳木，卯为阴木；巳午居南方属火，巳为阴火，午为阳火；丑辰未戌居中央属土，辰戌为阳土，丑未为阴土（土旺四时寄于四隅）；申酉居西方属金，申为阳金，酉为阴金。

古人将天干纳入地支中，是基于人类对自然的改造利用（如砍伐、开垦、造林、拦河、筑坝等），以干支推演的形式加以表述，即所谓"三元"（天元、地元、人元），天元即天干的变化（五合、相克、相生）；地元即地支的变化（六合、相冲、相生）；人元即人类活动的参与。人产生并生活在天地阴阳气交之中，这种参与的方式，古人同样用干支来表示，即"支藏人元天干"的方式来表示。陈述堂编著的《子午流注说奥》（注：此书由单玉堂、王雪苔、程莘农审阅，单老作序，人民卫生出版社1991年版），记录了天地相类五行的情况，则"干支"以五行同气相求而各就其位。现据书中记载归纳如下：

子为水，癸亦为水，天干的癸水纳入地支的子水之位。

丑为土，己亦为土，天干的己土纳入地支的丑土之位。

寅为木，甲亦为木，天干的甲木纳入地支的寅木之位。

卯为木，乙亦为木，天干的乙木纳入地支的卯木之位。

辰为土，戊亦为土，天干的戊土纳入地支的辰土之位。

巳为火，丙亦为火，天干的丙火纳入地支的巳火之位。

午为火，丁亦为火，天干的丁火纳入地支的午火之位。

未为土，己亦为土，天干的己土纳入地支的未土之位。

申为金，庚亦为金，天干的庚金纳入地支的申金之位。

酉为金，辛亦为金，天干的辛金纳入地支的酉金之位。

戌为土，戊亦为土，天干的戊土纳入地支的戌土之位。

亥为水，壬亦为水，天干的壬水纳入地支的亥水之位。

此为天地（干支）相类五行归纳。

（三）地支所藏人元天干

为了调和天、地、人三者的正常变化，除上述各地支所藏天干各一干外，尚有十二地支所藏人元天干，即丑位另加辛金、癸水；寅位另加丙火、戊土等。依次列于下：

子位：癸水。

丑位：己土、辛金、癸水，（土生金，金生水）。

寅位：甲木、丙火、戊土，（木生火，火生土）。

卯位：乙木。

辰位：戊土、癸水、乙木，（水生木，癸水赖戊土滋养乙木）。

巳位：丙火、戊土、庚金，（火生土，土生金）。

午位：丁火、己土，（火生土）。

未位：己土、乙木、丁火，（木生火，火生土）。

申位：庚金、壬水、戊土，（土生金，金生水）。

酉位：辛金。

戌位：戊土、辛金、丁火，（火生土，土生金）。

亥位：壬水、甲木，（水生木）。

以上是人元五行之理。可以明显看出，子、卯、酉三位各藏一干；午、亥二位各藏二干；丑、寅、辰、巳、未、申、戌七位各藏三干。明白了十二地支所藏人元天干，则地支六冲之理便迎刃而解，那就是生中有克，克中有生，生克制化，相反相成。

子午相冲：子藏癸水克午藏丁火，午藏己土克子藏癸水。

丑未相冲：丑藏辛金克未藏乙木，未藏己土克丑藏癸水、未藏丁火克丑藏辛金。

寅申相冲：寅藏甲木克申藏戊土，申藏庚金克寅藏甲木，申藏壬水克寅藏丙火。

卯酉相冲：酉藏辛金克卯藏乙木。

辰戌相冲：辰藏癸水克戌藏丁火，戌藏辛金克辰藏乙木。

巳亥相冲：巳藏庚金克亥藏甲木，亥藏壬水克巳藏丙火。

单志华按　此节专门讨论了干支化合五运六气的问题，这是中医五运六气学说的核心内容，是中医恒动观学术思想的集中体现。"六气"因五运而生，"五运"又为十天干化合五运所生。故探讨十干化运的自然观，实为研究运气学说干支体系的关键一步。

鉴于此节讨论天干化合五运与地支化合六气问题，这就涉及古代天文背景方面的一些基本概念，这里简要梳理如下。

一、十二地支含义

据考证，完整的干支周期记录，在商代甲骨文中早已有之。观《运气论奥》绘制的"五天气图"中也排列了干支。考汉字演化发展的历史，从原始形态发展到甲骨文已经历了一段时期。若从西安半坡遗址中发现的原始文字算，距今已经有六千年的历史。可以肯定的是，五运六气运用的干支体系当起源于古代天文学。比如十二支，郭沫若认为是从观察天象诞生的（见《甲骨文字研究·释干支》）。郑文光先生对此做了考证，且提供了较有说服力的解释，认为自然界中"十二"这个数字，只有十二个朔望月的周期易为人们察觉，它既是夜晚最醒目的天象，又是夜晚照明的主要光源，又具有相当准确的周期性，可用来计时。因此，十二支当来自朔望月。然不是直接记录月次，而是描绘其有关的星象，即十二个朔望月中新月所见之时（古称"朏"，即夏历每月初三）。对十二支的每一支，按其顺序应是从"观象阶段"演化而来的十二个象形字——汉字最早最直观的造字方法（见《中国天文学源流》）。

《汉书·律历志》言："凡十二次，日至其初为节，至其中，斗建下为十二辰，视其建而知其次。"即太阳在每一次的初度是节气，每一次的中间是中气。因此古代的二十四气便根据太阳周年视运动所在的"次"来划分。斗建即斗柄所指，斗柄所指的十二个方位是十二辰，也就是十二支应用于天空的区划，即沿地平线的大圆，以正北方为子，向东向南向西依次为丑、寅、卯、辰、巳、午、未、申、酉、戌、亥。其中正东为卯，正南为午，正西为酉。换言之，据斗柄回转而生的十二辰概念，就是把黄道附近一周天的十二等分由东向南向西配以子丑寅卯等十二支，其方向和次序恰与十二次相反，是左旋的。月建就是把十二支同十二个月相配。东汉·许慎《说文解字》中对于十二支各自的解释就是联系着月份的。前人把"建"释为斗柄所指的"斗建"，所谓月建就是据斗柄所指以建月。那么，这个"月"，确切含义是什么呢？这又涉及二十四气。节气在古代本称"气"，每月含两个气，在前称"节气"，在后叫"中气"。按照古人规定，每个月由其所含的中气表征，如含冬至的月是十一月，含雨水的月是正月等，不能混乱。见表15。

表15 中气与阴历月份对应关系表

中气	雨水	春分	谷雨	小满	夏至	大暑	处暑	秋分	霜降	小雪	冬至	大寒
月	正	二	三	四	五	六	七	八	九	十	十一	十二

既然"月"由其所含的中气表征，那么月建就是据斗柄所指之十二辰来推定十二个时令（中气）。我们知道十二次用来表述太阳的周年视运动，又知道十二辰适宜表述恒星天的周年视运动。所以十二辰与十二次同样可用来表示年周期二十四节气与斗柄所指的相互关系。

北斗是古人辨方向、定季节、定时辰的标尺。从十二辰与十二次的关系言，用北斗这把"尺"，不仅可以准确地制定天球的十二等分，且可用来测定太阳的周年视运动。也就是说，据斗柄所指而完善化了的天空区划，能够准确地反映周年二十四气的变化。与十二次天空区划相对应的十二辰，相当于这把"尺"的十二个刻度，借用了子丑寅卯等十二支表示而已。可见，用来表示斗柄所指（十二辰）的十二支已经和星象脱离了关系，纯粹作为斗柄所指方位了。至于十二地支的"地"，则是后来的引申义，即当天球等分为十二份时，相应地，地平圈也就定为十二个方位，用十二支来表示罢了。

二、五行的含义

五行的最初含义是作为五种物质元素出现的，它的简单发展就是阐明其相互间的关系，即相生相克。如木燃生火（木生火），火后生灰（火生土），从矿石中提炼金属（土生金），铁熔化成液态（金生水），水浇地可生草木（水生木）；又如水能灭火（水克火），火能熔铁（火克金），刀刃能伐木（金克木），木犁耕地破土（木克土），土壅为堤防水（土克水）。这种认识无疑是直观的。

五行的进一步发展就是渐渐脱离这种纯物质性，反映在中医学中，相生相克被赋予了深一层的含义，成为古代医家认识和说明自然界变化之一般规律及其对人的生理病理的影响和相互作用的理性概括了。如清·黄元御讲："其相生相克皆以气而不以质也，成质则不能生克矣。"（《四圣心源》）在认识气候变化之一般规律上，《素问·玉机真脏论》云："春脉者，肝也，东方木也，万物之所以始生也……夏脉者，心也，南方火也，万物之所以盛长也……秋脉者，肺也，西方金也，万物之所以收成也……冬脉者，肾也，北方水也，万物之所以合藏也……脾脉者，土也，孤脏以灌四傍者也。"四方加中央用五行配之，木火金水居东南西北四方以应四时，土居中央应在四时之中，古人用春生夏长秋收冬藏的农事活动反映四季一般特点，土为农业生产之本，故放四方之中调节四时。如此季节的循环交替便可用五行的相生顺序来说明。但仅仅有相生是不完全的，这里面含有相克的因素，应是生与克的统一，是相互促进与相互制约的统一，只有生克间的平衡才能确切说明四季循环的生化，才能起到维系万物的动态平衡而发展的作用。因此生与克构成事物的发展，换言之，相生中含有相克，相克中又存在相生。明·张景岳所谓："造化之机，不可无生亦不可无制，无生则发育无由，无制则亢而为害。生克循环，运行不息，而天地之道，斯无穷已。"（《类经图翼》）

可见，五行学说在中医学中从被抽象化的生克相互作用的认识深度上看自然界变化规律周期，这种在运动中求平衡的见解是卓越的。

所以，言五运必须对五行学说在中医学的这个意义有个基本的估价。五运，概括讲是古人以五行为认识工具去探求疾病发生的客观规律（天时）并预见未来的一门学说。其表现形式则赖于十干的阴阳相配。那么为什么用十干配合呢？这要从十干的含义上认识。

三、十天干含义

考十干的起源和发展应有着数与气的双重含义。若依照郭沫若的说法，甲乙丙丁是鱼身上之物，戊己庚辛壬癸是武器——武器除作战外还用于狩猎（见《甲骨文字研究·释干支》）。则天干的产生当在渔猎时代，即原始社会。称"十天干"可能源于十个太阳的神话（见《山海经·大荒南经》），如《庄子雪》云："十日并出，万物皆照。"那么，为什么用"十"？

"十"的概念出现较早，《灵枢·阴阳系日月》云："手之十指，以应十日。"古代计时以铜壶滴漏为计时器，壶上标明时刻，一昼夜为一百刻，则一壶之水尽。百刻是十的倍数，表明在六十甲子记日前必先有纯用天干记日的，今日为甲，明日为乙，直至癸日。是为十干发展的初期阶段，作为记日记时的符号，即数的含义。也就是所谓"时空序数"。

随着人类生活实践特别是农牧业发展的需要，十干又具备记录万物生长壮老已的循环过程，反映出节气的周期性变化。考《史记》和《汉书·律历志》中均有所记载，如甲为嫩芽破苯甲的初生（"万物剖符甲而出""出甲于甲"），乙为幼苗逐渐抽轧生长（"奋轧于乙"），丙为阳气充盛生长显著（"阳道著明""明炳于丙"），丁为不断地壮大（"万物丁壮""大盛于丁"），戊为日益茂盛（"丰楙于戊"），己为成熟至极（"理纪于己"），庚为果实收敛（"敛更于庚"），辛为新的生机又开始酝酿（"万物之辛生""悉新于辛"），壬为孕育新的生命（"怀任于壬""阳气壬养于下"），癸为新生命将开始宿根待发（"万物可揆度""陈揆于癸"）。

这种具有表示万物变化发展的"气"的含义，由于阴阳五行学说的发展，便很自然地具备阴阳两种属性的两类，并用五行概括之，于是就产生：甲乙属木，甲为阳，乙为阴；丙丁属火，丙为阳，丁为阴；戊己属土，戊为阳，己为阴；庚辛属金，庚为阳，辛为阴；壬癸属水，壬为阳，癸为阴。归纳起来就是：甲丙戊庚壬属阳干，乙丁己辛癸属阴干。它的深刻意义在于将万物变化发展认为是阴阳两种物质相互作用的结果。

如果说五行是古人对年周期季节变化阶段性规律的特征性表述，那么十干则是对万物变化的具体记录与说明。这不能不说是阴阳五行学说的一次质的飞跃！表明中医学在吸收阴阳五行古代哲学理念以后，便沿着一条实践医学固有的从自然出发来认识自然的轨迹发展。这与从物质世界本身出发来说明物质世界的原理是相符合的。

如上所言，十干具备阴阳属性，甲乙属木，"木"用甲乙归属，旨在表示阴阳两种物质的相合（余可类推）。因此，甲乙或是丙丁乃至壬癸，是体现自然界"气化"规律的所以然。这种用一阴一阳的交相错落表现阴阳两种相反属性物质间的相互为用，是为十干阴阳五行所属的基本要义。所谓"一阴一阳之谓道"也。

四、干支动静相召

十干与十二支是"动与静"的关系。《素问·天元纪大论》有一段重要经文："欲知天地之阴阳者，应天之气，动而不息，故五岁而右迁。应地之气，静而守位，故六暮而环会。动静相召，上下相临，阴阳相错，而变由生也。"可谓是对五天气图精义的活画！

"应天之气"就是所从十干的五运之气，五运的运行以十干为据，用十干合十二支，则干是"动而不息"的，五运的周转以十干为形式，而十干又因五合的阴阳作用而产生变化，一年一运，五岁一周，复向右迁移，继续运转。"右迁"指六十年甲子这一大周期里，每五年向右迁移一步，六十年迁移十二步，而复还甲子。如甲子年为土运主事，至己巳年又为土运等。

"应地之气"就是五运下临之气，有着方位与时令相应的含义，作为代表十二辰方位的十二支，确是相对不变，"静而守位"的。"六暮而环会"是讲六气问题，"暮"就是一年，六年一周，叫作"六暮环会"。六气对五运来说，因其多一，是相对静止的。（见表16）

表16　十二地支分属三阴三阳六气

六气	热（暑）	湿	火	燥	寒	风
三阴三阳	少阴	太阴	少阳	阳明	太阳	厥阴
地支	子午	丑未	寅申	卯酉	辰戌	巳亥

五、三阴三阳的产生

大家知道，地球绕太阳公转形成一年二十四节气。"六气"就是将二十四节气按照气候特征划分为六大类，是中医特有的一种认识自然界的方式，即所谓"天之六气"。具体是：厥阴风木之气（从大寒至春分）、少阴君火之气（从春分至小满）、少阳相火之气（从小满至大暑）、太阴湿土之气（从大暑至秋分）、阳明燥金之气（从秋分至小雪）、太阳寒水之气（从小雪至大寒）。此时序乃自然气候之常，"人以天地之气生，四时之法成"，因此正常的"六气"在人则为生理之常。

五运六气有主运、主气，主运即十天干化生的木、火、土、金、水五运，分太过与不及；每年的主运一经确立，则相应的司天、在泉即可确立；而每年的主气是恒定不变的，变化的是客气，客气的产生及其变化来自于司天、在泉的运动。这里将一系列技术性的推导公式从略，我们只说结果，这个结果就是客气的三阴三阳，其顺序是：厥阴（一阴）→少阴（二阴）→太阴（三阴）→少阳（一阳）→阳明（二阳）→太阳（三阳），亦即"阴经的一二三加上阳经的一二三"这样一个常规循环运动。

正如《素问·六微旨大论》深刻阐述的那样："帝曰：愿闻天道六六之节，盛衰何也？岐伯曰：上下有位，左右有纪。故少阳之右，阳明治之；阳明之右，太阳治之；太阳之右，厥阴治之；厥阴之右，少阴治之；少阴之右，太阴治之；太阴之右，少阳治之。此所谓气之标，盖面南而待也。故曰，因天之序，盛衰之时，移光定位，正立而待之，此之谓也。"这里论述的"天之序"即：少阳→阳明→太阳→厥阴→少阴→太阴（同样是阳经一二三加上阴经一二三之序）。移光定位正立而待之，是古人测天以定节气的方法，后来逐步改进成一种叫"圭表"的天文仪器，据此观察日影投射在圭面的长度，来测知时令节气。所以移光定位的关键是"位"，利用地球绕太阳公转一年而形成的光照（阴阳消长）特性，来确立六气的空间位置。

六、"十干五合"的生成气化

"十干"指甲、乙、丙、丁、戊、己、庚、辛、壬、癸，"运"指木、火、土、金、水五运。要弄清十干与五运的联系，先要弄清五运与五行的关系。应当说，五行与五运的关系是认识方法与认识对象的关系，作为一种认识事物的方法，五行有其抽象化的过程。《素问·五运行大论》云："土主甲己，金主乙庚，水主丙辛，木主丁壬，火主戊癸。"这里的甲己、乙庚、丙辛、丁壬、戊癸相合（即"五合"），应是五行相克规律的发展。张介宾《类经图翼》云："甲刚木克己柔土为夫妻而成土运，乙柔木嫁庚刚金而成金运，丙阳火娶辛柔金而成水运，丁阴火配壬阳水而成木运，戊阳土娶癸阴水而成火运。"意思是：木本克土，但甲木属阳为刚，己土属阴为柔，刚柔相济而不相伤，阴阳相合而不相克，故甲与己合。他如乙与庚合，丙与辛合，丁与壬合，戊与癸合，同属于刚柔相济、阴阳相合之理。

十干由相克而能相合，源于古人对自然气候变化规律的体验与观察，具体而言，讲十干的五合离不开五行，但五行不是它的起始，因为五合有着一种"数"的联系。

我国古代很早就有一种关于"数"的学说，认为天地万物的变化与数字有种特殊关系，迄今我们所能见到的关于五行的最早记载，当是《尚书·洪范》，其言："一曰水，二曰火，三曰木，四曰金，五曰土。"这里不仅明确了五行，且规定了五行的次第，这种水、火、木、金、土的排列，医家们借用了河图数，本意在说明自然界的一般规律。河图数表面上看是十个数字的分布排列，即一、三、五、七、九奇数属阳，二、四、六、八、十偶数属阴。一与六，一阳一阴在下；二与七，一阴一阳在上；三与八，一阳一阴在左；四与九，一阴一阳在右；五与十，一阳一阴居中。

这种布列的含义适用于表述年周期五行生成之理。五行与五方的象数生成是：一六在下为北方水，二七在上为南方火，三八在左为东方木，四九在右为西方金，五十居中为中央土。这样的分布是本于季节变化的规律。所以，河图数即天地阴阳五行生成之数也。

进一步讲，"生数"是五行开始时发生的数，即天一生水，地二生火，天三生木，地四生金，天五生土；"成数"是五行结果时成就的数，也就是在生数上各加土的五数而成。即天一生水得土五而成六，地二生火得土五而成七，天三生木得土五而成八，地四生金得土五而成九，天五生土得土五而成十。宋·刘温舒所谓："推以达其机，穷以通其变，皆不离于数。"（《素问运气论奥》）明·张景岳云："五行之理，原出自然，天地生成，莫不有数。"（《类经图翼》）简言之，"生成数"就是以数的相加反映一年中五行之气的生成。我们具体来看：

冬季斗柄北指，冬至后霜雪渐盛，寒冷之气已极，是为生水；夏至后暑气渐盛，雨量丰沛洪水盛涨，为成水之验。是为"天一生水，地六成之"。

同时冬至一阳生，日影渐长，为潜伏的火气，到了夏季斗柄南指，"火气"发展到夏至，便呈赤日流金之象，是生火之成也。是为"地二生火，天七成之"。

春季斗柄东指，立春后地下之草木开始动藏，为木生之时，而立秋草木成实，万物收束，不再升发，为成木之验。是为"天三生木，地八成之"。

同时立春后虽草木动藏，但头年之落叶仍带有秋金之气，秋季斗柄西指，立秋后金气渐盛，以至草木黄落，是成金之验。所谓"地四生金，天九成之"。

春分以后，斗柄渐指辰位，天地重合，阴阳二气交合，是为土生之时，农乃播种。秋分后，斗柄渐指戌位，天地再次重合，万物收藏，农功告成，为成土之验。所谓"天五生土，地十成之"。

这里需要强调"天五生土"的意义，水、火、木、金皆由此化而成，可见"五土"的重要。既然生土之时斗柄指位在辰，一个"辰"，表明天地阴阳二气交合的最佳时令，主气生发在此，此时播种才有生成，因此"五土"是万物由生变成的转折点，亦是阴阳气交酝酿成熟的标志。

清·唐容川《医易通说详解》云："一生一成其间必有五数，五位相得而各有合……五行皆得中五乃能生成。"这里要说明的是，不少医家言年周期五行生成数时，仅以生数解释年周期气化的道理。这样做解，终不免讲五行成数时会失于空泛，有损五行生成数的基本精神。唐容川讲："五行者，言天左行，地右行，而有一步生水二步生火之义，非执有象之五物言也，是以五行括尽天地之气化。"（《医易通说详解》）

既然五行生成数用来反映天地气化的规律，就只能是统归于气化之中。换言之，有生必有成，生中即孕育着成，非生数之外别有成也。《素问·六节藏象论》所谓："气数者，所以纪化生之用也。"明确指出，气数是标志万物化生之用的。

以上大致分析了"数"的年周期阴阳五行生成之理，归纳四点：

（1）五行生成数反映了年周期季节变化之一般规律。

（2）其一生一成强调了自然"气化"的自动调节和动态平衡。

（3）其"天一、地二、天三、地四……"的交错，反映出阴阳二气的相互作用，是"气化"的动力。

（4）"五土"的含义旨在对生与成关系的认识，是渐变与突变的统一。

象与数的结合是五行生成数的特点，将自然界万物的生长（化）收藏用抽象的"数"代替，旨在表现阴阳二气的交合、消长，是为五行生成数的本质。我们探讨十干五合便本着这一要义。用唐容川先生的表述就是："一为甲，六为己，一六共宗，故甲与己合；二为乙，七为庚，二七同道，故乙与庚合；三为丙，八为辛，三八为朋，故丙与辛合；四为丁，九为壬，四九为友，故丁与壬合；五为戊，十为癸，五十相守，故戊与癸合。"（《医易通说详解》）

讲五合，实际是讲年周期气运的平衡。在运的五行，在相生旋转运行之下，阳干的甲为阳年太过，阴干的乙为阴年不及，甲与己合，太过之阳甲承之以不及之阴己，便维持了气运的平衡；甲之次为乙，乙为阴年不及，乙与庚合，不及之阴乙促之以太过之阳庚，便维持了气运的平衡……余可类推。经云："亢则害，承乃制，制则生化。"十干的次序又表示了阴阳二气的相间轮数，这种轮次的规律正是阴阳年气的相交作用的结果，这种气的相交正是五行旋转运行的动力。

由此可知，言五行生成数是在求十干五合之理，言十干五合是在求运气之道，言运气之道，是在求阴阳之本。所以张景岳《类经图翼》明确说："察生成之数以求运气者，盖欲因数以占夫气化之盛衰，而示人以法阴阳，和数术，先岁气，合天和也。"

进一步讲，在运的十干，刘温舒讲："五运从十干起，甲为土也，土生金，故乙次之；金生水，故丙次之；如此五行相生而转。甲为阳，乙为阴，亦相间而数，如环之无端。"（见《素问运气论奥》）大意是：推算五运始于十干，以五行相生的次第推知五运的相生轮转，并以阴阳在运的相间轮数构成五运的周期运动。这种运动犹如圆环一样，无始无终，没有穷尽。

七、初步小结

笔者认为，从季节交替周期看五行相生规律，进而由五行相生的次第又大而推知五运间的运动周期，亦即探究季节交替周期的所以然——宇宙天体运动规律，且认为阴阳二气的相互作用（指两种属性相反的物质间的相互为用）是运转的动力。这种抓住事物本质联系的推论十分合理。我们来看：

甲、己两年，正月为寅，阳干为其所化，故以次于甲的阳干丙，建于甲己年的首月。由寅和辰的关系，丙寅顺推至戊辰，天干之戊轮加于辰上，戊属土，辰为化，故逢甲逢己年，主气运化主事，是为甲己化土运；

乙、庚两年，天干戊（次于丙的阳干）为寅月所建，戊寅顺推至庚辰，天干之庚轮加于辰上，庚属金，辰为化，故逢乙逢庚年，金气运化主事，是为乙庚化金运；

丙、辛两年，天干庚（次于戊的阳干）为寅月所建，庚寅顺推至壬辰，天干之壬轮加于辰上，壬属水，辰为化，故逢丙逢辛年，水气运化主事，是为丙辛化水运；

丁、壬两年，天干壬（次于庚的阳干）为寅月所建，壬寅顺推至甲辰，天干之甲轮加于辰上，甲属木，辰为化，故逢丁逢壬年，木气运化主事，是为丁壬化木运；

戊、癸两年，天干甲（仅次于壬的阳干）为寅月所建，甲寅顺推至丙辰，天干之丙轮加于辰上，丙属火，辰为化，故逢戊逢癸年，火气运化主事，是为戊癸化火运。

这种"五运相袭，周而复始"的运动形式，确是"如环之无端"永无休止的。子午流注学说中的"五门十变"就是据此而生。

为便于记忆，录"五虎建元歌诀"于下：

> 甲己之辰起丙寅，乙庚之日戊寅行。
>
> 丙辛便于庚寅始，丁壬壬寅亦顺寻。
>
> 戊癸甲寅定时候，五门得合是原因。

用五行学说探讨宇宙间实际的天体相互运动的结构法则，本身已带有明显的历史烙印，这一点是需要明确的。中医的理论体系具有思辨的特点，五运六气更是中医理论思辨成果更高层次的体现。具体到十干化运，这一特点同样明显。五运的甲己合而化土运，乙庚合而化金运，丙辛合而化水运，丁壬合而化木运，戊癸合而化火运，表现出土生金→生水→生木→生火→生土，五行相生的顺序。

五行相生，进而由相克到相合，再进而出现在运的相生形式，体现了发展的周期，其相生形式已不是五行最初意义上的循环，而是以五运的高级形式，即任应秋先生所说"五行之气既化为运而运行于天"（《五运六气》）的形式。

第二章
子午流注的概念与组成

*** 第一节　子午流注的概念 ***

"子午"两字，原是对立的名词，可代表天地、山泽、风雷、水火、春秋、寒暑、日月、夜半与日中两个时辰的符号等。如天文学家测诸曜经度所用之仪器叫"子午仪"；地球上通过某地点及南北极之经线，即为某地之"子午线"；《群芳谱》所载之金钱花，以其午开子落，名"子午花"。凡此皆以阴阳对立表示子午二字的含义。

用在医学尤其是用在针灸学上，"子午"有下列几种含义。

一、子午代表地支

地支子午之外如丑未、寅申、卯酉、辰戌、巳亥，虽能代表六气，而莫不以子午为推算的开始。

二、子午代表阴阳

《华氏中藏经》说："阳始于子前，末于午后；阴始于午后，末于子前；阴阳盛衰，各在其时，更始更末，无有休息，人能从之亦智也。"据此，子午是代表阴阳的。

三、子午代表时间

《灵枢·卫气行》篇云：“岁有十二月，日有十二辰，子午为经，卯酉为纬。”子午指一年十二个月中阴阳盛衰的转折点，每年冬至一阳生在子月（农历十一月），夏至一阴生在午月（农历五月）；一日十二个时辰，子为夜半，午在日中，是为阴阳的分界点。

四、子午代表寒热

暑往则寒来，夜往则昼来，子时寒极，午时热极，事实如此，凡此皆代表气候的寒热。

五、子午代表经脉

以十二地支表示一日十二时辰的循环来反映人体十二经脉气血流行的盛衰，一时一经，周而复始，与天同纪。

由于以上的几种含义，可知子午和人体是有密切关系的。

“流注”一词，最早是经脉循行的代称。据《中国医籍考》记载，至隋朝已有专以“流注”命名的医学著作，如《黄帝流注脉经》《亡名氏明堂流注》《流注针经》等。至唐·王焘《外台秘要·卷三十九》中始载有“五脏流注傍通”与“六腑流注傍通”，并明确指出：所出为井，所流为荥，所注为输，所行为经，所入为合，所过为原。表明“流”是水流，“注”是灌注；流注二字在这里是用来代表人体气血运行如水流灌注的意思。至金·何若愚撰《子午流注针经》，其卷上《流注指微针赋》中明确指出：“知本时之气开，说经络之流注。”至明·杨继洲《针灸大成》载：“项氏曰：所出为井，井象水之泉；所溜为荥，荥象水之陂；所注为输，输象水之窬；所行为经，经象水之流；所入为合，合象水之归；皆取水义也。”归者言气血归于正经，如川谷之于江海一样，故称为流注。

“子午流注针法”，则是针灸于辨证、循经取穴外，采用按时取穴的一种操作规程（或者说方法）。它的含义，是指人身气血周流出入皆有定时，《针灸大成》载有徐氏《论子午流注法》一文，起首有"刚柔相配，阴阳相合，气血循环，时穴开阖"之说。血气应时而至为盛，血气过时而去为衰，逢时为开，过时为阖，泄则乘其盛，即经所谓刺实者刺其来；补则随其去，即经所谓刺虚者刺其去；刺其来迎而夺之，刺其去随而济之。按照这个原则取穴，可以取得更好的疗效，这就叫子午流注针法。

✱✱✱ 第二节　子午流注的干支配属 ✱✱✱

子午流注的干支配属，是指根据人体十二经脉气血流注按时开穴规律，选择井荥输（原）经合五输穴（六十六穴），按照五运六气、阴阳五行属性的不同，配合相应的干支时间周期，逐日按时开穴治病，以达到"顺天时而调气血"的治疗效果。

据现存资料初步考证，干支的起源远在殷商之前早已有之。而干支纪日至迟至春秋时代的鲁隐公三年（公元前 722 年）二月己巳日起，连续以干支纪日，一直到清代的宣统三年（公元 1911 年）止，计有 2600 多年历史（见《中国古代天文历法基础知识》）。

古人最早用"干"来记日，每天的计算以日的出没为准，日出日没一次为一天，所以"干"又称天干。"支"有分支的意思，古人最早用来记月，以月亮的盈亏计算，月亮盈亏一次为一月。以阴阳属性来看，日为阳，月为阴；天为阳，地为阴；故干支当是天干地支的简称。天干有十，依次相数：甲、乙、丙、丁、戊、己、庚、辛、壬、癸；地支十二，依次是：子、丑、寅、卯、辰、巳、午、未、申、酉、戌、亥。干支次第先后不是随便排列的，它包含着万物由发生、少壮、繁盛、衰老、死亡而更始的内涵。

应用在医学上，古人把它与季节、方位、脏腑性能、治疗方法密切联系起来。如《素问·脏气法时论》云："肝主春，足厥阴、少阳主治，其日甲乙，肝苦急，急食甘以缓之；心主夏，手少阴、太阳主治，其日丙丁，心苦缓，急食酸以收之；脾主长夏，足太阴、阳明主治，其日戊己，脾苦湿，急食苦以燥之；肺主秋，手太阴、阳明主治，其日庚辛，肺苦气上逆，急食苦以泄之；肾主冬，足少阴、太阳主治，其日壬癸；肾苦燥，急食辛以润之。开腠理，至津液，通气也。"在这里，古人不仅明确了用十干来纪日、纪月、纪年，而且更明确了十干配合脏腑的阴阳属性，甲乙属木，木分阴阳，甲为阳木，乙为阴木。阳木配属足少阳胆经，阴木配属足厥阴肝经。故胆经脉气旺于甲日，肝经脉气旺于乙日。这就叫作"肝主春，足厥阴、少阳主治，其日甲乙"。余者类推。

一、干支配阴阳

干支的阴阳属性，前已述及，天干属阳，地支属阴。但从干支本身来说又各有阴阳。天干中的甲、丙、戊、庚、壬属阳，称阳干；乙、丁、己、辛、癸属阴，称阴干。地支中的子、寅、辰、午、申、戌属阳，称阳支；而丑、卯、巳、未、酉、亥属阴，称阴支。单数为阳，双数为阴；奇为阳，偶为阴。自然界的一切事物都有阴阳，干支亦然。事物阴阳之间的运动才能产生无穷的变化。干支本身一方面包涵着万物的生长、繁盛、衰老、死亡、更生的涵义在内；另一方面又有"数"的含义，数字不论大小都不出奇偶，奇数为阳，偶数为阴。

二、天干配五行

把天干分成五对：甲乙、丙丁、戊己、庚辛、壬癸。结合五行方位配属五脏，其方法是：天干甲乙与五行中的木相配（甲乙东方属木位）；天干丙丁与五行中的火相配（丙丁南方属火位）；天干戊己与五行中的土相配（戊己中央属土位）；天干庚辛与五行中的金相配（庚辛西方属金位）；天干壬癸与五行中的水相配（壬癸北方属水位）。同时十干配属五行，根据天干的阴阳属性，则五行亦有阴阳之分。甲乙东方属木，甲为阳木，乙为阴木；丙丁南方属火，丙为阳火，丁为阴火；戊己中央属土，戊为阳土（燥土），己为阴土（湿土）；庚辛西方属金，庚为阳金（燥金），辛为阴金（清金）；壬癸北方属水，壬为阳水，癸为阴水。

三、地支配五行

十二支分别配属五行，其方法是：寅卯属木，巳午属火，申酉属金，亥子属水，辰未戌丑属土。为什么呢？地支在运气上主要用来纪月，每年农历正月建寅，二月建卯，三月建辰，四月建巳，五月建午，六月建未，七月建申，八月建酉，九月建戌，十月建亥，十一月建子，十二月建丑。由于寅卯是正月、二月，为春季，木旺于春，所以寅卯属木；巳午是四月、五月，为夏季，火盛于夏，所以巳午属火；申酉是七月、八月，为秋季，金旺于秋，所以申酉属金；亥子是十月、十一月，为冬季，水旺于冬，所以亥子属水。五行之中以土最为常态化，土旺四季，就是说一年四季皆有土。旺的月份每年是春三月（地支属辰），夏六月（地支属未），秋九月（地支属戌），冬腊月（地支属丑）。由于土旺四季的关系，所以辰未戌丑都属于土。

四、地支配三阴三阳六气

十二支除配属五行外，主要是配属三阴三阳六气。三阴是厥阴（一阴）、少阴（二阴）、太阴（三阴）；三阳是少阳（一阳）、阳明（二阳）、太阳（三阳）。六气是风、寒、暑、湿、燥、火。六气中火与暑属于同类，因此把火分为君火、相火，而不列暑。于是有：巳亥厥阴风木，子午少阴君火，寅申少阳相火，丑未太阴湿土，卯酉阳阴燥金，辰戌太阳寒水。为什么如此配属？解释有二：

1. 十二支的前六支属阳属刚，后六支属阴属柔，前后配合起来，构成上述相配情况。

2. 三阴三阳有正化、对化的不同。正化是指六气的本气一方。十二支中寅卯辰位居东方，巳午未位居南方，申酉戌位居西方，亥子丑位居北方。午的位置在正南方，所以君火生午，也就是正化于午；午的对面是子，因此对化于子，所以子午均属少阴君火。未的位置在西南方，同时未在月份上是每年六月（长夏），土旺于长夏，所以土正化于未；未的对面一方是丑，因此对化于丑，所以丑未均属太阴湿土。寅的位置在东方，东方属木，因为木生火，所以火生寅，也就是正化于寅；寅的对面一方是申，因此对化于申，所以寅申均属少阳相火。酉的位置在西方，西方属金，所以金正化于酉；酉的对面一方是卯，因此对化于卯，所以卯酉均属阳明燥金。戌的位置在西北方，西方属金，北方属水，因金生水，所以戌属水，也就是正化于戌；戌的对面一方是辰，因此对化于辰，所以辰戌均属太阳寒水。亥的位置在北方，北方属水，因水生木，所以亥属木，也就是正化于亥；亥的对面一方是巳，因此对化于巳，所以巳亥均属厥阴风木。

五、天干五行配合十二经

阴性的乙和阳性的甲同属东方之木，肝胆适相配合而为表里；阴性的丁和阳性的丙同属南方之火，心与小肠互为表里；阴性的己和阳性戊同属中央之土，脾与胃互为表里；阴性的辛和阳性的庚，同属西方之金，肺与大肠互为表里；阴性的癸与阳性的壬同属北方之水，肾与膀胱互为表里。至于经有十二，天干只有十个，余下心包和三焦，但三焦为阳气之父，属腑；包络为阴血之母，属脏；二者互为表里，同为相火。

六、天干五行配合五输穴

五输穴都是可以用天干所属的阴阳五行去代表它。根据"阳井金、阴井木"的原则，阴干方面，任何阴经的井穴都属于乙木，荥穴属丁火，输穴属己土，经穴属辛金，合穴属癸水；阳干方面，任何阳经的井穴都属于庚金，荥穴属壬水，输穴属于甲木，经穴属于丙火，合穴属于戊土。阴以阳为刚，阳以阴为柔，两者结合起来，刚柔相济，就成为阴阳各经的五输穴。五输穴与天干结合，其顺序是：井穴是乙庚相合，荥穴是丁壬相合，输穴是甲己相合，经穴是丙辛相合，合穴是戊癸相合。子午流注在阳时必取阳经的阳穴，在阴时必取阴经的阴穴，都是固定的。至于每一阴经或阳经，始开井穴的日子，该经所属的天干必与当日的天干相同；而属于某一经的五输各穴，在开穴的时候，这个时辰的天干也必与该穴所属某经天干相同。

刚柔相济，五行化生，相克而能相合。这是根据物理学"同性相斥，异性相吸"的原理而来的。例如带着同种电荷的物体，互相排斥，带着不同电荷的物体，互相吸引。阳性和阴性五行的离合也同此理。又如，阳性的庚金能克阳性的甲木，但阳刚的庚金和阴柔的乙木相配，不仅不相克，还能刚柔相济。

*** 第三节　子午流注的组成 ***

一、十二经与天干配合

天干不仅是年、月、日、时的代号，同时还与脏腑相配合。《素问·脏气法时论》云："肝主春，足厥阴、少阳主治，其日甲乙……心主夏，手少阴、太阳主治，其日丙丁……脾主长夏，足太阴、阳明主治，其日戊己……肺主秋，手太阴、阳明主治，其日庚辛……肾主冬，足少阴、太阳主治，其日壬癸。"《内经》里关于这类脏腑与干支配合的论述很多，子午流注针法的运用就是根据这一基本配合演化发展而来，这个环节很重要。因为"主经"和"开穴"对子午流注来说，是居首要地位，必须熟此，才能熟练运用子午流注。现将《针灸大成》载"十二经纳天干歌"录于下：

> 甲胆乙肝丙小肠，丁心戊胃己脾乡，
>
> 庚属大肠辛属肺，壬属膀胱癸肾藏，
>
> 三焦亦向壬中寄，包络同归入癸方。

这个十二经脉脏腑的十天干配属，只是"三焦寄壬，包络寄癸"的道理需要讲讲。三焦虽是"决渎之官"犹可言壬，而包络附心主，安云癸？三焦与包络均为相火，按五脏生克关系仍应以三焦寄壬、包络归癸为宜，这样符合临床实际。因中医是以脏腑、经络、气化为主，如心肾两脏，同称少阴，向来取其心肾相交、水火既济为用；我们说三焦寄壬，针时用三焦经原穴阳池配膀胱经原穴京骨，临证的意义在于周身灌体、和内调外、营左养右、导上宣下。明代刘纯、徐凤、杨继洲等针灸医家均持此观点。然张景岳却认为

"三焦阳府须归丙,包络从阴丁火旁"。若按此说,临证针阳池,同时针小肠经原穴腕骨,实践证明效果不理想;遵"包络寄癸",针取大陵心包络之原穴,配肾经原穴太溪,是为心肾相交,水火既济,尤其用此配穴治疗虚烦不眠、头目眩晕者,效若桴鼓。若按"包络归丁"之说,针大陵穴配神门,理论上蛇足不说,且临床疗效欠佳。

二、十二经与地支配合

十二地支与脏腑,是以经脉的循行相配合的。元·滑伯仁《十四经发挥》云:"经脉者,行血气,通阴阳,以荣于身者也。其始从中焦注手太阴、阳明,阳明注足阳明、太阴,太阴注手少阴、太阳,太阳注足太阳、少阴,少阴注手厥阴、少阳,少阳注足少阳、厥阴,厥阴复还注于手太阴。其气常以平旦为纪,以漏水下百刻,昼夜流行,与天同度,终而复始。"杨继洲注:"以平旦为寅时。"《难经·一难》曰:"寸口者,脉之大会,手太阴之脉动也。"丁德用注:"昔黄帝问曰:诊法何如? 岐伯对曰:常以平旦,阴气未动,阳气未散,饮食未进,经脉未盛,络脉调匀,气血未乱,乃可诊有过之脉。"此乃寅时气血注于肺经的理论来源。地支与脏腑的配合,即据此说而定。现将《针灸大成》载"十二经纳地支歌"录于下:

> 肺寅大卯胃辰宫,脾巳心午小未中,
>
> 申胱酉肾心包戌,亥焦子胆丑肝通。

三、干支阴阳属性与时间对应

1. 天干与地支各有阴阳的区别

十天干中,甲、丙、戊、庚、壬为阳干;乙、丁、己、辛、癸为阴干;十二地支中,子、寅、辰、午、申、戌为阳;丑、卯、巳、未、酉、亥为阴;一、三、五、七、九、十一为阳;二、四、六、八、十、十二为阴。干支的阴阳属性,总的来说,天干属阳,地支属阴;然干支各分阴阳,单数为阳,双数为阴;奇为阳,偶为阴。干支配合是阳配阳、阴配阴而成的。

2. 十二时辰与二十四小时对应关系

古代十二时辰，等于现在的二十四小时，子为夜半，午为日中，兹为便于计算，列表如下（见表 17）：

表 17　时辰与时间对应关系表

昼夜 时间	夜		黎明		昼					黄昏	夜	
时辰	子	丑	寅	卯	辰	巳	午	未	申	酉	戌	亥
时间	23 | 1	1 | 3	3 | 5	5 | 7	7 | 9	9 | 11	11 | 13	13 | 15	15 | 17	17 | 19	19 | 21	21 | 23

四、五输穴与五行的关系

五输穴是指十二经脉分布在人体肘、膝关节以下的井、荥、输（原）、经、合六十六穴。阳经有原，每经六穴，六阳经共 36 穴；阴经无原（以输代原），每经五穴，六阴经共 30 穴。古人以水流来形容人体气血的动态，《灵枢·九针十二原》篇载："经脉十二，络脉十五，凡二十七气，以上下。所出为井，所溜为荥，所注为输，所行为经，所入为合，二十七气所行，皆在五输也。"五输穴不仅是经气出入、阴阳会合之处，而且是调整机体、治疗疾病的要求，它是子午流注针法配穴的重要内容。《难经·六十八难》云："井主心下满，荥主身热，输主体重节痛，经主喘咳寒热，合主逆气而泄。此五脏六腑井荥输经合所主病也。"

井荥输（原）经合穴在运用上又与五行相配，均按木、火、土、金、水相生顺序排列，阴经始于木，阳经始于金。由于五行相生，产生了生我（母）、我生（子）的母子关系，亦即母子穴，从而确立了"虚则补其母，实则泻其子"的治疗原则。六腑为阳，三焦原气行于诸阳经，故设一原穴；阴经无原以输代原。阳经五输穴和阴经五输穴配属五行的关系不同，于是产生阳井金，阴井木……的配属，表明阴阳之间具有刚柔相济的意义。

考《难经·六十四难》曰："阴井木，阳井金；阴荥火，阳荥水；阴输土，阳输木；阴经金，阳经火；阴合水，阳合土。"关于阳井金、阴井木所以然之理，其云："是刚柔之事也。阴井乙木，阳井庚金。阳井庚，庚者乙之刚也；阴井乙，乙者庚之柔也；乙为木，故言阴井木也；庚为金，故言阳井金也。"元·滑伯仁释义："刚柔者，即乙庚之相配也。十干所以自乙庚而言者，盖诸脏腑穴，皆始于井。而阴脉之井，始于乙木；阳脉之井，始于庚金；故自乙庚而言刚柔相配，而其余五行之配，皆仿此也。"《易》曰：分阴分阳，迭用柔刚。此之谓也。（详见本书第六章）

现将阳经、阴经五输穴分属五行表分别列于下（见表18、表19）：

表 18　阳经井荥输原经合穴分属五行表

五行 \ 五输 \ 经别	井（金）	荥（水）	输（木）	原	经（火）	合（土）
胆（木）甲	足窍阴	侠溪	临泣	丘墟	阳辅	阳陵泉
小肠（火）丙	少泽	前谷	后溪	腕骨	阳谷	小海
胃（土）戊	厉兑	内庭	陷谷	冲阳	解溪	足三里
大肠（金）庚	商阳	二间	三间	合谷	阳溪	曲池
膀胱（水）壬	至阴	通谷	束骨	京骨	昆仑	委中
三焦（相火）壬	关冲	液门	中渚	阳池	支沟	天井

表 19　阴经井荥输经合穴分属五行表

五行 \ 五输 \ 经别	井（木）	荥（火）	输（土）	经（金）	合（水）
肝（木）乙	大敦	行间	太冲	中封	曲泉
心（火）丁	少冲	少府	神门	灵道	少海
脾（土）己	隐白	大都	太白	商丘	阴陵泉
肺（金）辛	少商	鱼际	太渊	经渠	尺泽
肾（水）癸	涌泉	然谷	太溪	复溜	阴谷
心包（相火）癸	中冲	劳宫	大陵	间使	曲泽

五、年月日时干支推算法

子午流注针法是一种按时取穴法，因此操作此法必须要依据日的干支作为针刺的必要条件，于是必然涉及推算问题。具体介绍如下。

（一）年干支推算法

年干支的推算比较容易，因为它是固定的。例如甲子年（1984），按日历下一年就是乙丑年（1985），六十年一个周期，按照干支向下推就是了。若求每年元旦日干支的方法也很简单，只要掌握住平年与闰年，平年求下一年元旦日干支时，在元旦干支的基数上加5，便可求出下一年的干支；闰年求下一年元旦日干支时，要在元旦干支的基数上加6，就是下一年元旦的干支。如求1985年元旦干支，须在1984年（闰年）元旦干支的基数上加6，其元旦干支是"甲午"，甲基数是1，再加6等于7，7是"庚"的代数，年干支的基数是7，加上6等于13，再减去12，余数为1，1乃"子"的代数，可知1985年元旦干支是"庚子"。

（二）月干支推算法

月支是固定的，每年按农历十一月都是子月、十二月丑、正月寅、二月卯、三月辰、四月巳、五月午、六月未、七月申、八月酉、九月戌、十月亥，年年如此。所以推算每个月的干支，当从"年上起月"，从正月建寅始。比如甲年或己年的正月都起于丙寅，顺次推为二月丁卯、三月戊辰、四月己巳、五月庚午、六月辛未、七月壬申、八月癸酉等；乙年或庚年的正月都起于戊寅，顺次推为二月己卯，三月庚辰等。可见，月干是由年干决定的。牢记以下歌诀（"五虎建元"）可迅速算出：

> 甲己之年起丙寅，乙庚之岁戊寅行，
>
> 丙辛便从庚寅始，丁壬壬寅亦顺寻，
>
> 戊癸甲寅正月起，五门得合是原因。

（三）日干支推算法

推算日干支用阳历，因农历大小月和闰月不固定，推算日干较复杂。阳历不同，它除了每四年有一次闰二月外，每年的大小月都是固定不变的。大月 31 天，小月 30 天，唯二月 28 天（闰年多一天）。故用阳历推算日干较方便。歌诀如下：

> 推算日干用阳历，元旦日干作为基，
>
> 一四五月各减一，三月减二支加十，
>
> 二六七月不加减，八月加一九加二，
>
> 冬腊两月各加三，十月加二要牢记，
>
> 闰年三月后加一，得数去整取零余。

如：求 1985 年 1 月 5 日的干支是什么？首先将年干支的基数加上日数，1985 年元旦天干的基数是 7，通过加减的方式得的总数为 11，11 为天干"甲"的代数，便知 1 月 5 日天干为甲。1985 年元旦地支代数是 1，再加 5 日，1 月地支减 1，得出总数是 5，地支辰的代数是 5，便知 1 月 5 日地支是辰。所以，1985 年 1 月 5 日的干支是甲辰。

（四）时干支推算法

每日十二个时辰的地支是不变的，五日六十个时辰后重返甲子。时干的变化由日干决定，即日上起时（以子时为基础）。临床上只有明确每日临时的干支，才可知道即时开穴，当记住以下歌诀（"五子建元"）：

> 甲己还生甲，乙庚丙作初；
>
> 丙辛生戊子，丁壬庚子头；
>
> 戊癸生壬子，周而复始求。

歌诀中每句前两个天干代表当日的日干，第三个天干是指该日子时的时干。即：逢甲日己日子时的时干都是"甲子"；逢乙日庚日子时的时干都是"丙子"；丙日辛日的子时都是"戊子"；丁日壬日的子时都是"庚子"；戊日癸日的子时都是"壬子"。余下各时均按顺序配合。所以，十个日干的第一个时辰知道了，然后按照顺序推算，即可得出。

第三章
子午流注针法的临床应用

  《灵枢·寿夭刚柔》篇云："阴中有阴，阳中有阳，审之阴阳，刺之有方。得病所始，刺之有理。谨度病端，与时相应。内合于五脏六腑，外合于筋骨皮肤。是故内有阴阳，外亦有阴阳。"度，是揣度、把握之义；端，是发病的苗头、端倪之义；时，指时令或时间周期。结合经文下面涉及五输穴的具体运用，这里的"谨度病端，与时相应"，是告诫医者，凡病要谨慎地把握其致病因素，并注意疾病与时间（或时令）的对应关系。

  子午流注针法分两种取穴法，一是按时间常规取穴，一是结合临床辨证取穴。按时间常规取穴，就是将日时干支算出后，纳甲法（纳天干法）按照《徐氏子午流注逐日按时定穴歌》的流注规律开穴针治；纳子法（纳地支法）则是按照十二经脉循行规律依五行补母泻子之法开穴针治。这是讲与时相应。谨度病端是强调临床辨证取穴要严格按照辨证规律审视把握病情，既要遵循"谨候其时，气可与期"，等候符合病证的最佳时间开穴针治，又要在辨证之后，在按时开穴的基础上加入适合病证的时穴治疗。所以，按时取穴不但不违背辨证论治的原则，相反，是更深一层地把握"人以天地之气生，四时之法成"的规律，灵活辨证来选取时穴的。比如子午流注纳甲法，在辨证取穴、循经取穴方面，根据具体病情分经辨证后，按照子午流注的取穴原则——阳日阳时开阳穴，阴日阴时开阴穴，经生经，穴生穴。将一日之内值日经之五输穴，顺开一层或数层，是为顺时相生取穴法；又可依"十干五合"的规律，即五运的甲与己合、乙与庚合、丙与辛合、丁与壬合、戊与癸合，选择阴阳相合之经，取刚柔相济之穴同开。如阳日阳时取阳穴，但临床遇到阴经病证，可同开阴经之穴。"甲日戌时胆窍阴"，甲戌时取胆经井穴窍阴，根据"阳井金，阴井木"的原则，窍阴属金穴，时值临床若遇到脾虚不运证，则同开脾经金穴商丘，是为阴阳协调、相反相成之治，此谓之刚柔相济取穴法。临床效果同样好。

此刚柔相济、阴阳相合之理亦适用于脏腑表里相关取穴。按照肺合大肠、脾合胃、心合小肠、肾合膀胱、心包合三焦、肝合胆，即脏腑表里络属相通的关系，取相合经之同名五输穴。如甲戌时取胆经井穴窍阴，但时值遇肝经病证，则可同取肝经井穴大敦。此谓之表里相合取穴法。

总之，根据十干化合五运，即甲己化土运、乙庚化金运、丙辛化水运、丁壬化木运、戊癸化火运，产生阴阳干相合之规律：甲己为合日、乙庚为合日、丙辛为合日、丁壬为合日、戊癸为合日，值此合日的五输穴可以互用，谓之"合日互用"取穴法。按时取穴并根据具体病情辨证取穴，则又为时穴病穴相配法。所以子午流注按时取穴法绝不是简单机械地"对号入座"用针，准确地说是把辨证论治加进了时间周期因素，强调了人体气血循环的盛衰节律，是对传统辨证论治在临床运用的丰富和发展，其取穴方法规范而灵活。

子午流注的临床操作形式，主要分两大类：一是纳甲法（以十天干为主），一是纳子法（以十二地支为主）。现分述如下。

*** 第一节　纳甲法 ***

子午流注纳甲法（亦称纳干法），是以十二经脉肘、膝以下的六十六个经穴为基础，根据出井、流荥、注输、行经、入合的气血流注盛衰开阖的道理，配合阴阳五行干支等，逐日按时开穴的一种针刺取穴法。

前已述及，要懂得纳甲法的组成，先要了解天干与地支的配合。查子午流注是按日、按时的干支配合取穴方法。《素问·六微旨大论》云："天气始于甲，地气始于子，子甲相合，命曰岁立，谨候其时，气可与期。"《素问·六节藏象论》说："天以六六为节……天有十日，日六竟而周甲，甲六复而终岁，三百六十日法也。"又曰："五日谓之候，三候谓之气，六气谓之时，四时谓之岁，而各从其主治焉。"按天干有十，地支有十二。首由天干的"甲"和地支的"子"相配，则成"甲子"；次递相配则成"乙丑、丙寅、丁卯……癸亥"，构成六十个不同的干支；复还甲子，周而复始，循环不已。五日为六十个时辰，子午流注纳甲法，即将十二经井荥输原经合六十六穴，按干支配合的不同，运用在六十个时辰上，寻得开穴，而各从其主治的一种独特的针灸疗法。如治疗黄疸取腕骨穴，必待庚子时效显，是以取其时穴正开之义等。

一、纳甲法临床应用的几个问题

（一）按时推算阳进阴退原则

纳甲法是逐日按时取穴，其推算是以日上起时，即日配经、时配穴。推算日干是确定哪一日应开哪一经；推算时辰是确定哪一日哪一时应开哪一穴。所以《针灸大成·流注时日》云："按日起时，循经寻穴，时上有穴，穴上有时。"按时推算开穴，主要是根据日、时的干支，顺次推算取穴。它的规律是阳日阳时开阳经穴，阴日阴时开阴经穴，是本着"阳进阴退"的规律，不断地推演循环的。何谓"阳进阴退"？是指天干为阳主进，地支为阴主退，是推算次日的干支取井穴时辰的方法。如甲日甲戌时开取胆经井穴窍阴，再推算乙日开井穴的时间，则天干（阳）从甲进一数为乙，地支（阴）从戌退一数为酉，则知次日（乙日）开肝经井穴大敦应在"乙酉"时；余皆类推。见表20。

表20 子午流注按时开井穴表

日干	甲	乙	丙	丁	戊	己	庚	辛	壬	癸
时辰	甲→戌→	乙→酉→	丙→申→	丁→未→	戊→午→	己→巳→	庚→辰→	辛→卯→	壬→寅→	癸亥
经脉	胆	肝	小肠	心	胃	脾	大肠	肺	膀胱	肾
井穴	足窍阴	大敦	少泽	少冲	厉兑	隐白	商阳	少商	至阴	涌泉

（二）值癸日肾经须起癸亥

肾经开井穴涌泉，则不按"阳进阴退"的原则，而是癸日肾经须起癸亥时。这是因为流注每日值一经，每经值日十一个时辰，五日一周，十日再周，共一百一十个时辰；而每昼夜十二个时辰，十日共一百二十个时辰。一百二减去一百一，差数是十个时辰。为什么呢？因十天干每日不是阳经交于阴经，就是阴经交于阳经。阴经阳经相交不可能按照阳日阳经开阳时，阴日阴经开阴时，而是阳时直接交阴时，阴时直接交阳时。每日交换一次，每次相差一个时辰，最后交到癸日，就空下了十个时辰。因此，癸日开肾经不能起于癸丑，而是提前十个时辰起于癸亥。否则就不可能与甲日甲戌时相交，因而影响了子午流注的一周与再周的循环。

（三）甲日开穴始于甲戌时

纳甲法是甲日甲戌时开始开穴，其理由是：甲为天干之阳始，戌为地支之阳末，天干主进，地支主退，故甲日从戌时开始，然后按顺序往下推。在结合五输穴时，不论何干何经，开穴均以值日经相生经的荥穴，接着开相生经输穴，再同样往下开经穴、合穴等。

（四）明确经生经、穴生穴原则

每一天开井穴之后，欲知以后各时辰应开之穴，即可按着"经生经""穴生穴"的原则推演。例如：甲日甲戌时开井穴后，则知甲为阳木，下一个阳时为乙日的丙子，因丙为阳火属小肠（木生火）。这就充分体现了经生经的原则；而上时所开之穴属金，金生水，故在丙子时当开小肠经荥水穴前谷，又充分体现了穴生穴的规律。余皆类推。所以牢记经生经、穴生穴，就不难推算一天应开的经穴了。

（五）返本还原规律

阳经每开到相生经输穴时，还必须同时开原穴，这叫"返本还原"。"本"是指本日的值日经，"原"是指值日经原穴。古人认为十二经流注以元气为本，脏腑真气输注于此，故原穴乃十二经出入的门户，逢输必开原穴。一般开原穴的时辰，是在开井穴以后的四个时辰，如以胆经为例，在甲戌时开井穴窍阴，到第二天乙日的戊寅时开取原穴丘墟，从戌到寅，相隔四个时辰（八小时），所以宜牢记阳经原穴皆在开井穴后的四个时辰开穴，阴经无原以输代之。

（六）气纳三焦与血归包络

金·何若愚《子午流注针经·卷中》云："三焦是阳气之父，心包络是阴血之母也。此二经尊重，不系五行所摄，主受纳十经血气养育，故只言十经阴阳二脉，逐日各注井、荥、输、经、合各五时辰毕，则归其本。"认为三焦为阳气之本，心包络为阴血之本，阳经纳三焦经，阴经纳心包络。所以，子午流注纳甲法的纳穴方法，是按"气纳三焦，血归包络"的理论，在以五输穴按时开穴之后，于每日日干重见时纳取三焦、包络两经五输穴的方法。被后世徐凤归纳为：阳经值日时，按"他生我"规律（"他"指三焦经纳穴，"我"指值日本经）纳三焦经一穴，如甲胆经值日，甲属阳木，三焦荥穴液门属水，水生木，故纳三焦液门；阴经值日，按"我生他"规律（"我"指值日经，"他"指包络经纳穴）纳包络经一穴，如乙日肝经值日，乙属阴木，包括荥穴劳宫属火，木生火，故纳包络劳宫穴。其他经也依此方法每经纳一穴，十经共纳十穴，余三焦原穴阳池和包络原穴大陵则寄于壬日和癸日之中。

（七）关于重见穴

重见穴是三焦腧穴与阳经、包络腧穴与阴经之间的母子相生关系。天干数十，地支数十二。十干配合在每日十二个时辰中，起于甲，必重见于甲；起于乙，必重见于乙；他如丙、丁、戊、己、庚、辛、壬、癸皆然。例如：甲日起于甲戌时，而终止于乙日甲申时，甲申时即是重见。又如乙日起于乙酉时，而终止于丙日乙未时，乙未时亦是重见。凡属重见，阳经必气纳三焦，阴经必血归包络，它们分配的规律是：甲乙日用荥穴，丙丁日用输穴，戊己日用经穴，庚辛日用合穴，壬癸日用井穴。

（八）按时取穴与定时取穴

子午流注针法以时间为主要条件，操作时必须按照日时去选取穴位。按时取穴，是在当日当时主开某穴的时候，及时针刺该穴，同时再按疾病的性质，适当选取其他配穴，可增强疗效。但在流注开穴时间，如果当时要治疗的疾病并非该穴的主治证，为提高疗效，在不影响病情治疗的原则下，可以采用"定时取穴"的办法，与患者约定好时间——选用适合病情需要的流注时间开穴，定时进行治疗，此法对慢性病和年久宿疾最为适宜。恰如明·李梃《医学入门》所说："燕避戊己，蝠伏庚申，物性且然，况人身一小天地乎？故缓病必俟开阖，犹瘟疫必依运气，急病不拘开阖，犹杂病舍天时而从人之病也。"

（九）合日互用取穴的灵活性

子午流注针法，虽分为按时取穴与定时取穴，然遇有急症，适巧不是开穴的时间，或病家等不及定时取穴又需要运用流注针法，怎么办呢？李梃《医学入门》又解释说："阳日阳时已过，阴日阴时已过，遇有急症奈何？曰：'夫妻子母互用，必适其用为贵耳。妻病则针其夫，夫病则针其妻，子病针其母，母病针其子，必穴与病相宜，乃可针也。'"这就将流注取穴的范围扩大了。

"合日互用"又称"夫妻互用配穴法"，乃根据阴阳相合、刚柔相配之理变化而来，可以说是子午流注针法的一种演化形式。"夫"代表阳经和阳日，"妻"代表阴经和阴日。只要将十天干阴阳相合的日子合并起来，即甲与己合，乙与庚合，丙与辛合，丁与壬合，戊与癸合。这些相合的日子，每一天的开穴时间原是不同的，但可以将相合的阳日为夫，阴日为妻，把两天中所开的不同的穴位合并在一天中，"夫日"可取妻日所开的各穴，"妻日"也可取夫日所开的各穴，称为"夫妻互用"。

同时为了需要，还可以用母子穴作为补充，按照"纳子法"以每一经配合一个时辰的规定进行针治。母穴已闭，针其子穴，子穴已闭，针其母穴，使一天中的每个时辰都可以按时取穴施治。

在干支周方面，我国造甲子历，六十年为一大周期，五年即六十个月，五日即六十个时辰（为一干支周），五日为一周，十日为再周，年年如此。岁干支与岁干支不同，日日时时亦各有异，用夫妻阴阳相逢，甲己互合，阳奇阴偶相互交错，故甲日开穴，重出于己日之下，己日开穴又重见于甲日之下，则"合日互用"法则便自然产生。例如日：甲为阳木代表胆经，甲日十二时辰的干支从甲子起，接着乙丑、丙寅……直至癸亥时。每天有十二个时辰，积五天经过六十个时辰的干支亦和己日一样。甲木属阳，己土属阴，甲己由阴阳刚柔相合，亦称夫妻相合。不但如此，甲日和己日两天中的时辰干支完全相同，如果将两天所开各穴按甲子、乙丑、丙寅等时辰的顺序合并起来，甲己两天内就会增加许多开穴的机会，这就是夫妻合日互用的由来。例如时辰：甲日甲戌时开胆经井穴窍阴，在当日的乙亥原无穴可开，但己日的乙亥时所开的是肝经的中封，基于夫妻互用之理，则甲日乙亥时可针刺中封。且窍阴属胆经井金穴，中封属肝经的经金穴，肝与胆互为表里，两穴所分配的五行，阳井金与阴经金亦是表里相应，所以把甲己二日所开的穴位合并在一天中，仍有互相联通的统一性。如将乙庚、丙辛、丁壬、戊癸各日所开穴位合并在一天中，如同甲己两天一样，其中互相联通仍是完整而统一的。

二、《徐氏子午流注逐日按时定穴歌》解析

讲子午流注纳甲法，当以明代针灸医家徐凤氏《针灸大全》所载的"子午流注逐日按时定穴歌"为基础，这是子午流注纳甲法的主干内容，故须专门论述。此歌必须熟读理解，运用起来才能得心应手。

歌诀首先按照"阳进阴退"的规律（天干为阳主进、地支为阴主退）开井穴；其次按照十二经井、荥、输（原）、经、合各穴五行相生的顺序，阳日阳时开阳经穴、阴日阴时开阴经穴，以"时生时""经生经""穴生穴"的规则一以贯之；最后，五输穴已逐一开过而现"日干重见"之时，根据徐凤"三焦乃阳气之父，包络乃阴血之母"的论述，凡阳经开过五输穴之后，诸阳气皆归于三焦经，则以"他生我"（"他"指三焦经五输穴，"我"指值日本经）来开取三焦经的纳穴，即所谓"气纳三焦"；凡阴经开过五输穴之后，诸阴血皆归于心包经，则以"我生他"（"我"指值日本经，"他"指心包经五输穴）来开取心包经的纳穴，即所谓"血归包络"。

"徐氏子午流注逐日按时定穴歌"将经穴如何配合日、时，掌握周期

性的按时开穴，均做了具体的说明，对指导临证意义重大。现逐一解析如下。

【原文】

> 甲日戌时胆窍阴，丙子时中前谷荥。
>
> 戊寅陷谷阳明输，返本丘墟木在寅。
>
> 庚辰经注阳溪穴，壬午膀胱委中寻。
>
> 甲申时纳三焦水，荥合天干取液门。

【解析】

根据"阳进阴退"的原则，甲日的井穴从戌时开始，至乙日甲申时止。十二经流注的日期，从第一个天干甲日开始，按照顺序，继而是乙日、丙日、丁日……癸日。根据甲、丙、戊、庚、壬阳日阳时开阳经穴，乙、丁、己、辛、癸阴日阴时开阴经穴的原则，在时间上，由阳时的戌时开始，按照时辰逆行的次序，接着第二天乙日就是从酉时开始，第三天丙日从申时开始……此为子午流注开井穴的方法。

因甲是十天干（阳）中第一个阳干，戌是十二地支（阴）中最末一个阳支。阳主进，阴主退，甲戌相配，便很自然地构成"阳进阴退"的规律，阳进阴退而变化生矣。又因甲为阳木，代表胆经，十二经脉气所出为井，每天的流注也必定由井穴开始，所以甲日甲戌时的井穴，首先必开胆井窍阴穴。按照流注母子相生规律，是时与时相生、经与经相生、穴与穴相生，流注所应用的阳干，是按照甲、丙、戊、庚、壬的顺序排列，阳日阳时开阳经穴，其穴位是按照井、荥、输（原）、经、合的次序而来。流注的关键，是以每天井穴所属的某经为主，重在时穴，而不必拘泥在日数上。

第二个阳时为丙子时，乙日丙子时，是由甲日甲戌时相隔两个时辰相生转入而来。阳井金，金生水，井穴之后接开相生之荥穴，知甲为阳木，属胆经；丙为阳火，属小肠经（经生经，木生火），而小肠经的荥水穴是前谷，正是由胆井金窍阴穴所生（穴生穴，金生水），故接开前谷穴。

第三个阳时为戊寅时，乙日戊寅时，是由丙子时相隔两个时辰相生转入而来。水生木，荥穴之后接开相生之输穴，戊为阳土，属胃经，胃经的输木穴是陷谷，是由荥水穴前谷相生而来（水生木）。按照流注法则，阳经每逢输穴必过其原，即开输穴时，必须同开原穴。《针灸大成》所谓："阳经有原遇输穴并过之，阴经无原以输穴即代之。"称为"返本还原"，本指本日的值日经（此为首开之井穴为主的胆经），原指值日经的原穴（此为胆经的原穴丘墟），故云"返本丘墟"；"木在寅"者，寅属阳木，是甲木的本原，因开输穴时适值主经的原穴脉气所过，所以在乙日的戊寅时，既开胃经输穴陷谷，又开胆经（甲木）的原穴丘墟。

第四个阳时为庚辰，乙日庚辰时是由戊寅相隔两个时辰相生转入而来。木生火，输穴之后接开相生之经穴，庚为阳金，属大肠经，大肠经的经火穴是阳溪，此穴是由输木穴陷谷相生而来，所以值庚辰时开大肠经之经火穴阳溪。故云"庚辰经注阳溪穴"。

第五个阳时为壬午，乙日壬午时是由庚辰时相隔两个时辰相生转入而来，火生土，经穴之后接开相生之合穴，壬为阳水，属膀胱经，膀胱经的合土穴是委中，是由经火穴阳溪相生而来，所以当壬午时开膀胱经的合土穴委中。故云"壬午膀胱委中寻"。

第六个阳时为甲申，与第一个阳时甲戌，即从甲日戌时开胆经井穴，顺序相生，至乙日甲申时又重见"甲"字，是为"日干重见"。乃因天干有十，地支有十二，十干配合十二支（时辰），起于甲，必重见于甲；起于乙，必重见于乙；起于丙，必重见于丙等；余皆如此。

凡遇日干重见，五输穴均已开过，根据诸阳经"气纳三焦"的原则，由三焦经归纳一穴来"生我"主经。徐凤所谓："阳干注腑，甲、丙、戊、庚、壬而重见者，气纳于三焦。"甲日主经是胆经属木，至乙日甲申时，则本日所有五输穴均已开过，故此时可以取三焦经荥水穴液门来生我本经（水生木）。故云："甲申时纳三焦水，荥合天干取液门。"见表21。

表 21　从甲日戌时按时开穴流注表

阳时	时间	阳经注腑	阳干五行	五输（原）穴开穴					
				井（金）	荥（水）	输（木）	原	经（火）	合（土）
甲戌	19～21	胆经	木	足窍阴					
丙子	23～1	小肠经	火		前谷				
戊寅	3～5	胃经	土			陷谷	丘墟		
庚辰	7～9	大肠经	金					阳溪	
壬午	11～13	膀胱经	水						委中
甲申（日干重见）	15～17	三焦经（气纳三焦）	火			液门			

【原文】

乙日酉时肝大敦，丁亥时荥少府心。

己丑太白太冲穴，辛卯经渠是肺经。

癸巳肾宫阴谷合，乙未劳宫火穴荥。

【解析】

根据"阳进阴退"原则，乙日的井穴从酉时开始，至丙日乙未时止。乙日为阴日，阴日阴时取阴经穴。天干由甲日进入乙日，地支由戌时退到酉时，即乙日乙酉时作为开井穴的时间。乙为阴木，属肝经，故在乙日甲申时开三焦经荥水穴液门后，到乙酉时就接着开肝经的井穴大敦。

第二个阴时为丁亥，是由乙酉时相隔两个时辰相生转入而来。阴井木，木生火，井穴之后接开相生之荥穴，丁为阴火，属心经，心经的荥穴是少府，此穴是由大敦穴相生而来，故当丁亥时开心经的荥火穴少府。

第三个阴时为己丑，丙日己丑时是由乙日丁亥时相隔两个时辰相生转入而来。火生土，荥穴之后接开相生之输穴，己为阴土，属脾经，脾经的输穴是太白。按照流注法则"阴经无原以输穴即代之"，即以本日主经肝经之输穴代之，取肝经输穴太冲。故当己丑时，应"返本还原"，太冲与太白穴同时并开。

第四个阴时为辛卯，是由丙日己丑时相隔两个时辰相生转入而来。土生金，输穴之后接开相生之经穴，辛为阴金，属肺经，肺经的经金穴是经渠，此穴是由脾经输土穴太白相生而来（土生金），故当辛卯时开肺经的经金穴经渠。

第五个阴时为癸巳，是由丙日辛卯时相隔两个时辰相生转入而来。金生水，经穴之后接开相生之合穴，癸为阴水，属肾经，肾经的合水穴是阴谷，此穴是由肺经之经金穴经渠相生而来（金生水），故当丙日癸巳时，接开肾经合水穴阴谷。

第六个阴时为乙未，与第一个阴时乙酉的"乙"重见，是谓"日干重见"。凡遇日干重见，阴经五输穴均已开过之后，根据"包络为阴血之母"、诸阴经血归于包络的原则，必由心包经纳一穴，由本日主经去生该纳穴（我生）。徐凤所谓："阴干注脏，乙、丁、己、辛、癸而重见者，血纳包络。"乙日主经是肝经属木，木生火，所以取心包经之荥火穴劳宫。故云"乙未劳宫火穴荥"。见表22。

表22　从乙日酉时按时开穴流注表

阴时	时间	阴经注脏	阴干五行	五输穴开穴				
				井（木）	荥（火）	输（土）	经（金）	合（水）
乙酉	17～19	肝经	木	大敦				
丁亥	21～23	心经	火		少府			
己丑	1～3	脾经	土			太白太冲（肝）		
辛卯	5～7	肺经	金				经渠	

阴时	时间	阴经注脏	阴干五行	五输穴开穴				
				井（木）	荥（火）	输（土）	经（金）	合（水）
癸巳	9～11	肾经	水					阴谷
乙未（日干重见）	13～15	心包经（血归包络）	相火		劳宫			

【原文】

> 丙日申时少泽当，戊戌内庭治胀康。
>
> 庚子时在三间输，本原腕骨可祛黄。
>
> 壬寅经火昆仑上，甲辰阳陵泉合长。
>
> 丙午时受三焦木，中渚之中仔细详。

【解析】

根据"阳进阴退"原则，丙日的井穴从申时开始，至丁日丙午时止。继丙日乙未时开劳宫穴后就是丙日的丙申时，这两个时辰不但日时的天干相同，都属于丙火，而且在上一天乙日所开的井穴也是从酉时开始。丙日为阳日，阳日阳时取阳经穴，丙为阳火，属小肠，故在丙日丙申时，开小肠经井穴少泽。各经开穴都必须按照井、荥、输（原）、经、合的次序，去配合该时辰天干所代表的某经，每天都是从井穴开始。

第二个阳时为戊戌，丙日戊戌时是由丙日丙申时相隔两个时辰相生转入而来。阳井金，金生水，井穴开后接开相生之荥穴，知丙为阳火，属小肠经，戊为阳土，属胃经（经生经，火生土），胃经的荥水穴是内庭，正是由小肠经井金少泽穴所生（穴生穴，金生水），故接开内庭穴。《通玄指要赋》云："腹膨而胀，夺内庭以休迟。"可见内庭穴能治腹胀，故云"戊戌内庭治胀康"。

第三个阳时为庚子，丁日庚子时是由戊戌时相隔两个时辰相生转入而来。水生木，荥穴之后接开相生之输穴，庚为阳金，属大肠经，子时值大肠经输木三间穴开，故云"庚子时在三间输"。按照流注法则，每当开输穴时，必定取本日主经返本还原之穴同时并过，本日主经是小肠经，小肠经原穴是腕骨，所以在丁日的庚子时，既开三间穴，同时并开腕骨穴。且腕骨穴能治疗黄疸，如《玉龙赋》所说"脾虚黄疸，腕骨、中脘何疑"，故云"本原腕骨可祛黄"。

第四个阳时为壬寅，丁日壬寅时是由丁日庚子时相隔两个时辰相生转入而来。木生火，输穴之后接开相生之经穴，壬为阳水，属膀胱经，寅时值开膀胱经的经火穴昆仑，此穴是由大肠经输木穴三间相生而来，故云"壬寅经火昆仑上"。

第五个阳时为甲辰，丁日甲辰时是由丁日壬寅时相隔两个时辰相生转化而来。火生土，经穴之后接开相生之合穴，甲木属胆经，辰时值开胆经合土穴阳陵泉，火生土，此穴是由膀胱经火穴昆仑相生而来，故云"甲辰阳陵泉合长"。

第六个阳时为丙午，和第一个阳时丙申，即由丙日申时开小肠经井穴，顺序相生至丁日丙午时又重见丙字。每当阳经的合穴开后，相隔两个时辰，必定是三焦经和本日主经的时间"日干重见"，本日主经小肠经属丙火，生我者为母，值午时气纳三焦，取三焦经输木穴中渚来生我本经（木生火）。故云"丙午时受三焦木，中渚之中仔细详"。见表23。

表23 从丙日申时按时开穴流注表

阳时	时间	阳经注腑	阳干五行	五输（原）穴开穴					
				井（金）	荥（水）	输（木）	原	经（火）	合（土）
丙申	15～17	小肠经	火	少泽					
戊戌	19～21	胃经	土		内庭				
庚子	23～1	大肠经	金			三间	腕骨（小肠）		
壬寅	3～5	膀胱经	水					昆仑	
甲辰	7～9	胆经	木						阳陵泉
丙午（日干重见）	11～13	三焦经（气纳三焦）	相火			中渚			

【原文】

> 丁日未时心少冲，己酉大都脾土逢。
>
> 辛亥太渊神门穴，癸丑复溜肾水通。
>
> 乙卯肝经曲泉合，丁巳包络大陵中。

【解析】

根据"阳进阴退"原则，丁日的井穴从未时开始，至戊日丁巳时止。丁日丁未时，日时两干都属于丁火，由阳时阳经阳穴转入阴时阴经阴穴，即阳交阴经开始井穴之时。丁为阴火，属心经，心经井穴是少冲，所以继丁日丙午时开纳穴中诸穴后，到丁未时应接开心井少冲穴。

第二个阴时为己酉，丁日己酉时是由丁日丁未时相隔两个时辰相生转入而来。阴井木，木生火，井穴之后接开相生之荥穴，己为阴土，属脾经，脾经荥火穴是大都，故云"己酉大都脾土逢"。

第三个阴时为辛亥，丁日辛亥时是由丁日己酉时相隔两个时辰相生转入而来。火生土，荥穴之后接开相生之输穴，辛为阴金，属肺经，肺经输土穴是太渊。然根据流注法则，每逢开输穴时，就是本日主经"返本还原"之时。丁日主经是心经，心经以输代原穴是神门，故辛亥时太渊与神门两穴并开。

第四个阴时为癸丑，戊日癸丑时是由丁日辛亥时相隔两个时辰相生转入而来。土生金，输穴之后继开相生之经穴，癸为阴水，属肾经，肾经的经金穴是复溜，故云"癸丑复溜肾水通"。

第五个阴时为乙卯，戊日乙卯时是由戊日癸丑时相隔两个时辰相生转入而来。金生水，经穴之后继开相生之合穴，乙为阴木，属肝经，肝经的合水穴是曲泉，故云"乙卯肝经曲泉合"。

第六个阴时为丁巳，与第一个阴时丁未的"丁"重见，是为"日干重见"。凡遇日干重见，阴经五输穴均已开过之后，根据"包络为阴血之母"、诸阴经血归于包络的原则，必由心包经纳一穴。凡阴经的纳穴，都是由本日主经去生该纳穴（我生）。此主经是上一日（丁日）所开井穴的心经，丁为阴火，属心经，火生土，所以巳时开心包经之输土穴大陵，故云"丁巳包络大陵中"。见表24。

表24 从丁日未时按时开穴流注表

阴时	时间	阴经注脏	阴干五行	五输穴开穴				
				井（木）	荥（火）	输（土）	经（金）	合（水）
丁未	13～15	心经	火	少冲				
己酉	17～19	脾经	土		大都			
辛亥	21～23	肺经	金			太渊神门（心）		
癸丑	1～3	肾经	水				复溜	
乙卯	5～7	肝经	木					曲泉
丁巳（日干重见）	9～11	心包经（血归包络）	相火			大陵		

【原文】

戊日午时厉兑先，庚申荥穴二间迁。

壬戌膀胱寻束骨，冲阳土穴必还原。

甲子胆经阳辅是，丙寅小海穴安然。

戊辰气纳三焦脉，经穴支沟刺必瘥。

【解析】

根据"阳进阴退"原则，戊日的井穴从午时开始，至己日戊辰时止。戊午时是由丁巳时所纳心包经大陵穴，阴交阳转入而来。戊为阳日，阳日阳时取阳经穴，戊为阳土，属胃经，胃经的井穴是厉兑，故在戊日戊午时，首开胃经井穴厉兑。

第二个阳时为庚申，戊日庚申时是由戊午时相隔两个时辰相生转入而来。阳井金，金生水，井穴之后继开相生之荥穴，庚为阳金，属大肠经，大肠经荥水穴是二间，故在申时由井金穴厉兑相生而开荥水穴二间。

第三个阳时为壬戌，戊日壬戌时是由庚申时相隔两个时辰相生转入而来。水生木，荥穴之后接开相生之输穴，壬为阳水，属膀胱经，膀胱经输木穴是束骨，故云"壬戌膀胱寻束骨"。前已述及，子午流注纳甲法，是时与时相生，经与经相生，穴与穴相生。开输穴时，正是本日主经原穴"返本还原"之时。本日是戊日，戊为阳土，属胃经，胃经原穴是冲阳穴，适于此时返本还原，故云"冲阳土穴必还原"。

第四个阳时为甲子，己日甲子时是由戊日壬戌时相隔两个时辰相生转入而来。木生火，输穴之后继开相生之经穴，甲为阳木，属胆经，值子时开胆经的经火穴阳辅。

第五个阳时为丙寅，己日丙寅时是由甲子时相隔两个时辰相生转入而来。火生土，经穴之后接开相生之合穴，丙为阳火，属小肠经，小肠经合穴是小海，故于寅时开小肠经合土穴小海。

第六个阳时为戊辰，和第一个阳时戊午，即由戊日午时开胃经井穴，顺序相生至己日戊辰时，相隔十个时辰又"日干重见"。凡遇日干重见，五输穴均已开过，根据诸阳经"气纳三焦"的原则，由三焦经归纳一穴来"生我"主经。本日主经是胃经属戊土，生我者为母，取三焦经的经火穴支沟来生我主经（火生土），故云："戊辰气纳三焦脉，经穴支沟刺必瘥。"见表25。

表25　从戊日午时按时开穴流注表

阳时	时间	阳经注腑	阳干五行	五输（原）穴开穴					
				井（金）	荥（水）	输（木）	原	经（火）	合（土）
戊午	11～13	胃经	土	厉兑					
庚申	15～17	大肠经	金		二间				

阳时	时间	阳经注腑	阳干五行	五输（原）穴开穴					
				井（金）	荥（水）	输（木）	原	经（火）	合（土）
壬戌	19～21	膀胱经	水			束骨	冲阳（胃）		
甲子	23～1	胆经	木					阳辅	
丙寅	3～5	小肠经	火						小海
戊辰（日干重见）	7～9	三焦经（气纳三焦）	相火					支沟	

【原文】

> 己日巳时隐白始，辛未时中鱼际取。
>
> 癸酉太溪太白原，乙亥中封内踝比。
>
> 丁丑时合少海心，己卯间使包络止。

【解析】

根据"阳进阴退"原则，己日的井穴从巳时开始，至庚日己卯时止。己日己巳时，日时两干都属于脾土，己巳时是从戊日重见戊字，由三焦纳穴之后，阳经阳穴转入阴经阴穴，即阳交阴经开始井穴之时。己为阴土，属脾经，脾经井穴是隐白，所以继己日戊辰时开纳穴支沟后，到己巳时应开脾经井木穴隐白。

第二个阴时为辛未，己日辛未时是由己巳时相隔两个时辰相生转入而来。阴井木，木生火，井穴之后接开相生之荥穴，辛为阴金属肺经，肺经的荥穴是鱼际，值辛未时开荥火穴鱼际。故云"辛未时中鱼际取"。

第三个阴时为癸酉，己日癸酉时是由辛未时相隔两个时辰相生转入而来。火生土，荥穴之后接开相生之输穴，癸为阴水，属肾经，肾经输穴是太溪，故值酉时开肾经输土穴太溪。根据流注法则，每逢开输穴时，正是本经主经"返本还原"之时，己日主经是脾经，脾经输土穴是太白。凡阴经都是以输代原穴，故值癸酉时，既开太溪穴，同时并开太白穴。

第四个阴时为乙亥，己日乙亥是继癸酉时所开输穴之后，相隔两个时辰相生转入而来。土生金，输穴之后接开相生之经穴，乙为阴木属肝经，肝经的经穴是中封，值亥时开肝经之经金穴中封。因此穴是从内踝前下方 1 寸陷中取之，故云"乙亥中封内踝比"。

第五个阴时为丁丑，庚日丁丑时是由己日乙亥时相隔两个时辰相生转入而来。金生水，经穴之后接开相生之合穴，丁为阴火属心经，心经合穴是少海，值丑时开心经合水穴少海。

第六个阴时为己卯，与第一个阴时己巳的"己"重见，正是心包络经和本日主经天干重见之时。凡遇日干重见，阴经五输穴均已开过之后，根据诸阴经血归于包络的原则，必由心包经纳一穴。而阴经的纳穴，是由本日主经去生该纳穴（我生者为子），本日主经是脾经，己为阴土属脾经，土生金，所以卯时开心包络之经金穴间使。故云"己卯间使包络止"。见表 26。

表 26 从己日巳时按时开穴流注表

阴时	时间	阴经注脏	阴干五行	五输穴开穴				
				井（木）	荥（火）	输（土）	经（金）	合（水）
己巳	9～11	脾经	土	隐白				
辛未	13～15	肺经	金		鱼际			
癸酉	17～19	肾经	水			太溪 太白（脾）		
乙亥	21～23	肝经	木				中封	
丁丑	1～3	心经	火					少海
己卯（日干重见）	5～7	心包经（血归包络）	相火				间使	

【原文】

> 庚日辰时商阳居，壬午膀胱通谷之。
>
> 甲申临泣为输木，合谷金原返本归。
>
> 丙戌小肠阳谷火，戊子时居三里宜。
>
> 庚寅气纳三焦合，天井之中不用疑。

【解析】

根据"阳进阴退"原则，庚日的井穴从辰时开始，至辛日庚寅时止。庚辰时是由己卯时所纳心包经之间使穴，阴经阴穴转入阳经阳穴，即阴交阳经始开井穴而来。距前穴己卯时仅隔一个时辰。庚为阳金，属大肠经，大肠经井金穴是商阳，故云"庚日辰时商阳居"。

按：乙日也有庚辰时，开阳溪穴，乃"乙与庚合"之故。因时辰和经脉相同，只是穴有不同，故重开之。

第二个阳时为壬午，庚日壬午时，是由庚辰时相隔两个时辰后相生转入而来。阳井金，金生水，井穴之后接开相生之荥穴，壬为阳水，属膀胱经，膀胱经之荥穴是通谷，故值午时开膀胱经荥水穴通谷。

按：乙日也有壬午时，开委中穴，乃"乙与庚合"之故。因时辰和经脉相同，只是穴有不同，故重开之。

第三个阳时为甲申，庚日甲申时，是由壬午时相隔两个时辰相生转入而来。水生木，荥穴之后接开相生之输穴，阳经的输穴为输木，甲为阳木，属胆经，胆经输木穴是足临泣，故云"甲申临泣为输木"。前已述及，子午流注纳甲法每逢开输穴时，正是本日主经原穴"返本还原"之时，本日为庚日，庚为阳金，主经是大肠经，大肠经原穴是合谷，故云"合谷金原返本归"。所以当甲申时，既开足临泣穴，同时并开合谷穴。

按：乙日也有甲申时，是气纳三焦而开液门穴，乃"乙与庚合"之故。因时辰和经脉相同，只是穴位不同，故重开之。

第四个阳时为丙戌，庚日的丙戌时，是由甲申时相隔两个时辰相生转入而来。木生火，输穴之后接开相生之经穴，丙为阳火，属小肠经，小肠经之经穴是阳谷，戌时小肠经之经火穴阳谷开，故云"丙戌小肠阳谷火"。

第五个阳时为戊子，辛日的戊子时，是由庚日丙戌时相隔两个时辰相生转入而来。火生土，经穴之后接开相生之合穴，戊为阳土，属胃经，胃经之合穴是足三里，子时胃经合土穴三里开，故云"戊子时居三里宜"。

第六个阳时为庚寅，从庚日庚辰时到辛日庚寅时，相隔十个时辰而"日干重见"。凡遇日干重见，五输穴均已开过，根据阳经"气纳三焦"的原则，由三焦经归纳一穴来"生我"主经。本日主经是大肠经，属庚金，生我者为母，土生金，开三焦经的合土穴天井，来生我主经（大肠经），故云："庚寅气纳三焦合，天井之中不用疑。"见表27。

表27　从庚日辰时按时开穴流注表

阳时	时间	阳经注腑	阳干五行	五输（原）穴开穴					
				井（金）	荥（水）	输（木）	原	经（火）	合（土）
庚辰	7～9	大肠经	金	商阳					
壬午	11～13	膀胱经	水		通谷				
甲申	15～17	胆经	木			足临泣	合谷（大肠）		
丙戌	19～21	小肠经	火					阳谷	
戊子	23～1	胃经	土						足三里
庚寅（日干重见）	3～5	三焦经（气纳三焦）	相火						天井

【原文】

辛日卯时少商本，癸巳然谷何须忖。

乙未太冲原太渊，丁酉心经灵道引。

己亥脾合阴陵泉，辛丑曲泽包络准。

【解析】

根据"阳进阴退"原则，辛日的井穴从卯时开始，至壬日辛丑时止。辛日辛卯时，日时两干都属于肺金，辛卯时是从庚日重见庚字，由三焦纳穴之后，阳经阳穴转入阴经阴穴，即阳交阴经开始井穴之时。辛为阴金，属肺经，肺经井穴是少商，所以继辛日庚寅时开纳穴天井后，到辛卯时应开肺经井木穴少商。

按： 丙日也有辛卯时，开肺经之经金穴经渠，乃"丙与辛合"之故。因时辰和经脉相同，只是穴位不同，故重开之。

第二个阴时为癸巳，辛日癸巳时是由辛卯时相隔两个时辰相生转入而来。阴井木，木生火，井穴之后继开相生之荥穴，癸为阴水属肾经，肾经的荥穴是然谷，所以值巳时肾经的荥火穴然谷开。

第三个阴时为乙未，辛日乙未时是由癸巳时相隔两个时辰相生转入而来。火生土，荥穴之后接开相生之输穴，乙为阴木，属肝经，肝经之输穴是太冲，所以值未时肝经输土穴太冲开。根据子午流注法则，开输穴时，正是本日主经"返本还原"之时，辛日主经属肺，肺经的以输代原穴是太渊，所以乙未时既开太冲穴，同时并开肺经太渊穴。

第四个阴时为丁酉，辛日丁酉时是乙未时相隔两个时辰相生转入而来。土生金，输穴之后接开相生之经穴，丁为阴火，属心经，心经之经穴是灵道，所以值酉时心经之经金穴灵道开。

第五个阴时为己亥，辛日己亥时是丁酉时相隔两个时辰相生转入而来。金生水，经穴之后接开相生之合穴，己为阴土，属脾经，脾经的合穴是阴陵泉，所以值亥时脾经合水穴阴陵泉开。

第六个阴时为辛丑，与第一个阴时辛卯的"辛"重见，正是心包络经和本日主经天干重见之时。凡遇日干重见，阴经五输穴均已开过之后，根据诸阴经血纳包络的原则，必由心包经纳一穴。而阴经的纳穴，是由本日主经去生该纳穴（我生者为子）。本日主经是肺经，辛为阴金属肺经，金生水，故丑时血归包络，开心包经之合水穴曲泽。故云"辛丑曲泽包络准"。见表28。

表28　从辛日卯时按时开穴流注表

阴时	时间	阴经注脏	阴干五行	五输穴开穴				
				井（木）	荥（火）	输（土）	经（金）	合（水）
辛卯	5～7	肺经	金	少商				
癸巳	9～11	肾经	水		然谷			
乙未	13～15	肝经	木			太冲 太渊（肺）		
丁酉	17～19	心经	火				灵道	
己亥	21～23	脾经	土					阴陵泉
辛丑（日干重见）	1～3	心包经（血归包络）	相火					曲泽

【原文】

壬日寅时起至阴，甲辰胆脉侠溪荥。

丙午小肠后溪输，返求京骨本原寻。

三焦寄有阳池穴，返本还原似嫡亲。

戊申时注解溪胃，大肠庚戌曲池真。

壬子气纳三焦寄，井穴关冲一片金。

关冲属金壬属水，子母相生恩义深。

【解析】

根据"阳进阴退"原则，壬日的井穴从寅时开始，至癸日壬子时止。壬寅时是由辛丑时所纳心包经之曲泽穴，阴经阴穴转入阳经阳穴，即阴交阳经始开井穴而来。距前穴辛丑时仅隔一个时辰。壬为阳水，属膀胱经，膀胱经井金穴是至阴，故云"壬日寅时起至阴"。

按：丁日亦有壬寅时，开昆仑穴，乃"丁与壬合"之故。因时辰和经脉相同，只是穴位不同，故重开之。

第二个阳时为甲辰，壬日甲辰时是由壬寅时相隔两个时辰相生转入而来。阳井金，金生水，井穴之后继开相生之荥穴。甲为阳木，属胆经，胆经的荥穴是侠溪，值辰时胆经荥水穴侠溪开。故云"甲辰胆脉侠溪荥"。

第三个阳时为丙午，壬日丙午时，是由甲辰时相隔两个时辰相生转入而来。水生木，荥穴之后继开相生之输穴。丙为阳火，属小肠经，小肠经的输穴是后溪，值午时小肠经输木穴后溪开。故云"丙午小肠后溪输"。根据子午流注法则，每开输穴时，必是本日主经"返本还原"之时，壬日主经是膀胱经，膀胱经的原穴是京骨，所以开后溪穴的同时，并过膀胱经原穴京骨。故云"返求京骨本原寻"。

又据《灵枢·本输》篇云："少阳属肾，肾上连肺，故将两脏（指肾脏统属三焦与膀胱）。三焦者，中渎之腑也，水道出焉，属膀胱……"可见，三焦既有如经文所说的功能，则和膀胱的关系密切，如同嫡亲一般。同时，三焦与包络同称相火而分寄于丙丁（《针灸大成》说分寄于壬癸），故丙火既代表小肠，亦代表三焦。所以丙午时兼开三焦经之原穴阳池。可见，值丙午时，则后溪、京骨、阳池三穴同开。

第四个阳时为戊申，壬日戊申时，是由丙午时相隔两个时辰相生转入而来。木生火，输（原）穴之后接开相生之经穴。戊为阳土，属胃经，胃经之经穴是解溪，值申时胃经的经火穴解溪开。故云"戊申时注解溪胃"。

第五个阳时为庚戌，壬日庚戌时，是由戊申时相隔两个时辰相生转入而来。火生土，经穴之后接开相生之合穴。庚为阳金，属大肠经，大肠经之合穴是曲池，值戌时大肠经合土穴曲池开。故云"大肠庚戌曲池真"。

第六个阳时为壬子，从壬日壬寅时到癸日壬子时，相隔十个时辰而"日干重见"。前已述及，凡遇日干重见，五输穴均已开过，根据阳经"气纳三焦"的原则，必由三焦经归纳一穴来"生我"本日主经。本日主经是膀胱经，属壬水，生我者为母，金生水，开三焦经之井金穴关冲，来生我主经（膀胱经），故云"关冲属金壬属水，母子相生恩义深"。见表29。

表29 从壬日寅时按时开穴流注表

阳时	时间	阳经注腑	阳干五行	五输（原）穴开穴					
				井（金）	荥（水）	输（木）	原	经（火）	合（土）
壬寅	3～5	膀胱经	水	至阴					
甲辰	7～9	胆经	木		侠溪				
丙午	11～13	小肠经	火			后溪	京骨（膀胱）阳池（三焦）		
戊申	15～17	胃经	土					解溪	
庚戌	19～21	大肠经	金						曲池
壬子（日干重见）	23～1	三焦经（气纳三焦）	相火	关冲					

【原文】

　　癸日亥时井涌泉，乙丑行间穴必然。

　　丁卯输穴神门是，本寻肾水太溪原。

　　包络大陵原并过，己巳商丘内踝边。

　　辛未肺经合尺泽，癸酉中冲包络连。

　　子午截时安定穴，留传后学莫忘言。

【解析】

　　根据"阳进阴退"原则，癸日的井穴从亥时开始，至甲日癸酉时止。从表面看，壬日流注至壬子时，应从癸丑时起井穴，此癸日反由亥时起井，其理安在？

　　盖因"亥"是地支最末一个阴支，本该和天干最末一个阴干"癸"相配合。癸亥流注终于癸酉时开中冲穴，正与甲日甲戌时窍阴穴相接，以构成循环不息的六十花甲的周期规律。所以癸日不起于癸丑，而必起于癸亥。

癸为阴水，属肾经，肾经的井穴是涌泉，值亥时始开肾经井木穴涌泉。癸日亥时即癸亥时，距壬子时开关冲穴之后，相隔十一个时辰，这与平日阴阳交经相隔一个时辰的情况不同。因子午流注法则，从甲日到癸日，再从癸日到甲日，周而复始，如环无端。甲为阳干的第一数，阳数始于一而终于九，壬是天干第九数，壬水代表膀胱经流注开穴，从甲日起前后已经过了九日，从最后一个阳干壬日到癸日（即从膀胱经转入肾经），仅在这一天规定要增加十个时辰。之所以然者，因流注法每日值一经，每经值日十一时，十日共110时辰，差数是十时。因在十天之中，每日或阳经交阴经，或阴经交阳经，每日交一次，每次差一时，最后交到癸日，就空下了十个时辰。因此，癸日肾经不能起于癸丑，而应提前十个时辰起于癸亥。否则就不可能与甲日戌时相交，因而影响了子午流注一周与再周的循环。

第二个阴时为乙丑，甲日乙丑时是由癸日癸亥时相隔两个时辰相生转入而来。阴井木，木生火，井穴之后接开相生之荥穴，乙为阴木，属肝经，肝经的荥穴是行间，值丑时开肝经荥火穴行间。

第三个阴时为丁卯，甲日丁卯时是由甲日乙丑时相隔两个时辰相生转入而来。火生土，荥穴之后接开相生之输穴，丁为阴火，属心经，心经的输穴是神门，值卯时开心经之输土穴神门。根据子午流注法则，开输穴的同时，也是本日主经"返本还原"之时。本日主经是肾经，肾经以输代原穴是太溪，故与神门同时并开。然此时又要兼开心包经之输穴大陵。因心包经为心主之脉，亦属丁火，称为相火。于是心包经输穴大陵，亦随之返本还原。故时值丁卯，则同开神门、太溪、大陵三穴。

第四个阴时为己巳，甲日己巳时是由甲日丁卯时相隔两个时辰相生转入而来。土生金，输穴之后接开相生之经穴，己为阴土，属脾经，脾经的经穴是商丘，值巳时开脾经之经金穴商丘。商丘位于内踝前下方凹陷中，故云"己巳商丘内踝边"。

第五个阴时为辛未，甲日辛未时是由甲日己巳时相隔两个时辰相生转入而来。金生水，经穴之后接开相生之合穴，辛为阴金，属肺经，肺经的合穴是尺泽，值未时开肺经合水穴尺泽，故云"辛未肺经合尺泽"。

第六个阴时为癸酉，与第一个阴时癸亥的"癸"重见，正是心包络经和本日主经天干重见之时。凡遇日干重见，阴经五输穴均已开过之后，根据诸阴经血纳包络的原则，必由心包经纳一穴。而阴经的纳穴，是由本日主经去生该纳穴（我生者为子）。本日主经是肾经，癸为阴水，属肾经，水生木，值酉时血归包络，开心包络之井木穴中冲，是本日主经和心包络经母子相生（经生穴）。故云"癸酉中冲包络连"。见表30。

表30 从癸日亥时按时开穴流注表

阴时	时间	阴经注脏	阴干五行	五输穴开穴				
				井（木）	荥（火）	输（土）	经（金）	合（水）
癸亥	21～23	肾经	水	涌泉				
乙丑	1～3	肝经	木		行间			
丁卯	5～7	心经	火			神门 太溪（肾） 大陵（心包）		
己巳	9～11	脾经	土				商丘	
辛未	13～15	肺经	金					尺泽
癸酉（日干重见）	17～19	心包经（血归包络）	相火	中冲				

结语： 综上所述子午流注十天干计算日时开穴的法则，可见古人治病不是单纯以某穴专治某病的观点，主要是体现中医整体恒动观，阐明自然界与机体内部环境存在"节律同化"的联系。通其经脉，调其血气，通过机体内部的调整来创造便于祛除病邪的条件。学者若能真正做到"按日起时，循经寻穴，时上有穴，穴上有时"，恰当把握时机，分阴分阳，迭用柔刚，庶几提纲挈领，执简驭繁，于临证可左宜右有。所以古人重视子午流注按时取穴，编后歌郑重其言曰："子午截时安定穴，留传后学莫忘言。"

子午流注针法的规律，即阳日阳时始于阳穴，阴日阴时始于阴穴。本法的运用是以天干为主。

从徐氏子午流注逐日按时取穴表中，可以看出子午流注的特点，即阴阳交合、刚柔相济，这是贯串于整个取穴法则之中的。

每日开始开井穴，顺序依次开穴都是至翌日才结束，有阴阳互根含义。

在气纳三焦或血纳包络之后，转入一天必显示出五行的相生或相同，即脉气衔接或同气相应的意义。

子午流注取穴法，在阳日遇阴时，或阴日遇阳时，其穴已闭，可用其相合者，即甲己、乙庚、丙辛、丁壬、戊癸的相合而通用。

现将徐氏子午流注逐日按时取穴歌完整列表如下（表31）：

表31　徐氏子午流注逐日按时取穴表

开穴　　日干	井	荥	输	原	经	合	纳入
甲日	甲戌 窍阴	丙子 前谷	戊寅 陷谷	丘墟	庚辰 阳溪	壬午 委中	甲申 液门
乙日	乙酉 大敦	丁亥 少府	己丑 太白	太冲	辛卯 经渠	癸巳 阴谷	乙未 劳宫
丙日	丙申 少泽	戊戌 内庭	庚子 三间	腕骨	壬寅 昆仑	甲辰 阳陵泉	丙午 中渚
丁日	丁未 少冲	己酉 大都	辛亥 太渊	神门	癸丑 复溜	乙卯 曲泉	丁巳 大陵
戊日	戊午 厉兑	庚申 二间	壬戌 束骨	冲阳	甲子 阳辅	丙寅 小海	戊辰 支沟
己日	己巳 隐白	辛未 鱼际	癸酉 太溪	太白	乙亥 中封	丁丑 少海	己卯 间使
庚日	庚辰 商阳	壬午 通谷	甲申 足临泣	合谷	丙戌 阳谷	戊子 足三里	庚寅 天井

续表

开穴 日干	井	荥	输	原	经	合	纳入
辛日	辛卯 少商	癸巳 然谷	乙未 太冲	太渊	丁酉 灵道	己亥 阴陵泉	辛丑 曲泽
壬日	壬寅 至阴	甲辰 侠溪	丙午 后溪	京骨 阳池	戊申 解溪	庚戌 曲池	壬子 关冲
癸日	癸亥 涌泉	乙丑 行间	丁卯 神门	太溪 大陵	己巳 商丘	辛未 尺泽	癸酉 中冲

注：上表根据徐氏逐日按时定穴歌制作。

*** 第二节　纳子法 ***

子午流注纳子法（亦称纳支法），是一种广义的流注取穴法。它是以十二地支配十二经脏腑气血流注时辰，按五行相生规律，选取五输穴中母子相生腧穴，进行迎随补母泻子的方法。比纳甲法要求简单，易学易用。其临床效果已为古今针灸家所肯定。

本法的应用是根据人身十二经络通行之自然顺序，所纳地支亦皆为每日各经流注之时，然后再依各经证候的虚实配合五输穴中母子相生腧穴，掌握"生我""我生"（注："我"指本经）的穴位去治病的方法。

属于实性病证，须在气血流注本经的时间，取本经所属五行之子穴泻之。例如肺经属金，金生水，属水的穴即为子穴，所以尺泽（水穴）为肺经的子穴，当于寅时上半时取之针用泻法，主治肺热证，见咳嗽、胸满、痰多色黄黏稠，甚至胸痛、烦渴引饮、舌苔黄燥、气盛脉大等；若属于虚性病证，须在气血始流过本经的时间，取本经所属五行之母穴补之。如肺经属金，土生金，属土的穴即为母穴，所以太渊（土穴）为肺经的母穴，当于寅时下半时取之针用补法，主治肺经的虚证，见咳而短气、倦怠、声低懒言、自汗、舌淡脉虚弱等。一经如此，它经皆然。

一、纳子法临床应用的几种开穴法

（一）专以时辰为主的十二经流注法

十二地支与脏腑配合，每一个时辰有一个脏腑主经（值班），就是气血流注旺盛时辰，一个时辰流注一经。始于中焦，上注于肺，从肺出发→大肠→胃→脾→心→小肠→膀胱→肾→心包→三焦→胆→肝。厥阴肝复注于肺（翌日寅时），如环无端，周流灌溉。

《针灸大成》载"十二经纳地支歌"，现录于下：

> 肺寅大卯胃辰宫，脾巳心午小未中，
>
> 申膀酉肾心包戌，亥焦子胆丑肝通。

见表32。

表32 地支与经脉脏腑配合时间表

经脉	手太阴	手阳明	足阳明	足太阴	手少阴	手太阳	足太阳	足少阴	手厥阴	手少阳	足少阳	足厥阴
脏腑	肺	大肠	胃	脾	心	小肠	膀胱	肾	心包	三焦	胆	肝
地支	寅	卯	辰	巳	午	未	申	酉	戌	亥	子	丑
时间	3|5	5|7	7|9	9|11	11|13	13|15	15|17	17|19	19|21	21|23	23|1	1|3

一天十二个时辰，每个时辰配合一经，并不限定在某一个时辰内应开何穴，仅是规定了某一个时辰配合某经，在这个时辰内，该经自起点至终点的任何穴都适用。例如：每日寅时从中府起至少商穴止，肺经的十一穴，都适用这个时辰内针灸。其他各时辰流注的经穴仿此。

（二）本经补母泻子取穴法

补母泻子开穴法是纳子法的重点，子母是按五行相生的次序，以本经为主，生我者为母，我生者为子。引申为以经的五行生穴的五行称为子穴；以穴的五行生经的五行称为母穴。按五行相生补泻原则推算穴位，其方法是：以阴经的井、荥、输、经、合配属木、火、土、金、水，即阴经的井穴属木，以相生的次序推之。以阳经的井、荥、输（原）、经、合配属金、水、木、火、土，即阳经的井穴属金，以相生的次序推之。再与各脏腑配属的五行属性，按相生关系，"虚则补其母，实则泻其子"。定出各经五输穴中的"母穴"和"子穴"，即每经各取一个子母穴，按时进行治疗。

本经补母泻子法的理论根据出于《素问·阴阳应象大论》，其云："东方生风，风生木，木生酸，酸生肝，肝生筋；南方生热，热生火，火生苦，苦生心，心生血；西方生燥，燥生金，金生辛，辛生肺，肺生皮毛；北方生寒，寒生水，水生咸，咸生肾，肾生骨髓；中央生湿，湿生土，土生甘，甘生脾，脾生肉。"这样五脏有了五行属性，腑随脏走，按表里关系配合：肺与大肠相表里，肺属金，大肠亦属金；脾与胃相表里，脾属土，胃亦属土；心与小肠相表里，心属火，小肠亦属火；肾与膀胱相表里，肾属水，膀胱亦属水；肝与胆相表里，肝属木，胆亦属木；三焦为六腑之一，阳气之父，为火气所化，故称相火；心包为心之外围，阴血之母，心为君火，心包则为相火。如此，十二经脏腑就都有五行属性了。

此外，还有一种"泻南补北"法，《难经·七十五难》云："经言东方实，西方虚，泻南方，补北方，何谓也？然。金木水火土，当更相平。东方木也，西方金也，木欲实，金当平之；火欲实，水当平之；土欲实，木当平之；金欲实，火当平之；水欲实，土当平之。东方肝也，则知肝实；西方肺也，则知肺虚；泻南方火，补北方水，南方火，火者木之子也；北方水，水者木之母也；水胜火，子能令母实，母能令子虚，故泻火补水，欲令金不得平木也。"盖子能令母实是言其病因，母能令子虚是言其治法。当细心体会泻火补水之意义。清·丁锦注解："读此章乃见补肾之法，出自越人，盖因肾水足，则金不耗，而肺不虚。肾水足，则木得养，而肝不燥，则木不乘脾而脾足。脾既足，土又可生金，金又生水，目此接续而生，莫不藉补水之力，此天一生水之义也。若不明乎此，即经所谓不能治其虚，何问其余。"

十二经共有二十四个母子补泻穴，按照每经补母泻子分成十二对。在

《针灸大成·卷五》载有"十二经病井荥输经合补虚泻实"一篇，文中结合《灵枢经》里的十二经脉"是动所生病"，较详细地讨论了十二经母子补泻的24个穴位。为便于记忆，这里将"十二经补母泻子歌诀"录于此：

肺泻尺泽补太渊，大肠二间曲池间；

胃泻厉兑解溪补，脾在商丘大都边；

心先神门后少冲，小肠小海后溪连；

膀胱束骨补至阴，肾泻涌泉复溜焉；

包络大陵中冲补，三焦天井中渚瘥；

胆泻阳辅补侠溪，肝泻行间补曲泉。

五输五行相配合，实泻其子大病安；

井荥输经合五穴，虚补其母顺势间。

见"表33　本经补母泻子按时取穴表"。

表33　本经补母泻子按时取穴表

十二经脏腑	流注时辰	天干五行	子母相生	本经本穴	补母泻子法			
					时辰	补母穴	时辰	泻子穴
肺	寅	辛金	土生金　金生水	经渠金	卯	太渊土	寅	尺泽水
大肠	卯	庚金		商阳金	辰	曲池土	卯	二间水
胃	辰	戊土	火生土　土生金	足三里土	巳	解溪火	辰	厉兑金
脾	巳	己土		太白土	午	大都火	巳	商丘金
心	午	丁火	木生火　火生土	少府火	未	少冲木	午	神门土
小肠	未	丙火		阳谷火	申	后溪木	未	小海土
膀胱	申	壬水	金生水　水生木	通谷水	酉	至阴金	申	束骨木
肾	酉	癸水		阴谷水	戌	复溜金	酉	涌泉木

续表

十二经脏腑	流注时辰	天干五行	子母相生	本经本穴	补母泻子法			
					时辰	补母穴	时辰	泻子穴
心包络	戌	相火	木生火　火生土	劳宫火	亥	中冲木	戌	大陵土
三焦	亥	相火		支沟火	子	中渚木	亥	天井土
胆	子	甲木	水生木　木生火	临泣木	丑	侠溪水	子	阳辅火
肝	丑	乙木		大敦木	寅	曲泉水	丑	行间火

应该说这十二对母子补泻的穴位在临床上经常用到，取穴精简，效果好（详见后十二经补母泻子取穴诠释）。

（三）关于补母泻子的取穴原则

采用"虚则补其母，实则泻其子"的原则开穴。以肺经为例，晨3～5点为寅时，气血流注到肺经。如诊断为肺经虚证，用纳甲法当在辛日未时开补肺经母穴（输土）太渊；用纳子法则可在任何一天肺经流注的寅时已过，进入卯时开补太渊穴。如若肺经实证，用纳甲法当在癸日亥时开井穴涌泉，转入甲日未时开泻肺经子穴尺泽（合水）；用纳子法可在任何一天肺经流注到寅时开泻尺泽，余类推。

关于母子补泻，因病每每虚中夹实，实中夹虚，因此不可机械地认为母穴必补，子穴必泻。古人有"子闭针其母，母闭针其子"的说法。另外，因为井穴气薄，不宜于补泻（疼痛），因此又有"泻井当泻荥，补井当补合"之说，供临证时参考。

总之要根据具体病情，灵活应用补母泻子法，他如培土生金、滋水涵木、补火生土、泻肝实脾等，是中医五脏一体观的生动体现，反映出脏腑间相互资生相互制约的关系，确有一定的临床价值。

（四）本经本穴开穴法

根据"不虚不实，以经取之"的原则，若开穴的流注补泻时辰已过，或无明显虚实的证候时，可开取与本经同一属性的经穴（称本经本穴）治疗。

所谓本经本穴开穴法，就是指与本脏腑五行属性相同的穴位，即金经的金穴、土经的土穴、木经的木穴等，这是由本脏腑和五输穴的五行属性所决定的。例如胃经五行属土，足三里是胃经的合土穴，即称为本经本穴（土经土穴）；又如肺经属金，经渠是肺经之经金穴，即称为本经本穴（金经金穴）。但不要把母经母穴、子经子穴混淆成本经本穴，如胃属土，胃经火穴解溪，火生土，故解溪只是胃经的母穴；又如肺属金，肺经的水穴尺泽，金生水，故尺泽只是肺经的子穴。

此外，本经本穴还可作为配穴使用，如病变部位在某脏腑，除按经与穴的五行关系或母或子取穴之外，还可配合本经本穴。

本经本穴具体言之：肺属金，肺经五输穴之经金穴经渠；大肠属金，大肠经五输穴之井金穴商阳；胃属土，胃经五输穴之合土穴足三里；脾属土，脾经五输穴之输土穴太白；心属火，心经五输穴之荥火穴少府；小肠属火，小肠经五输穴之经火穴阳谷；膀胱属水，膀胱经五输穴之荥水穴通谷；肾属水，肾经五输穴之合水穴阴谷；心包络属火，心包经五输穴之荥火穴劳宫；三焦属火，三焦经五输穴之经火穴支沟；胆属木，胆经五输穴之输木穴足临泣；肝属木，肝经五输穴之井木穴大敦。

（五）异经补母泻子开穴法

济母而补其不足，夺子而泻其有余。这是按流注时辰"虚证开补与本经有相生关系的母经母穴，实证开泻与本经有相生关系的子经子穴"之法（注：与本经无相生关系的异经开穴则不适用）。

以肝经为例：

肝经虚证用纳甲法：于丁日未时开心经井木穴少冲（心经母穴），转入戊日丑时开补母经即肾经（水生木）母穴经金复溜（金生水）；或于乙日酉时开肝经井木穴大敦（木经木穴）后，转入丙日的巳时开补肾经合水穴阴谷（水经水穴）；用纳子法则可在任何一天酉时（肾经气旺）过的戌时开补经金穴复溜（金生水）。

肝经实证用纳甲法：于丁日亥时或甲日卯时开泻子经，即心经子穴（输土）神门（火生土）；或乙日亥时开泻心经荥火穴少府（火经火穴）；用纳子法则可在任何一天午时（心经气旺）开泻神门。

又如肺经虚证，土生金，脾（土）为肺（金）之母，而脾经母穴荥火大都（火生土），即母经母穴，在脾经流注巳时过的午时补之。

若属肺经实证，金生水，肾（水）为肺（金）之子，取肾经的井木穴涌泉（水生木），即子经子穴，正当肾经流注旺盛的酉时泻之。余类推（见表34）。

表34　异经补母泻子按时取穴表

十二经脏腑流注时辰	属性	补母时辰（过时）	补母经母穴		泻子时辰（值时）	泻子经子穴	
			经	穴		经	穴
肺　寅	金	午	脾土	大都火	酉	肾水	涌泉木
大肠　卯	金	巳	胃土	解溪火	申	膀胱水	束骨木
胃　辰	土	申	小肠火	后溪木	卯	大肠金	二间水
脾　巳	土	未	心火	少冲木	寅	肺金	尺泽水
心　午	火	寅	肝木	曲泉水	巳	脾土	商丘金
小肠　未	火	丑	胆木	侠溪水	辰	胃土	厉兑金
膀胱　申	水	辰	大肠金	曲池土	子	胆木	阳辅火
肾　酉	水	卯	肺金	太渊土	丑	肝木	行间火
心包　戌	火	寅	肝木	曲泉水	巳	脾土	商丘金
三焦　亥	火	丑	胆木	侠溪水	辰	胃土	厉兑金
胆　子	木	酉	膀胱水	至阴金	未	小肠火	小海土
肝　丑	木	戌	肾水	复溜金	午	心火	神门土

（六）本经、异经补母泻子法

利用经生经、经生穴、穴生经的关系（生我、我生）两者配合使用。这种本经本穴、母经母穴、子经子穴互相配合，用异经治疗的方法，曲尽其妙，且非常灵活。

例如脾阳虚证，见乏力、气短、虚咳，应取肺之母经足太阴脾经本穴太白（脾属土，太白输土穴，属土经土穴），配肺经母穴输土穴太渊（土生金），为虚则补其母。功能培土生金，补肾益气。

又如肾阴虚肝热者，法当滋水涵木以制火。取足少阴肾经（本经）经金穴复溜（母穴），金生水，和手太阴肺经（肾的母经）经金穴经渠（本穴），属金经金穴，功能滋生肾水，这是虚则补其母；泻肝经荥火穴行间，肝属木，木生火，行间乃肝经子穴；再泻肝经的子经——手少阴心经荥火穴少府（心属火，少府属火），这是实则泻其子。

有人说中医是美学，这话同样适合子午流注针法，如果深入研究子午流注的配穴体系，就会发现其左右逢源、变化无穷的内涵——其辨证论治是十分灵活而有序的。

（七）"三焦归丙、包络归丁"的商榷

子午流注纳甲法，十二经纳天干，推算是从日上起时，日配经，时配穴。推算日干是确定某日应开某经；推算时辰是确定某日某时应开某穴。十二经配十天干，每日轮值一经，还余心包与三焦两经，应当怎样配属呢？明·杨继洲《针灸大成》载徐凤"十二经纳天干歌"已有高度概括，云："三焦亦向壬中寄，包络同归入癸方。"然而，张景岳在《类经图翼》"十二经纳甲歌"中认为"三焦阳府须归丙，包络从阴丁火旁"，理由是"虽三焦决渎犹可言壬，心包附心主，更何云癸？且二脏表里，皆相火也"。近人承淡安等著《子午流注针法》，也从张景岳之说。由此产生两种意见分歧，即三焦寄壬抑或归丙？包络寄癸抑或归丁？使后之学习者莫衷一是，由此造成按时配穴针法的混乱。对此，谈谈我的看法。

1. 三焦乃阳气之父，心包为阴血之母。气血是运行全身的。因此二经虽然分寄于壬癸，但主要作用还是三焦经的井荥输各穴分派于五个阳干之中，包络经的井荥输各穴分派于五个阴干之中。这样三焦与诸阳经，包络与诸阴经，就构成相互配合的关系。

2. 三焦为决渎之官，属膀胱，故可言壬。心、肾二经同属少阴，向来取其心肾相交、水火既济为用。肾五行属水，天干纳癸；包络乃心之外围，五行属火，天干之所以纳癸，正是取其水火既济之功能。

3. 三焦为火气所化，五行属火而内寄相火，总司全身气化功能，它与膀胱同寄于壬，针时取三焦经原穴阳池，与膀胱经原穴京骨相配，便能调节周身上下气机、调和气血的作用。若按张景岳、承淡安之说，言三焦归丙，则针阳池时配以小肠经原穴腕骨，殊欠妥当；包络寄癸，针时取心包经原穴大陵与肾经原穴太溪相配，则能起到上下呼应、心肾相交、水火既济之效，以治头晕目眩、虚烦不眠、怔忡心悸、腰痛无力等疾。反之，如按"包络归丁"之说配穴，针大陵时又针心经原穴神门，实为蛇足之治。中医属平衡疗法，一阴一阳者谓之道，强调阴阳水火的平衡协调。盖理论的基础是实践，实践是检验真理的标准，如若不信，请于临床验证。

二、十二经补母泻子取穴诠释

十二经补母泻子取穴法是子午流注纳子法的主要内容，故列专项讨论。这是五输穴另一种形式的应用。此法是遵循人体气血每天周流不息的规律，以寅、卯、辰、巳、午、未、申、酉、戌、亥、子、丑十二个时辰，配合肺、大肠、胃、脾、心、小肠、膀胱、肾、心包、三焦、胆、肝十二经脉，结合五输穴中的母子穴，按照"虚则补其母，实则泻其子"的原则，来开穴治疗的一种按时取穴法。可以说临床使用率很高，需要专门掌握。

此法源于《内》《难》两经，以五行相生为基础，把五脏五行与治疗结合起来，联系病变的虚实（太过与不及）使某一行失衡的关系通过补母泻子而重新达到平衡。如木不生火（母病及子，我生），木虚水病（子病及母，生我）；火不生土（母病及子，我生），火虚木病（子病及母，生我）；金虚水病（肺虚及肾作喘）；肾虚及肺（子盗母气）；阴虚阳亢的眩晕（肾阴不足，肝阳上亢）是为水不涵木（母病及子）等。

讲补母泻子源于五行相生，而五行的生克乘侮同样需要了解。《素问·五运行大论》："气有余，则制己所胜而侮所不胜；其不及，则己所不胜，侮而乘之（反乘），己所胜，轻而侮之。"意思是：五脏的某脏之气有余，则制约自己所克制的脏器，反侮克制自己的脏器；若某脏之气不足，则克制自己的脏器便乘虚侵犯而克制太过，是谓相乘；自己所克制的脏器则轻易地反侮自己。那么出现"乘侮"传变的前提是什么呢？一是太过，一是不及。比如肝木，正常是金克木、木克土，若肝木太过，则会出现木旺侮金，如临床所见的木火刑金的咳痰咳血。木旺乘土临床见某些慢性肝炎患者，表现为烦躁、失眠、两胁胀痛、呕恶乏力、便溏等，所谓肝郁肝热兼脾虚者，临床常见。若肝木不及，肝阴肝血亏虚者，又容易出现土壅侮木，临床见纳呆腹胀、呕恶，继而眩晕、两目昏花；或木虚金乘，临床见某些老慢支的患者，反复的咳痰量多，色白而黏，并见昏眩、视物模糊、干涩或目无神采、少寐、胸胁满闷等。明显的是肝肺升降之轮出了问题，肝气生发不足，肺气壅逆于上而不降。

虚则补其母，补火生土，补土生金……实则泻其子，泻火平木，泻木宁水，泻金生土……

子母是按照五行相生的次序，以经（我）为主。生我者为母，我生者为子，以经的五行生穴的五行穴，为子穴；以穴的五行生经的五行穴，为母穴。五行相生应该说把它用到穴位上，就是先确定脏腑的五行，再确定穴位的五行。

根据证候的虚实，进而还有补泻的问题，即补母泻子的问题。一般情况，应该说各脏腑配属五行的属性，是按照五行相生的关系，采用"虚则补其母，实则泻其子"的原则，制定出各经五输穴中的母穴和子穴，以每经各取一个子母穴进行治疗。前已述及，它的理论根据就是《素问·阴阳应象大论》提出的五方五行配属五脏的分类，这种分类法是古人认识自然规律的产物，即自然方位与人体、气候、性味的高度统一，而且非常实用，体现着中医的整体观——这个东西太有意义了！言不虚发。中医的这种抽象，言必有证，它会落实到具体的治疗上，落实到某一个穴、某一味药的思路上，所以它是一贯到底的，整个就是一张网。那么五输穴的五行归属，恰恰是如网在纲，使得六十六个五输穴按照五行的关系这条主线贯穿。那么，通过《素问·阴阳应象大论》这段话，给了我们什么启示呢？

五脏有了五行的属性，肝属木，心属火，肺属金，脾属土，肾属水。五脏分属五行，腑随脏走，脏腑是按照表里关系配合的，比如肺与大肠相表里，肺属金，大肠也属金，只不过一个是清金，一个是燥金；脾与胃相表里，脾属土，胃也属土，胃是燥土，脾是湿土，燥湿互济的问题；心与小肠相表里，心属火，小肠也属火；肾与膀胱相表里，肾属水，膀胱也属水；肝与胆相表里，肝属木，胆也属木；三焦为六腑之一，为阳气之父，乃火气所化，所以也称相火，心包为心之外围，阴血之母，因心属火，心包则为相火，所以心包和三焦共济相火。

如此，十二经脏腑就有了五行的属性。脏腑的五行属性确定以后，第二步就根据我们前面所说的"阳井金，阴井木"，按照五行相生次序，确定何为母穴，何为子穴。

"十二经补母泻子歌诀"与"本经补母泻子按时取穴简表"已列于前，客观讲这十二对母子补泻的穴位在临床上的使用率很高，现按照十二经流注顺序诠释如下。

1. 手太阴肺经——母穴太渊，子穴尺泽

肺属金、天干纳辛。《针灸大成》云："手太阴肺经，属辛金。起中府，终少商，多气少血，寅时注此。"又云："补用卯时（随而济之），太渊为输土，土生金，为母。经曰：虚则补其母。泻用寅时（迎而夺之），尺泽为合水，金生水，为子，实则泻其子。"

太渊是肺经输穴，阴井木，阴经的输穴五行属土，土生金，故太渊是肺经的母穴，虚则补其母。凡遇肺系机能减退性病变，可在每天的卯时（5～7时），开取母穴太渊，因气血卯时始流过肺经，肺气过时而衰，补输土穴太渊，正是"随而济之"；尺泽是肺经合穴，阴经的合穴五行属水，金生水，故尺泽是肺经的子穴，实则泻其子。凡实性、热性哮喘、胸膜炎、肺炎、支气管炎、肩臂痛、肩周炎及肺系机能亢进病证，可在每天的寅时（3～5时），开取子穴尺泽，因气血寅时流注肺经，时值肺气方盛，泻合水穴尺泽，正是"迎而夺之"。

根据"阳井金，阴井木"的规律，阳经第一个井穴属金，五行相生次序为：金生水→生木→生火→生土；阴经第一个井穴属木，五行相生次序为：木生火→生土→生金→生水。

【临证点滴】

太渊是肺经的母穴，"虚则补其母"。凡遇到肺系机能衰减的病变，比如慢性支气管炎、肺气肿、支气管哮喘等肺系慢性病，辨证属于肺气虚的，症见气短、声低息弱、自汗、畏冷、久咳气喘、乏力等；或属于肺阴虚的，症见潮热盗汗、颧红、咽干口渴、呛咳、咳血等，就一定要取太渊穴，培土生金，针用补法，随而济之。由此拓展，因脾胃属土，土为金母，土不生金，母亏及子，不但形成肺气虚弱，且金不生水，导致火无水制，而见肺阴虚证。故肺经母穴太渊是治疗肺虚证的要穴。

尺泽为肺经的子穴，"实则泻其子"。凡是哮喘病急性发作，或胸膜炎，或肺炎，或支气管炎急性发作期，症见外邪壅遏肺气，肺气郁闭，经气不利，或痰湿停留，或瘀热夹痰，以致喘息气粗、胸满仰息、咳唾痛引胸胁、咳逆上气痰浊、或咽喉肿痛等，辨证属于肺经实热证者，均可针泻尺泽（必要时可三棱针点刺放血），迎而夺之，化痰宽胸利膈，疏调气机，清热利咽止痛。

这是讲肺经的补母泻子穴。一个补虚，一个泻实。肺经这条经脉，无论虚证实证，这两个穴位一定要搞清楚，搞清楚了就不会犯原则性错误。尺泽穴一般在临床中，对于急性肺系疾患，肺热喘咳兼血脉瘀阻的，都可以刺尺泽放血，可迅速控制病情发展。我在临床中凡属于表、热、实证病情较急迫的，有三个穴位可针刺放血，疗效立竿见影，即委中、尺泽、曲泽。辨证以哪一经脉为主则先取哪经穴。

2. 手阳明大肠经——母穴曲池，子穴二间

大肠与肺经脉络属，互为表里，腑从脏走，所以手阳明大肠经五行亦属金，天干纳庚。《针灸大成》云："手阳明大肠经，为庚金。起商阳，终迎香，气血俱多，卯时气血注此。"又云："补用辰时，曲池为合土，土生金，虚则补其母；泻用卯时，二间为荥水，金生水，实则泻其子。"

阳井金，阳经的合穴属土，土生金，故曲池是大肠经合土穴，是大肠经的母穴，虚则补其母。凡半身不遂、小儿麻痹（痿证）、上肢瘫软无力及本经证候群中机能减退病证，可在每天的辰时（7～9时）开取母穴曲池补之，因气血辰时始流过大肠经，此时大肠经气方衰，补合土穴曲池，正是"随而济之"；二间是大肠经的荥穴，阳经的荥穴五行属水，金生水，故二间是大肠经子穴，实则泻其子。凡咽喉炎、牙痛、上臂痛、前头痛及本经证候群中机能亢进病证，可在卯时（5～7时）开取子穴二间泻之，因气血卯时注入大肠经，此时大肠经气方盛，泻荥水穴二间，正是"迎而夺之"。

【临证点滴】

曲池是大肠经的母穴，"虚则补其母"。曲池主要是治疗一些肢体功能障碍的慢性恢复性疾病，如脑血管病遗留的半身不遂，进入到功能恢复阶段；还有痿证，类似现代医学的多发性神经炎、多发性骨髓炎、进行性肌萎缩、重症肌无力、周期性麻痹等；还有痹症，属手足无力、百节缓纵不收，或气虚血少津液不足，筋骨肌肉发生挛痛、重着、酸麻为特征者，这种情况曲池必取，针用补法。因其位于肘关节部位，是大肠经的母穴，有散风祛湿、温经化滞之功。又属大肠经的土穴，与脾胃有密切关系，脾主四肢，若四肢屈伸不利属气虚者，补曲池配合足三里等，可以培土益气。此外，同样是曲池，很多外感热证，曲池配合谷，或配风池，或配外关，由于手法补泻不同，起的作用就完全不同。临床证明效果同样很好。

二间是大肠经的荥水穴，金生水，是大肠经的子穴，"实则泻其子"。临床见大肠经的实证、热证，尤其是阳明郁热，沿手阳明大肠经循行部位所见的发热肿痛，如急性咽喉肿痛、口干、鼻衄、牙痛、唇肿、口角溃疡等，都可针泻二间子穴，发挥清热开郁、消肿止痛功能。附带一句，牙痛（下牙痛）为什么取合谷穴？合谷是手阳明大肠经原穴，大肠经"贯颊，入下齿中，还出夹口"，所以这种风火牙痛的，合谷加二间穴是正取。此外，包括筋脉的痛证，上臂肩背疼痛，循经取穴走手阳明大肠经这个路，或者是前额头痛不舒，属阳明经，都可以加荥水穴二间，针用泻法。

3. 足阳明胃经——母穴解溪，子穴厉兑

胃为腑，腑从脏走，五行属土，天干纳戊。《针灸大成》云："足阳明胃经属戊土，起头维，终厉兑，气血俱多，辰时注此。"又云："补用巳时，解溪为经火。火生土，虚则补其母；泻用辰时，厉兑为井金。土生金，实则泻其子。"

解溪是胃经的经穴，阳经的经穴五行属火，火生土，故解溪是胃经的母穴，虚则补其母。凡遇虚性、寒性的痹症、眩晕、面肌麻痹、面部浮肿、胃中寒冷、腹部虚气胀满、痿证等，流注纳子法可在巳时（9～11时），开胃经母穴解溪。因气虚巳时始流过胃经，此时胃经气方衰，补经火穴解溪，正是"随而济之"。厉兑，胃经井穴，阳经井穴五行属金，土生金，故厉兑是胃经的子穴，实则泻其子。凡属癫狂、下肢痹痛、实性水肿、小便色黄、肠痛、阳明燥结、发热及本经证候群中机能亢进性病变，流注纳子法可在辰时（7～9时），开取子穴厉兑泻之。因气血辰时注入胃经，胃经脉气方盛，泻井金穴厉兑，正是"迎而夺之"。

【临证点滴】

解溪是足阳明胃经的经火穴，五行属火，胃虚弱证如见胃脘冷痛、绵绵不休，重则胃部痉挛痛剧，得温缓解，口淡不渴或呕吐清水等，取解溪穴补火生土，有加强胃气健运，促进受纳功能。此外，凡虚寒性属气血不足的痹症，或是某些虚性的眩晕症，如阳虚水泛的真武汤证，其眩晕的特征是"振振欲擗地者"，用真武汤温阳利水，若用针配穴可取解溪穴，同样取补火生土义。还有面肌麻痹、面部浮肿、痿证等，因为解溪这个穴，它是火生土，既然是火生土，它有助阳化气的作用，有补后天气血的作用，应该是温阳补土的一个穴。

厉兑是胃经的井穴，五行属金。胃属土，土生金，所以厉兑是胃经的子穴。临床取厉兑穴一般多是点刺，主要用于胃经的实热证，像阳明气分热盛、阳明腑实的谵语等。此穴位于足次趾外侧爪甲根部，是最为敏感的穴位之一，痛感强，放射也较远，所以沿足阳明胃经自头至足的实证、热证，针泻此穴皆有卓效。如面部热肿、喉痹、鼻衄、上齿痛（足阳明经"下循鼻外，入上齿中，还出夹口环唇"）、腹胀满痛等。此外，热病发狂、神识昏蒙、梦魇，还有溺色深黄、肠痛，某些急性肠道感染，或有痈脓之变，像急性肛周脓肿这种情况，厉兑都得取。配合大肠经井穴商阳，阳明燥结、发热的，都可以针。总之，阳热郁闭、痰火壅盛、气机闭滞以阳明为主者，针泻厉兑，功能清热开闭通滞、引火下行。

4. 足太阴脾经——母穴大都，子穴商丘

脾与胃经脉络属，互为表里，天干纳己，五行属土。《针灸大成》云：

"足太阴脾经，属己土。起隐白，终大包，多气少血，巳时注此。"又云："补用午时，大都为荥火。火生土，虚则补其母；泻用巳时，商丘为经金。土生金，实则泻其子。"

大都乃脾经荥穴，阴经荥穴五行属火，火生土，故大都是脾经的母穴，虚则补其母。凡腹满呕恶、全身倦怠、纳呆食少、脾虚泄泻及本经证候群中所有机能减退性疾患，流注纳子法可在午时（11～13时）开取脾经母穴大都补之。因气血午时始流过脾经，此时脾经经气方衰，补经火穴大都，正是"随而济之"；商丘是脾经的经穴，阴经的经穴五行属金，土生金，故商丘是脾经的子穴，实则泻其子。遇有腹部膨胀、肠鸣、大便秘结、痔瘘、消化道出血及本经证候群中机能亢进性疾患，流注纳子法可在巳时（9～11时），开取子穴商丘泻之。因气血巳时注入脾经，脾经脉气方盛，泻经金穴商丘，正是"迎而夺之"。

【临证点滴】

大都是脾经的母穴，"虚则补其母"。脾虚证大凡虚性的腹满、呕吐，或倦怠乏力、食少纳呆、面黄消瘦、食后腹胀，甚至肠鸣、大便稀溏、腹痛喜按，配穴都可取大都穴，针用补法。单纯的脾虚有，但临证中脾阳虚更多见，因脾主湿，湿为阴邪，所以脾虚为病易阳气不足，水湿不得运化，更见浮肿、小便不利、身困重等。配穴取大都穴，针用补法，取火生土义，针后加灸，脾阳虚明显者以灸为主，功能温运脾阳，补火生土。一般临证当中辨证为脾虚证就抓两点：一是舌质淡胖有齿痕，再是主诉容易疲乏。紧接着问大便，如果大便不成形、便溏，这种情况下，一定要温脾阳。"自利不渴者，属太阴，以其脏有寒故也，当温之，宜服四逆辈。"张仲景有明训。取穴大都，脾经的母穴，补火生土。

商丘是脾经的子穴，"实则泻其子"。脾实证泻商丘，以湿邪阻滞气机为主，症见身体困重肥胖、腹满实痛、腹部膨胀、矢气少，或湿热头胀、胸满、热利腹痛、黄疸等。这种情况下，用针配穴要给病邪一个去路，使邪从大小便而出。临证还需了解患者有没有便秘病史、痔疮出血病史、消化道溃疡病史。围绕这种实证、热证，针泻商丘穴，迎而夺之，行湿导浊，消胀散结，泻其子而宣化湿阻。

5. 手少阴心经——母穴少冲，子穴神门

心为脏属阴，天干纳丁，五行属火（君火）。《针灸大成》云："手少阴心经，属丁火。起极泉，终少冲。多气少血，午时注此。"又云："补用未时，少冲为井木。木生火，虚则补其母；泻用午时，神门为输土。火生土，实则泻其子。"

少冲是心经的井穴，阴经的井穴五行属木。木生火，故少冲是心经的母穴，虚则补其母。凡心气虚、掌中寒、自汗、不寐、怔忡、心悸及本经证候群中机能减退证，可在未时（13～15时）开取母穴少冲补之。因气血未时始流过心经，心经脉气方衰，补井木穴少冲，正是"随而济之"；神门是心经的输穴，阴经的输穴五行属土，火生土，故神门是心经的子穴，实则泻其子。遇有精神分裂症（如狂躁、偏执、青春型等多属实证）、掌中热、上臂内侧后缘痛等，可在午时（11～13时）开取心经子穴神门泻之。因气血午时注入心经，时值心经脉气方盛，泻输土穴神门，正是"迎而夺之"。

【临证点滴】

少冲是心经的母穴，"虚则补其母"。故心虚证补少冲。心气虚证见自汗、心悸，甚至怔忡、惊惕不安、喜悲善忧、健忘、多梦，或是胸闷气促、心下暴痛、似嘈似饥，甚至胁下及腰背有牵引疼痛等。这种情况，这个母穴少冲针用补法，随而济之。理论上当是这样。不过在临证中见心慌、气短的，很少针这个少冲穴，因为它是井穴，针刺最为敏感，《难经·七十三难》云："诸井者，肌肉浅薄，气少不足使也。"所以元·滑伯仁就提出"补井当补合"之说。理由是：凡虚证的治疗，不论阳井金或阴井木，其母穴必是阳合土（土生金）或阴合水（水生木），补井当补其合穴。所以少冲这个穴，作为虚证，即便是毫针补法，也用得较少，每以心经合水穴少海替代。同理，心包经井穴中冲，补其合穴曲泽；膀胱经井穴至阴，补其合穴委中。

神门是心经的子穴，"实则泻其子"。神门主治凡神志、血脉以心经实热证为主的病症，如面赤、口渴欲饮、脉数、胸痛热烦、少寐，或喜笑不休等，疗效很好。临证有种顽固性失眠，属于阴虚火旺的，取穴手少阴心经的神门和足少阴肾经的太溪，取少阴心肾之两原相配，太溪穴济肾水以制心火；神门穴针用泻法，导心火下行。神门因属心经的土穴，土克水，针泻神门，泻土后水得以升，从而加强了水克火的力量，而有助于热病的改善。中医火的概念，就人体言，生理之火下行，病理之火上炎。还有那种精神异常的，比如狂躁症，性格偏执，爱钻牛角尖的那种，神门穴必取，针用泻法。临证还有见掌心发热者，老觉得手心烧，可以泻一泻，这都是心火。还有像上臂内侧后缘痛，循经取穴，同样可以取神门针之。

6. 手太阳小肠经——母穴后溪，子穴小海

小肠与心经脉络属，互为表里，腑从脏走，天干纳丙，五行亦属火（君火）。《针灸大成》云："手太阳小肠经，属丙火。起少泽，终听宫。多血少气，未时注此。"又云："补用申时，后溪为输木。木生火，虚则补其母；泻用未时，小海为合土。火生土，实则泻其子。"

后溪是小肠经的输穴，阳经输穴属木，木生火，故后溪是小肠经的母穴，虚则补其母。凡遇本经经气虚弱所致的目疾、耳聋、颈项不能回顾等，可在申时（15～17时）开小肠经的母穴后溪补之。因气血申时始流过小肠经，此时小肠经脉气方衰，补输木穴后溪，正是"随而济之"；小海是小肠经的合穴，阳经的合穴五行属土，火生土，故小海是小肠经子穴，实则泻其子。凡遇肩臂痉挛，小肠气痛、肩肘关节痛等经脉瘀滞者，可在未时（13～15时）开小肠经的子穴小海泻之。因气血未时注入小肠经，时值小肠经脉气方盛，泻合土穴小海，正是"迎而夺之"。

【临证点滴】

小肠属腑属阳，腑从脏走，小肠与心相表里，五行属火。后溪输木穴，木生火，后溪是小肠经的母穴，"虚则补其母"。小肠虚寒证每每导致泌别清浊的功能障碍，见肠鸣泄泻、小腹隐痛、喜温喜按等。后溪是八脉交会穴之一，通督脉，督脉总督诸阳，又维系元阳，针用补法是为正治。小肠经经气虚弱见证，如《素问·厥论》指出："手太阳厥逆，耳聋泣出，项不可以顾，腰不可以俯仰。"同样针后溪而立效。临床应用这个穴，一般治典型的太阳经的经脉阻滞，"后溪督脉内眦颈"，目内眦即眼内角，所以也治眼病。颈项

俯仰或左右转动困难，脖子老是发僵发板，或者落枕，或者冷不丁一个姿势，腰动不了等，取手太阳小肠经后溪穴，通督脉，调动诸阳经气。别小看这个后溪穴，下针后足以激发人体巨阳和督脉之阳！

小海是小肠经的合土穴，是小肠经的子穴，"实则泻其子"。小肠实证主要是邪热蕴结，阻滞经脉的病证，手太阳小肠经从手走头，起于小指外侧端，沿手背外侧至腕……故见目黄、耳聋、颊肿、齿龈肿痛，颈、颔、肩、肘臂外侧后缘痉挛疼痛，或脐腹胀痛，牵引腰背，小肠气痛，控引睾丸、小便赤涩等。还有肩关节、肘关节方面的，只要是手太阳小肠经所过之处，针刺小海，迎而夺之，这穴也好使。

7. 足太阳膀胱经——母穴至阴，子穴束骨

膀胱经天干纳壬，腑从脏走，五行属水。《针灸大成》云："足太阳膀胱经，属壬水。起睛明，终至阴。多血少气，未时注此。"又云："补用酉时，至阴为井金。金生水，虚则补其母；泻用申时，束骨为输木。水生木，实则泻其子。"

至阴是膀胱经的井穴，阳经的井穴五行属金，金生水，故至阴是膀胱经的母穴。凡半身不遂、遗尿、难产、目暗流泪及本经证候群中所有机能减退病证，可在酉时（17～19时）开取其母穴至阴补之。因气血在酉时始流过膀胱经，此时膀胱经脉气方衰，补井金穴至阴，正是"随而济之"；束骨是膀胱经的输穴，阳经输穴五行属木，水生木，故束骨是膀胱经子穴，实则泻其子。遇有后头痛、小便淋浊、腰背痛、颈项痛、痈疽、疔疮等疾，可在申时（15～17时）开取其子穴束骨泻之。因气血在申时注入膀胱经，此时膀胱经之脉气方盛，泻输木穴束骨，正是"迎而夺之"。

【临证点滴】

膀胱与肾互为表里，肾属水，膀胱亦属水，腑随脏走。膀胱主要功能是贮存津液进而化气行水。膀胱虚证主要是虚寒证，乃肾阳不足，不能温化水液，症见尿频或遗尿、小便不利、浮肿，或小便点滴不爽、排出无力等。至阴乃足太阳膀胱经的井金穴，是膀胱经的母穴，"虚则补其母"。至阴穴位于小脚趾外侧趾甲角，足太阳膀胱经从头走足，更是在远隔取穴中治疗头面疾

患的要穴。如治疗虚寒性的眼病，动不动目泪时出，清稀而冷，与通常见的风热上扰迎风流泪，或者阳亢目赤不一样，证属虚寒，取至阴穴有效。他如目生翳膜、鼻塞、头重足冷、四肢厥冷等，在辨证基础上都可配合至阴穴治之。临床上有时针治脑血管病，患者遗留半身不遂，配穴后溪、环跳、阳陵泉，当扎至阴穴的时候，每每腿抽动一下，再给一点刺激，又抽动一下。可见这个穴的力量挺大。那么这个穴，古代医家总结，至阴的针或灸的作用可上达，增强温运之功，灸能温补下元，对遗尿、难产及胞衣不下者有特殊功效。总之，凡属机能减退的膀胱经证候，取母穴至阴，效果较好。若结合"补井当补合"之说，加上膀胱经之合土穴委中，更有相辅相成之妙。

束骨是膀胱经的输木穴，阳经的输穴五行属木，所以是膀胱经的子穴，"实则泻其子"。膀胱实证以湿热为多见，如淋证见尿频尿急尿痛，尿色黄赤或混浊，或见血尿、砂石者，清利湿热配穴中当加束骨。《脉经》云："左手关后尺中阳实者，膀胱实也。苦热冷，胁下有邪气相引痛，刺足太阳经治阳（即束骨穴）。"大凡热病、神志病、膀胱经循行之头项腰背痛证，即如足太阳膀胱经脉"其直者从巅入络脑，还出别下项，循肩膊内，夹脊抵腰中"，临证凡见外邪侵袭、经脉瘀滞，表现为后头痛、项强、腰背痛等太阳表证者，配穴加束骨针用泻法，疏调膀胱经气，解表清热；同时这个穴还能治皮肤病，如某些疔疮、痈疽之类，针泻束骨穴亦有效。

8. 足少阴肾经——母穴复溜，子穴涌泉

肾与膀胱经脉络属互为表里，天干纳癸，五行属水。《针灸大成》云："足少阴肾经，属癸水。起涌泉，终输府。多气少血，酉时注此。"又云："补用戌时，复溜为经金。金生水，虚则补其母；泻用酉时，涌泉为井木。水生木，实则泻其子。"

复溜是肾经的经穴，阴经的经穴五行属金，金生水，故复溜是肾经的母穴，虚则补其母。凡盗汗、水肿、下肢麻痹、咳嗽带血、视物不清等，可在戌时（19～21时）开取肾经的母穴复溜补之。因气血戌时始流过肾经，此时肾经脉气方衰，在戌时补经金穴复溜，正是"随而济之"。涌泉是肾经的井穴，阴经的井穴五行属木，水生木，故涌泉是肾经的子穴，实则泻其

子。如遇急性肾炎、心肌炎、五指俱痛、小儿搐搦、足心痛等，可在酉时（17～19时）开取肾经的子穴涌泉泻之。因气血酉时注入肾经，此时肾经脉气方盛，泻井木穴涌泉，正是"迎而夺之"。

【临证点滴】

复溜是肾经的经金穴，是肾经的母穴，"虚则补其母"。如肾阳虚畏寒，水液代谢障碍所致的水肿，气虚不得行水、阳虚不得化水的水肿；或肾阴虚盗汗、耳鸣、齿摇、腰痛、遗精、腰腿酸软的情况，或见下肢麻木，筋脉不舒；还有肺阴虚咳嗽，痰中带血；还有肝阴虚、肝血不足，视物不清；大凡病属阳虚、阴虚者，均可针灸肾经母穴复溜，灸可补肾益精、振奋元阳，针有滋阴降火、安神定志、生津液止盗汗之能。利尿消肿可加配阴陵泉、膀胱俞。

涌泉为肾经的井木穴，是肾经的子穴，"实则泻其子"。肾经实证，主要指肾经热病。《素问·刺热论》云："肾热病者，先腰痛，骺酸，苦渴，数饮，身热。热争则项痛而强，骺寒而酸，足下热，不欲言，其逆则项痛……刺足少阴、太阳。"针刺涌泉穴滋水降火。涌泉穴救急也好使，像小孩惊风高热抽搐，此穴釜底抽薪，引火下行，可较快地控制住病情。涌泉是肾经的根穴，根者本也，是肾经脉气始生之地，是激发潜能的一个穴，对于急性热病、喉痹、失音、小便不利、狂躁，甚至昏厥者，针刺涌泉穴每每见效。

9. 手厥阴心包经——母穴中冲，子穴大陵

心包经天干纳癸，五行属火（相火）。《针灸大成》云："手厥阴心包络经，配肾，属相火。起天池，终中冲。多血少气，戌时注此。"又云："补用亥时，中冲为井木。木生火，虚则补其母；泻用戌时，大陵为输土。火生土，实则泻其子。"

中冲是心包经的井穴，五行属木，木能生火，故中冲是心经的母穴，虚则补其母。凡遇表证汗不得出、虚脱、虚烦及本经证候群中一切机能减退病证，可在亥时（21～23时）开取心包经的母穴中冲补之。因气血亥时始流过心包经，此时心包经脉气方衰，理论上讲木生火，中冲为心包经的母穴，在亥时补中冲，正是"随而济之"。然根据"补井当补合"之说，亦可配合

曲泽穴针之；大陵是心包经的输穴，阴经输穴五行属土，火生土，故大陵是心包经子穴，实则泻其子。遇有心肌炎、口干、面赤、心绞痛、高热谵语、腋下肿痛及本经证候群中一切机能亢进病证，可在戌时（19～21时）开取心包经子穴大陵泻之。因气血戌时注入心包经，此时心包经脉气方盛，针泻输土穴大陵，正是"迎而夺之"。

【临证点滴】

中冲是心包经井木穴，心包经属相火，所以是心包经的母穴。"虚则补其母"。凡属心包络的虚证，主要指心血不足，或血虚生热引起的病症，如内热烦闷、心下嘈杂似饥、虚烦等，中冲可除烦；或突然发作的心痛、四肢厥冷、口鼻气冷、畏寒，或血虚猝然昏厥等；或表证汗欲出不得，中冲有助于汗出。这个穴从理论上讲是心包经的母穴，虚则补其母，但临证中同样适合治疗急症，因井穴的部位属于阴阳脉气交接的点，以交通阴阳为顺。所以像身热面赤、心胸闷热疼痛，甚至狂躁谵语等，点刺中冲，针泻厥阴风火，清热宣闭。

大陵是手厥阴心包经以输代原穴之输土穴。火生土，所以大陵是心包经的子穴，"实则泻其子"。心包经的实证，主要指病性属心火亢盛、热邪郁积者，更多的是神志病，如喜笑不休、心烦、掌中热、胸胁痛、目赤、喉痹、腋下肿、热病汗不出等，针刺大陵有镇静安神、清热除烦之功。包络相火妄动的某些精神疾患，这个穴很好使。此外，大陵与神门同属火经之土穴，主治大致相同。其所异者，神门更侧重心与小肠两经，所谓"口糜淋痛小肠火"即是。

说到大陵穴，这里可以扩展一下，腕横纹中点是大陵穴，上2寸是内关穴，内关上1寸是间使穴，间使上2寸是郄门穴（心包经郄穴）。这几个穴的共同特点是主治精神疾患，心包有热、相火妄动所致的心痛、心悸、烦热等。但因穴性不同而小有区别：大陵为输土穴，兼可治疗胃痛、呕吐等，又是心包经的原穴，"诸痛痒疮，皆属于心"，某些疮疡等皮肤病，针刺大陵有效；内关用途广泛，既是手厥阴心包经的络穴，更是八脉交会穴之一，通阴维脉，所以统治包络三焦还有阴维脉、冲脉（配公孙穴）诸病，且还是救急的必用穴；间使穴乃手厥阴心包经所行为"经"，穴性决定了这个穴治疗急性热病好使，甚至包括热病昏谵、狂躁等，间使必取；郄门乃心包经的郄穴，主治急性热性之疾，包括热伤阳络的咳血，针刺郄门效果不错。

10. 手少阳三焦经——母穴中渚，子穴天井

三焦与心包经脉络属互为表里，天干纳壬，腑从脏而五行亦属火（相火）。《针灸大成》云："手少阳三焦经，配心包络，属相火。起关冲，终耳门，多气少血，亥时注此。"又云："补用子时，中渚为输木。木生火，虚则补其母；泻用亥时，天井为合土。火生土，实则泻其子。"

中渚是三焦经输穴，五行属木，木生火，故中渚是三焦经母穴，虚则补其母。凡遇出血、耳聋、耳鸣、五指不能伸屈、眩晕及本经证候群中一切机能减退性疾患，可在子时（23～1时）开取三焦经母穴中渚补之，因气血子时始流过三焦经，此时该经脉气方衰，故在子时补中渚穴，正是"随而济之"。天井是三焦经的合穴，阳经的合穴五行属土，火生土，故天井是三焦经的子穴，实则泻其子。遇有癫狂、暴喑、臂外侧痛、耳后痛、眼外角痛、疔疮、瘈疭及本经证候群中一切机能亢进疾患，可在亥时（21～23时）开取三焦经子穴天井泻之。因气血亥时注入三焦经，此时三焦经脉气方盛，故在亥时泻合土穴天井，正是"迎而夺之"。

【临证点滴】

三焦属相火。中渚是三焦经输木穴，木生火，所以是三焦经的母穴，"虚则补其母"。凡三焦经的虚证，主要是指三焦元气衰微、久病不愈、正气不足者。如《针灸甲乙经》："头眩耳鸣，中渚主之。"《席弘赋》："久患伤寒肩背痛，但针中渚得其宜。"《千金方》："中渚主目䀮䀮如无所见，恶风寒。"凡此中渚穴有补虚作用。补木可以生火，慢性的肾虚耳鸣、耳聋，还有五指屈伸不利的，可取中渚补之。同样，泻木可以减弱火势，临证中亦有少阳头痛、耳聋、咽肿、目赤、阳亢面热、血压较高的阳热证，中渚穴也可配合使用，针用泻法。这里再次看出来，理论上讲"虚则补其母，实则泻其子"，这是立规矩，是方向，但不是绝对不能变通的。具体到临证，还要观其脉证来选穴配穴，或补或泻。

天井是三焦经的合土穴，火生土，所以是三焦经的子穴，"实则泻其子"。三焦经的实证，主要是沿其经脉循行所见，三焦经的分布，起于无名指外侧端，沿上肢外侧中，过肩颈耳后到达耳前，绕颊部眼眶之下及眼外角。故三焦经实证如突发性耳聋、偏头痛，或循三焦经的痛证，如颈、肩臂外侧痛、耳后痛，眼外角痛等。他如突发的癫痫病，或暴喑等，都可针泻天井穴。此外，还包括皮肤疹痒、疔疮等，配合曲池泻天井穴，古人有"天井泻一切瘰疬，疮肿隐疹。"（明·张景岳《类经图翼》）

11. 足少阳胆经——母穴侠溪，子穴阳辅

足少阳胆经天干纳甲，腑从脏而五行属木。《针灸大成》云："足少阳胆经，属甲木。起瞳子髎，终窍阴。多气少血，子时注此。"又云："补用丑时，侠溪为荥水。水生木，虚则补其母；泻用子时，阳辅为经火。木生火，实则泻其子。"

子时气血流注于胆经，胆属木，水生木，故荥水穴侠溪为胆经母穴，虚则补其母。凡耳聋、耳鸣、眩晕、善太息、下肢外侧麻痹及本经证候群中一切机能减退性疾患，可在丑时（1～3时）开取胆经母穴侠溪补之。因气血丑时始流过胆经，此时胆经脉气方衰，补胆经荥水穴侠溪，正是"随而济之"；胆属木，木生火，火为木之子，胆经的经火穴是阳辅，胆经实证，实则泻其子。遇有偏头痛、缺盆肿痛、耳痛、胸胁痛及髀、膝、绝骨等处痛，可在子时（23～1时）取胆经子穴阳辅泻之。因气血子时注入胆经，此时胆经脉气方盛，故于子时针泻胆经之经火穴阳辅，正是"迎而夺之"。

【临证点滴】

胆腑属阳，肝与胆同属木，腑随脏走，侠溪穴是足少阳胆经荥水穴，所以是胆经的母穴，"虚则补其母"。胆虚证临床主要指胆气虚，清阳不得舒展。症见胆怯，慢性的耳鸣、头目昏沉，或者是气郁不舒的善太息（长叹气）、虚烦不眠，还有下肢外侧沿足少阳胆经循行部位麻木，都可以取侠溪穴，针用补法。有些气虚夹郁的善太息，长吁短叹的，配穴时要考虑到这个穴，因其穴性属水，居少阳胆经，功能滋水涵木、调和阴阳、疏肝利胆，以疏调气机为主。

阳辅穴是胆经的经火穴，木生火，所以它是胆经的子穴，"实则泻其子"。胆实证主要指邪入少阳胆经，见胆经郁火郁热的病患，如偏头痛、眼外角痛、咽喉肿痛、目眩、耳痛、胸胁胀痛等，都可取阳辅穴，针用泻法。此外像胆火上炎，见口苦、易怒、往来寒热、夜寐不安、喉痹，或见经气郁闭如缺盆中痛、腋下肿、瘰疬，沿髀、膝至足外踝侧疼痛等，阳辅穴均可针泻。

这里顺带谈谈"凡十一脏取决于胆"的问题。此句出自《素问·六节藏象论》，其曰："心者，生之本，神之变也；其华在面，其充在血脉，为阳中之太阳，通于夏气。肺者，气之本，魄之处也；其华在毛，其充在皮，为阳中之太阴，通于秋气。肾者主蛰，封藏之本，精之处也；其华在发，其充在骨，为阴中之少阴，通于冬气。肝者，罢极之本，魂之居也；其华在爪，其充在筋，以生血气，其味酸，其色苍，此为阳中之少阳，通于春气。脾、胃、大肠、小肠、三焦、膀胱者，仓廪之本，营之居也，名曰器，能化糟粕，转味而入出者也；其华在唇四白，其充在肌，其味甘，其色黄，此至阴之类，通于土气。凡十一脏，取决于胆也。"在详细讨论了脏腑功能特性之后，作为结论性的一句话，强调了"凡十一脏取决于胆"。联系"人以天地之气生，四时之法成"的语境，本人认为，胆主甲木，为五运六气之首，禀少阳春生之气。胆气升，则十一脏之气皆具生发之能，故曰"取决于胆"，取者，需要之意。以时令言则与长夏土气相应，胃肠水谷精华的吸取，水谷糟粕的排泄，转化五味而主吸收与排泄。又，胆为"中精之府"，《东医宝鉴》所谓："肝之余气，溢入于胆，聚而成精。"胆对十一脏的主要作用，在于使其吸收精华物质与传化代谢糟粕的功能正常。从运气角度言位居甲木之首，意义特殊，乃"求其至也，皆归始春"之意。

12. 足厥阴肝经——母穴曲泉，子穴行间

肝与胆经脉络属互为表里，天干纳乙，五行属木。《针灸大成》云："足厥阴肝经，属乙木。起大敦，终期门。多血少气，丑时注此。"又云："补用寅时，曲泉为合水。水生木，虚则补其母；泻用丑时，行间为荥火。木生火，实则泻其子。"

曲泉是肝经的合穴，阴经的合穴五行属水，水生木，故曲泉是肝经的母穴，虚则补其母。凡四肢不能伸屈，大腿内侧麻木，疝气及本经证候群中一切机能减退性疾患，可在寅时（3～5时）开取肝经母穴曲泉补之。因气血寅时始流过肝经，此时肝经脉气方衰，故在寅时补曲泉穴，正是"随而济之"；行间是肝经的荥穴，阴经的荥穴五行属火，木生火，故行间是肝经的子穴，实则泻其子。凡属于胁肋疼痛、目赤、偏头痛或巅顶痛、急性睾丸炎、女性少腹痛、颊部肿痛等症，可在丑时（1～3时）开取肝经子穴行间泻之。因气血丑时注入肝经，此时肝经脉气方盛，于丑时针泻肝经荥火穴行间，正是"迎而夺之"。

【临证点滴】

曲泉是肝经的合水穴，肝属木，所以它是肝经的母穴，"虚则补其母"。肝虚证，一是肝阴不足，阴虚风动的眩晕，血虚筋脉失养拘挛、肢体麻木、挛痛，或肝阴虚，水不涵木的两目干涩、雀盲、耳鸣等；二是寒滞肝脉，肝经脉过阴器、抵少腹，阴寒凝滞肝脉，见少腹寒痛、肾囊收缩、阴股痛、疝气、膝胫冷痛等，某些慢性妇科病证，如月经不调、痛经、带下、阴痒等，辨证配穴中取曲泉穴均有效。盖女子以肝为先天，以血为本，妇科病常用此穴。此外还治疗小便不利，因曲泉是合穴，合主逆气而泄，且五行属水。临床有的患者每每大腿内侧麻木，活动感觉别扭的，可针曲泉穴，肝主筋，配筋会阳陵泉（胆经），肝胆互为表里，取表里两经之合穴。此外，对一些生殖方面的疾病，循肝经取穴是必要的，曲泉穴就很好使，还降逆气。手法得当，还有温通的作用，祛寒，散凝，降气等，取肝经母穴曲泉补之。

行间是肝经的荥火穴，是肝经的子穴，"实则泻其子"。肝实证最为常见的，归纳起来有以下五点。

（1）肝气郁结、经脉阻滞：症见胸胁胀满疼痛、少腹痛、疝气、阴痛。

（2）肝气郁久、化火刑金：症见咳痰咯血或痰中带血、潮热、盗汗等。

（3）肝气横逆、木来克土：症见胃脘灼痛、泛酸嘈杂，甚至呕吐。

（4）木郁化火上炎：症见目赤肿痛、胁痛口苦、咽干消渴、烦热少寐、茎痛、热淋、血淋等。

（5）肝热化火生风、肝风内动：症见眩晕欲仆、抽搐痉挛、角弓反张等。辨证配合荥火穴行间针用泻法，直折其火，清泄肝热，平肝息风，很好使。

总之，行间穴用于临证，主要是治疗热病及急性发作期的炎症。如生殖方面的急性睾丸炎，妇科的附件炎，少腹疼痛；或是热病胁肋胀痛、头痛、目赤肿痛、颊肿等，运用行间远隔取穴针法，还有降逆平冲、引火下行功能。个人经验，此穴治疗顽固性失眠，伴抑郁者，配内关效果也不错。

至此，我们把十二经的母子补泻即十二对二十四个穴位，逐一论述一遍。涉及脏腑五行、经穴五行，以及脏腑五行与经穴补母泻子的五行关系等。还是那句话，"无规矩无以成方圆"，这些都属于规矩的东西，把规矩的东西学得扎实一点，对针灸临床会大有好处。这是一条针灸配穴的正路，会越走越自如，越走越灵活。

单志华按　子午流注针法的临床应用来自子午流注的基本运动形式。《素问·宝命全形论》云："人以天地之气生，四时之法成。"中医学认为，机体的生命活动是最复杂多变的动力体系，人体内环境与自然外环境二者关系是统一的，在外界环境影响下形成的机体，不能离开"暑往寒来"六气而独立存在。人体对外界规律的适应不是被动的。这种适应来自人体本身的调节系统——"节律"。事实上，依赖于时间的人体生理病理学过程很普遍。迄今为止发现，人体内存在着几十种周期。从疾病角度看，如《灵枢·一日分为四时》云："夫百病者，多以旦慧，昼安，夕加，夜甚。"古人的这种认识是通过大量医疗实践总结得来。有些疾病，发作期和间歇期交替出现，某些疾病在一天中的一定时段易于发作，某些风湿病患者，其症状周期也是长短不一。人体在发病时的节律周期同样有着几小时、几昼夜、几星期，甚至若干年的变化，变化幅度从一个太阳日到几个或更多个太阳日。所以，讲子午流注的时间意义，就是要首先承认这些客观存在，人体生命过程是按照"生、长、壮、老、已"的规律循环，是阶段性和连续性的统一，是多个不同节律周期的组合交替的过程。作为子午流注针法，正是顺应了人体的这种机理而起到调整这一过程的正常发展的作用。因而才具有独特的疗效，才能历久长存。

子午流注在具体操作过程中强调时间条件，强调人体时间周期的意义，把十二经、十五络经气运行的盛衰，用五运六气的基本理论贯彻始终，形成一套有内容、有形式、有特点、有变化的较为完整的学说。前面讨论十干化运问题时讲过，十二辰十二次体系为较准确测定太阳周日和周年视运动提供了科学的标尺，即它不仅据太阳周年视运动划分出二十四气，且据太阳的周日视运动而生出十二辰的时刻制度（即把一昼夜分成子丑寅卯等十二时辰）。这种年周期和日周期的十二划分法是天体运动规律的反映，这种规律必然要通过中医所谓"气化"的途径影响人体，正如《灵枢·顺气一日分为四时》所言："春生，夏长，秋收，冬藏，是气之常也，人亦应之。以一日分为四时，朝则为春，日中为夏，日入为秋，夜半为冬。"

子午流注正是顺应这种规律和人体调节机制，"因天时而调气血"，而产生治疗上的两种基本运动形式：年周期的纳甲法和日周期的纳子法。纳甲法，穴随天干走；纳子法，穴按地支行。

（一）纳甲法——穴随天干走

《素问·六节藏象论》云："五日谓之候，三候谓之气，六气谓之时，四时谓之岁，而各从其主治焉。五运相袭，而皆治之，终朞之日，周而复始；时立气布，如环无端，候亦同法。"大意是：阴阳之气每五日有一次小的变化，叫一候，详言之，一候为五日七刻十七分五厘；七十二候合三百六十五日二十五刻，即成一岁。阴阳之气每三候有一次较大变化，叫一气，三候十五日，详言之，一气应为十五日二十一刻五十二分五厘；二十四气合三百六十五日二十五刻，即成一岁。阴阳之气又每六气有一次再大变化，叫一时，六气九十日，详言之，一时为九十一日三十一刻十五分，四时共三百六十五日二十五刻，即成一岁。阴阳之气又每四时有一次更大的变化，叫一岁，即三百六十五日二十五刻。这样，五行气运相互递承，各有所主，年复一年，以周而复始的运动周期形式运转，分立四时，部署节气，犹如圆环一样，无始无终，没有穷尽。五日一候的推移亦然。

笔者认为，这段经文有这样的含义：自然界的变化规律表现在时间上，就是以无数小的周期构成大的周期，乃至构成更大的周期，以至无穷。因此，强调发展的循环旨在强调它的"无穷"意义，即"如环无端"上。就某一个周期言，尽管时间间隔相同，但内容是不同的，是变化发展的，同是一候，前一个五日不同后一个五日，"东风解冻"不等于"蛰虫始振"；同是一气，"雨水"不等于"惊蛰"；同是一时，"立秋"不等于"立冬"；同是一年，今年不等于明年。尽管年复一年的循环，但循环中有"新质"，有不能颠倒、不能重复的因素，这点早已被生物演化史所证实。因此，我们讲"时间"是物质的时间，讲"周期"是讲物质运动的周期。没有物质运动的时间周期是不可想象的。古人通过有形之物象，测候无形之阴阳，由小见大又以大识小，于反复的认识过程中含有认识的深化。

以"候"论，一年有七十二个周期；以"气"论，一年有二十四个周期；以"时"论，一年有四个周期；而这众多个周期又构成"年"这一大的周期。"年周期"的变化规律又是这些众多周期共同作用的结果。这种作用的动力，中医认为就是"阴阳气交"。尽管周期有大有小，但它们是统一的，有机联系和贯通着的，具有同一的本质。他如"以一日分为四时，朝则为春，日中为夏，日入为秋，夜半为冬"等，都是很有深意和来由的。

让我们回来再细细品味一下"五日一候"，这是子午流注纳甲法运动形式产生的根本。

"五日一候"是物候学的一个内容，物候学是介于生物学和气象学之间的边缘学科，是记录一年中植物的生长枯荣，动物的往来生育，进而了解气候变化和对生物影响的一门科学。我们知道，节气是每年在某一固定日期保持不变的，翻翻日历便可知道某月某日某时交某某节气。因节气的日期年年基本相同（指阳历），而同一节气的气候是逐年有所不同的（存在具体过程和环节的差异）。因此，要认识自然规律对生物的具体影响，仅了解节气的一般特征是不够的。物候观象是天气气候条件的反映，物候随天时的变动而变化，察物候便可了解天时，这样我们就可以估计出自然气候对生物界影响的程度，缩小和逐步弥补仅依节气考虑对生物的影响在具体过程和环节上的差距。以"五日一候"观察天时地气对生命活动的影响，更能正确地反映客观事物。

关于一年七十二候法，古今不少学者充分肯定了它的价值，清代地理学家刘献廷认为，七十二候有"天地相应之变迁，可以求其徵"的评价；著名物候学专家竺可桢先生说："我国古代历史悠久又最有系统的七十二候的物候记载，是把自然界的植物、动物、气象、水文现象的季节变化都包括在内，对于自然界季节变化的记载比较全面，这是我国古代物候记载的优良特色，是值得发扬光大的。"（《物候学》）学者郑文光评价说："五日为一候和现代科学的节候的划分法完全一致。"（《中国天文学源流》）可见，用"五日"作为阴阳变化的标志，除考虑到推算上的方便外，主要在于"五"与"气""时""年"等其他周期有一种平均值的联系，这个平均值是气化规律的客观数字表现，故古人仰以观天，俯以察地，观象取气，以数推之，而知五日一候。盖五日为推测气候变迁之圭臬也！

反映在中医学上，古代医家吸收了物候学的这一精华，更具体、更深刻地注意到气候条件对人体的影响。宋·刘温舒就讲："以风雨霜露草木之类，应期可验，测之，曰候。言一候之日，亦五运之气，相生而直之，即五日也。"（《素问运气论奥》）这就是说，五日为一候的日数，是和五行运行之气相生一周之数符合的，所以每五日而有气化之候，符合五运相生之气。既然五日为五行一周之数，一日为十二时辰，五日六十时辰，故又与甲子一周之数相合。

所以，子午流注是将一岁之气运比作一日（一昼夜），五日一周（六十时辰），十日再周，且强调时与时相生，经与经相生，穴与穴相生，是有着客观依据的，纳甲法的穴随天干走便自然产生了。元·窦汉卿在《标幽赋》中说："推于十干、十变，知空穴之开阖；论其五行、五脏，察日时之旺衰。"这是讲子午流注临床上运用十干五合的道理。五运的甲与己合、乙与庚合、丙与辛合、丁与壬合、戊与癸合，都是隔五日而相合，为在运化生之五行。其用法：

甲与己合之穴，取甲胆之阳陵泉穴与己脾之太白穴同用；

乙与庚合之穴，取乙肝之太冲穴与庚大肠之曲池穴同用；

丙与辛合之穴，取丙小肠之腕骨穴与辛肺之太渊穴同用；

丁与壬合之穴，取丁心之神门穴与壬膀胱之金门穴同用；

戊与癸合之穴，取戊胃之冲阳穴与癸肾之太溪穴同用。

这就是常说的子午流注"合日互用"法。当然，纳甲法于临床远比这要复杂，这里仅言其大概，明其大意而已。

在年周期里，五日一周表明了时间的阶段性，十日再周表明了阶段的连续性。作为"人亦应之"的纳甲法，其"合日互用"就是讲周期的阶段性与连续性的统一。换言之，五日一周反映了变化规律有阶段性的周期，而规律本身众多个周期的构成，又决定了五日一周必然是发展的循环，故张介宾讲："举一岁之气及干支之数而言，从天用干，则五日一候，五阴五阳而天之所以有十干，甲戊（甲丙戊庚壬）以阳变，乙癸（乙丁己辛癸）以阴变，五之变也；从地用支，则六日一变，六刚六柔而地之所以有十二支。子巳以阳变，午亥以阴变，六之变也。十干以应日，十二支以应月，故一年之月两其六，一月之日六其五，一年之气四其六，一气之候三其五。总计一年之数三十六甲而周以天之五，三十子而周以地之六，故为十二月、二十四气、七十二候、三百六十日……"（《类经图翼·气数统论》）

请看，这篇气数统论讲的全是阴阳气交！由此不难理解，子午流注干支甲子的运用，绝不是什么机械的公式，也不是单纯的"符号"，而是始终贯穿"气数两全"的职能。纳甲法的五日一周十日再周，从甲日到癸日，按天干值日配穴，七十二候周期构成年周期。因此，纳甲法是在"年"这一大的周期里反映"人与天地相参"关系的一种运动形式。故《素问·六节藏象论》云："天以六六为节……天有十日（十干），日六竟而周甲（一甲子周），甲六复而终岁（六个六十甲子日），三百六十日法也。"

（注：一年为三百六十五日，这五日是由各个节气所余的奇零数积累而来，古人往往置而不言，仅概举其大数）

（二）纳子法——穴按地支行

卫气在周身运行分为阴阳，昼夜有着一定规律。《灵枢·卫气行》篇云：

"岁有十二月，日有十二辰……阳主昼，阴主夜，故卫气之行一日一夜五十周于身，昼日行于阳二十五周，夜行于阴二十五周，周于五脏。"

此外，人体十二经脉的气血运行存在于日周期的十二时辰中。元·滑伯仁具体指出："经脉者，行血气，通阴阳，以荣于身者也。其始从中焦注手太阴、阳明，阳明注足阳明、太阴，太阴注手少阴、太阳，太阳注足太阳、少阴，少阴注手心主、少阳，少阳注足少阳、厥阴，厥阴复还注手太阴。始于中焦，注手太阴，终于注足厥阴。是经脉之行一周身也。其气常以平旦（寅时）为纪，以漏水下百刻，昼夜流行，与天同度，终而复始也。"（《十四经发挥》）

故纳子法就是依据十二经脉的气血流注次序，按寅、卯、辰、巳、午、未、申、酉、戌、亥、子、丑的流注时间，掌握与之相应的经络气血盛衰开阖的针刺时机"穴按地支行"，如手太阴肺经属辛金，起中府穴，终少商穴，寅时注此，是动病邪在气，肺胀满……所生病邪在血，咳逆上气，喘呕烦心；泻宜寅时，迎而夺之——尺泽穴性为合水，金生水，"实则泻其子"，故针刺尺泽用泻法；补宜卯时，随而济之——太渊穴性为输土（脉之会），土生金，"虚则补其母"，故针取太渊用补法。举此一例，其他类推。

临床反复证明，对在某一时辰开穴的穴位进行针刺，其效果比同一穴位在其他时间针刺要好很多。这一点已通过电位器及示波器对十二经原穴做过电位测定所证实。

又，相关协作单位曾对《针灸甲乙经》《备急千金要方》《千金翼方》《外台秘要》《铜人腧穴针灸图经》《编经考穴编》《针灸大成》等数部针灸古典文献进行分析和统计，结果发现，经络之循行路线与四肢末梢端腧穴的主治作用有密切关系，而流注穴道，均分布在四肢肘、膝以下的一定部位。可通治全身脏腑表里、上下左右各病。正所谓"周身三百六十穴，统于六十六穴"。可见，对子午流注，不论从人体经脉与时间的关系上，还是从经络系统本身与刺激点（穴位）的机制调节关系上，都大有进一步研究的价值。

这是讲以人体昼夜十二时辰气血盛衰为周期的纳子法，是比较简单的形式。而子午流注讲的人体气血循环周期主要在纳甲法上，所谓"穴随天干走"，讲的是年周期。故有必要对纳甲法的形式问题做重点分析。子午流注针法的临床应用，配穴同样是一个重要环节。一般地，先针时穴（按时取穴），顺天时而调气血，改善机体抗病的内环境；后配病穴（辨证取穴和循经取穴），有着一套严格的配穴规律。如此疗效才能迅速而稳健。它的价值，一是治病，一是健体。平时可增强调节机能，病时又可促进自然疗能，诚有超过一般针术所不及者。

*** 第三节　养子时刻注穴法 ***

养子时刻注穴法，是在纳子法、纳甲法的基础上的按时开穴法。此法在应开时辰内，每个时辰开穴五次。"养子"指五行中母子相生；"时刻"即十二时辰与百刻；"注穴"指十二经气血各至本时注于所括之穴。

此法首见于金·何若愚撰《子午流注针经》中的《流注指微针赋》，何氏本着"知本时之气开，说经络之流注"的宗旨，力倡子午流注针法。养子时刻注穴法，就是根据井、荥、输、原、经、合六十六穴出、流、过、行、入的气血流注盛衰开阖规律，逐日按时刻开穴。本法适应病证多，且每日每时均有开穴，便于掌握，临床应用效果亦好。

《流注指微针赋》云："养子时克（刻），注穴必须依。"阎明广注："养子时刻注穴者，谓逐时干旺气，注脏腑井荥之法也。每一时辰，相生养子五度，各注井荥输经合五穴，昼夜十二时，气血行过六十输穴也。"此法的具体应用，阎氏举例说："设令甲日甲戌时，胆统气初出窍阴穴为井木，流至小肠为荥火，气过前谷穴注至胃为输土，气过陷谷穴又并过本原丘墟穴。但是六腑各有一原穴，则不系属井荥相生之法，即是阴阳二气出入门户也。行之大肠为经金，气过阳溪穴，所入膀胱为合水，气入委中穴而终。此是甲戌时木火土金水相生五度一时辰流注五穴毕也。他皆仿此。"由此可见，五输按相生顺序流注穴位，一时辰相生五度，母子相生取穴，故称"养子"；每24分钟流注一穴，是为一刻。此法与纳甲法在取穴原理和顺序上完全相同，所不同的是时间，纳甲法要求在一日内完成五穴流注，而养子法则是在一个时辰内完成五穴流注，可谓五行中有"小五行"，流注里有"小流注"了。该书补充了每日阳干合处注三焦，阴干合处注包络的纳穴方法。元·窦汉卿在《标幽赋》中云："一日取六十六穴之法，方见幽微。"与此法颇相一致。

养子注穴法，强调按照气血流注盛衰开阖有利时机进行针刺。所谓"得时谓之开，失时谓之合"，刺其开穴，因势利导，来调和气血阴阳。其开穴规律，是先开与本时辰之时干相应经脉的井穴，然后依照"阳时开阳经穴、阴时开阴经穴"及"经生经""穴生穴"的原则，开本时辰其他四穴。每时辰相生五经，流注五穴。凡遇次日阳干重见时纳三焦经五输穴，阴干重见时纳包络五输穴。

纳甲法开井穴是根据"阳进阴退"的原则，唯癸日开肾经井穴是在癸亥时，空下十个时辰为"闭穴"；养子时刻注穴法开井穴根据时干，其返本还原亦即时干。所以，纳甲法以各经值日为主，养子法则以各经值时为主。养子时刻注穴法每日依据各时辰的时干均有开穴，癸日亦无"闭穴"。

例如，诸日甲时（包括甲子、甲寅、甲辰、甲午、甲申、甲戌），甲为阳木，先开胆经井穴足窍阴，然后顺序开小肠经荥穴前谷、胃经输穴陷谷，返本还原，过胆经原穴丘墟、大肠经穴阳溪、膀胱经合穴委中（纳穴除外）。一个时辰开五穴，即每24分钟开一穴。诸日乙时（包括乙丑、乙卯、乙巳、乙未、乙酉、乙亥），乙为阴木，故先开肝经井穴大敦（木），木生心荥穴少府（火），火生脾输穴太白（土），过肝经原穴太冲，土生肺经经渠（金），金生肾合穴阴谷（水）（纳穴除外）。余皆仿此。

至于纳穴的推求规律是，本日日干上一个天干为当天时干的时辰，即为纳穴（如果一日出现两个，以前一个为准），时干属阳者纳三焦，属阴者纳包络。如乙日上一个时辰为甲，乙日里的甲申时即为纳穴，甲属阳，当纳三焦，开关冲、液门、中渚，过阳池、支沟、天井。而壬日上一个天干为辛，壬日以辛为时干的有辛丑时和辛亥时，辛丑在前为纳穴。辛属阴，纳包络，开中冲、劳宫、大陵、间使、曲泽穴，余类推。

明·李梴认为"必穴与病相宜，乃可针也"。临床应用养子时刻注穴法，必须通过辨证施治原则，运用其逢时开穴，选取"穴与病相宜"而治之。具体做法如下。

1. 按时开穴

按气血流注之开穴，约患者定时就诊，根据病情取用相合时的开穴。五脏病定于每日阴时，六腑病定于每日阳时。如脾经病可约每日的丑、卯、巳、未等时辰针刺或灸。

2. 按补母泻子配穴

凡值生我我生气血旺盛之时，可辨虚实而刺之。如开肝经（乙木）合穴曲泉，虚者加补肾经合穴阴谷（水生木），实者泻心经合穴少海（木生火）；又如胆经（胆木）病开荥穴侠溪，虚者补母，当补膀胱经荥穴通谷（水生木）；实者泻子，泻小肠经荥穴前谷（木生火）。

3. 按相合规律开穴

按照"甲与己合……"的规律，可以用相合时辰的开穴。如甲戌时顺序开窍阴、前谷、陷谷、阳溪、委中的同时，亦可顺序取用己巳时的隐白、鱼际、太溪、中封、少海（不能互用所过为原）。即开窍阴穴时，亦可取用隐白穴；开前谷时，亦可取用鱼际穴；开陷谷时，亦可取用太溪穴……以此类推。由此可见，甲与己合是时辰的相合，相合的每对腧穴，是阴阳两经的相合。

*** 第四节　子午流注开穴干支原理探讨 ***

单志华按　本节内容是单玉堂先生写于 20 世纪 60 年代初，这里首次公开出来，以供业内人士研究讨论。单老从五运六气干支阴阳的角度深入探讨了子午流注纳甲法开穴原理。联系人体生理病理，力争回归传统思维，玩味流注干支本义。

干支体系的深层内涵，正如中国中医科学院黄明达教授所说："天干地支是中国古代对时间的记录方式，也包括了天象场景的描述，是中华易医同源中极具独特内涵的知识瑰宝，它将宇宙天地对人类生命的影响，表达得既准确又精确。作为来自于天上的信息，天干的十个字是宇宙天体金、木、水、火、土太阳系五大行星，相对运动对地球影响信息能量场的记录。作为来自于地球的信息，地支的十二个字，代表了地球绕太阳公转，形成与六气固定对接的气候元素：风、热、暑、湿、燥、寒。我们祖先最智慧的就是根据'天人合一'的宇宙生命观，从天干中寻找宇宙生命时空特征的体质属性，从地支中了解地球气象对生命体质的影响关系。与世界偌大的天体宇宙相比，我们的生命个体可能看似那样的渺小和无助，但自从我们每个新生命降生到地球是那刻开始，就被广大的信息能量网所覆盖。"（《32体质之生日与血型·序》）

《素问·天元纪大论》云："夫五运阴阳者，天地之道也，万物之纲纪，变化之父母，生杀之本始，神明之府也，不可不通。"这里说的"五运阴阳"，用天干表示就是"十干五合"，子午流注纳甲法由此而生。大论又云："寒暑燥湿风火，天之阴阳也，三阴三阳上奉之。木火土金水火，地之阴阳也，生长化收藏下应之……欲知天地之阴阳者，应天之气，动而不息，故五岁而右迁；应地之气，静而守位，故六暮而环会。动静相召，上下相临，阴阳相错，而变由生也。"这里说的"天之阴阳"，就是风、寒、暑、湿、燥、火三阴三阳；"地之阴阳"就是主时之气的三阴三阳。恰如唐·王冰的解释："木初气也，火二气也，相火三气也，土四气也，金五气也，水终气也。以其在地应天，故云下应也。气在地，故曰地之阴阳也。"既然古人用干支推演来表示天地阴阳，其原理如明·张景岳的解释："应天之气，五行之应天干也；动而不息，以天加地而六甲周旋也。""应地之气，天气之应地支也；静而守位，以地承天而地支不动也。"由此，天地动静上下相互感召，阴阳交错，变化就产生了。讲子午流注的干支原理，《内经》的这层意蕴当认真体会。

此外，还需了解干支体系与人体的关系。《素问·六微旨大论》："帝曰：六气应五行之变何如？岐伯曰：位有终始，气有初中（指初气与中气），上下不同，求之亦异也。"又曰："天气始于甲，地气始于子，甲子相合，命曰岁立。谨候其时，气可与期。"《素问·六节藏象论》亦曰："天以六六为节，地以九九制会；天有十日，日六竟而周甲，甲六复而终岁，三百六十日法也。"是为中医学引入的干支纪岁。人生存于自然界中，乃天地之气交合的产物，即老子所谓"万物负阴而抱阳，冲气以为和"。陈述堂《子午流注说奥》中写道："天有晷度，人有脉窍，地有山河，人有脉络。三百六十骨节无非脉之贯通，四万八千毛孔尽是脉之穿透，同源异用，合之为一，分之为三。所谓一者，自然之体；三者，天地人元，天地人相应矣。"中医学认为，人体（包括疾病的发生）与天地阴阳气交、特定的时空方位是有关系的，由于出生日期时辰的不同，脏腑的功能特性也因人而异。传统疾病预测的一个重要方面，就是根据人的出生年月日时和人的首次发病的年月日时，完全用干支对应，进而运用五运六气进行分类，找出具体五运与具体六气的盛衰（太过与不及），进而归纳出针对现有病证的"时相辨证"和时空治疗方法。

张仲景明确指出："天布五行，以运万类，人禀五常，以有五脏。"自然界有东西南北中五方，以干支五行合之，则为东方——甲乙寅卯属木，南方——丙丁巳午属火，中央——戊己辰戌丑未属土，西方——庚辛申酉属金，北方——壬癸亥子属水。人禀赋自然界五运六气的规律，则人体五脏的功能便相应产生。这就是所谓"天人合一"的宇宙生命观，即东方甲乙寅卯木（肝与胆），南方丙丁巳午火（心与小肠），中央戊己辰戌丑未土（脾与胃），西方庚辛申酉金（肺与大肠），北方壬癸亥子水（肾与膀胱、心包与三焦）。它们之间形成五行相生的关系。

一、从甲日戌时流注开穴干支原理

甲戌 甲代表胆经，戌指太阳寒水。说明寒邪客胆而发病。症见胁痛、转筋、头痛、下颌痛、目锐眦痛、缺盆中肿痛等。考胆属甲木（阳木），本可相火化源为丁壬，自喜条达。若寒水与相火相遇，水克火，与化源之丁（阴火）不利，且寒主收引，更妨害其调达。相火被寒邪所束，郁而不伸，查胆经"上抵头角下耳后，下颈合缺盆，下胸中贯膈，络肝属胆、循胁里"，经脉阻滞，故见胁痛、头痛、下颌痛、缺盆中肿痛等诸多痛证；转筋者，乃胆木化源壬水太过，丁火（阴火）不及，火不胜寒，收引太过使然。目锐眦痛者，胆经起于目锐眦，胆木郁而丁火上炎，寒邪之性下趋，火不下行而逆于上，上下阻隔，则炎上、收引之情状各异。以上诸症，水火虽异而机理实同。

古人于甲戌之下取足少阳胆经之井金穴窍阴，玩索古人本意，以寒邪为发病之因，必以温通为其主治，戌为太阳寒水之气，最忌泛滥，用金气之收敛使水有所归，同时金以平木，折其势使郁火从井而出，所谓用井者"所出为井"是也。总之，此证为寒邪客胆，寒凝火郁为发病之主因明矣。

丙子 丙代表小肠经，子指少阴君火。说明心火移热小肠涉及胆而发病。症见耳聋耳鸣、颈颊肿、肩臂肿痛、吐血、衄血、发狂等。夫手太阳、足少阳经脉皆通于耳，小肠为火腑，司相火，其化源为戊癸，火性上炎，不利于化源之癸水下行，胆亦司相火，是火上炎太过而水下行不及，故见耳聋耳鸣；手太阳小肠经出肩解绕肩胛交肩上，其支者，从缺盆循颈上颊，相火循经上炎，症见颈颊肿、肩、臂肿痛；吐血者，血由胃来，经呕吐而出，色红或紫暗。乃少阴心火移热于太阳小肠，内迫阳明，阳明乃多气多血之经，迫血妄行，故见吐血；衄血是鼻中出血，乃火热犯肺迫血妄行，或肝郁化火、木火刑金所致；发狂者，狂属阳，以喧扰不宁、躁妄打骂、动而多怒为狂，乃精神失常病患。盖少阳（甲木）化源为丁壬，心藏神，心与胆通，火热上攻，少阳之上火气治之，中见厥阴风木，火极生风，风火交煽，故发狂。

古人取手太阳小肠经之荥水穴前谷，用荥者"所溜为荥"，引火下行以泄小肠经热；用水者，水能克火，直折其上炎之火，令其水升火降。此证以火邪为发病之因，由小肠至胆木，即合五邪从前来者之实邪也。

戊寅 戊代表胃经，寅指少阳相火。说明胃受火邪波及胆而发病。症见恶人与火，闻木声（五音之"角"，性属木）则惕然而惊、腹胀肠鸣、腹痛、大腹水肿、面肿、颈肿、膝髌肿痛等。夫戊为阳土，少阳相火中见厥阴风木，火夹风邪犯胃，胃本为阳土，其体兼湿，遇少阳厥阴风火相蒸势必上炎，症见面肿、颈肿、喉痹等。胃为戊土，为水谷之海，肾者胃之关，关门不利，土虚不能制水而水气流溢，症见大腹水肿、腹胀肠鸣，然风火扰动水谷亦可闻肠鸣之音也。风火之邪与水谷结于内，则为热病，阳明主肌肉，阳明经气郁闭，则膝髌肿痛。少阳胆之枢，更兼阳明之阖，邪留于肌肉而不出，故呈上症。

古人取足阳明胃经之输木穴陷谷，用输者"所注为输"，乃胃经脉气灌注之处，"实则泻其子"，土为火之子，故泻之；用木者，可使木性条达，调畅少阳火郁，具清胆和胃调肝之功。总之使胃安胆畅以治本。本此要义，古人加取胆经原穴丘墟和解少阳，以避免乘土之患。此证少阳相火夹风为主因，终非湿土为患也。故用木穴疏调之，使少阳郁火不令留于胆中也。

庚辰 庚代表大肠经，辰指太阳寒水。说明大肠受寒水之邪侵袭波及胆而发病。症见颈肿、鼻衄、目风赤烂、喉痹、胸满不得息、肩前臑痛、肘臂不举、惊掣等。手阳明之脉从缺盆上颈贯颊、上夹鼻孔，胆司相火夹风循经上犯，深究其理，大肠为燥金，感寒而相并入胆，胆属木而司相火，木畏金则不调，火畏水则不降，木火郁闭久留于上焦，进而风火相搏必循孔窍而出，故发为鼻衄、喉痹、目风赤烂；火郁经中，故颈肿；"邪气传里必先胸，由胸及胁少阳经"，太阳寒水收引之气与少阳胆经郁火相搏而不散，存留于胸中，故发胸满不得息也；少阳主枢，大肠属阳明而主阖，寒主收引，寒滞阳明大肠经脉，故见肩前臑痛、肘臂不举；少阳火郁，气不得枢转，亦是胸满气不得息、肢体不可转侧之因素；惊者，乃木畏金、火畏水之象；掣者，为欲伸不得、如有物牵引之形，乃少阳胆火夹风，伤津化燥，筋脉失其濡润所致。总之，大肠燥金之敛、感寒邪之收引为本证主因，致使少阳胆火郁闭、枢机不利所引发。

古人源于气化之理，取手阳明大肠经之经火穴阳溪，用经者"所行为经"，脉气经此而畅行（病位在手阳明），以行经气郁闭；用火者以温经散寒，进而疏解少阳胆气之郁。

壬午 壬代表膀胱经，午指少阴君火。说明水寒凝滞太阳膀胱经脉，火性上炎波及胆而发病。症见头痛、目似脱、项如拔、脊背痛、腰似折、髀枢痛、腘如结、踹如裂、其人如狂等。考膀胱经脉起于目内眦、上额交巅、还出别下项，寒邪郁闭太阳经脉，清阳失展，故见头痛、目似脱、项如拔；足太阳经脉夹脊、抵腰中、入腘中、过髀枢、贯踹内，寒邪侵犯太阳，卫闭营郁，脉气受阻，不通则痛，故见项如拔、脊背痛、腰似折、髀枢痛、腘如结、踹如裂等；胆属木，内寄相火，火郁于内气机闭塞，火沿膀胱经脉上冲于头，则其人如狂。考太阳热力之由来，不外君、相二火，君火生于心之血脉与肺相循环，散热于胸中大气以外通于营卫；相火生于肾中命门，其水火蒸热之气，借膀胱经脉而布散于身之外表，所谓"膀胱者，腠理毫毛其应"是也。今寒水凝滞太阳膀胱经脉，又火夹胆热亢炎于上，冲击脑系，故见膀胱经脉循行诸多痛证与精神疾患。

古人取足太阳膀胱经之合土穴委中，用合者，"合主逆气而泄"，疏泄太阳经气以祛邪，膀胱经"其直者从巅入络脑"，委中刺络放血，清降火热、醒脑安神，降其势而平其狂；用土者，取土以制水，解表散寒、宣发膀胱经气瘀滞。总之，膀胱经感寒进而胆火气郁乃本病之主因，取委中穴使其寒去火清，恰合病机。

甲申　甲代表胆经，申指少阳相火。但子午流注有个特点，就是每经均起于井，过其原，纳于三焦、心包络（此二经虽寄于壬癸，亦分派于十干）。此乙日甲申时，是甲日戌时开胆经井穴顺序相生，至乙日又重见"甲"，天干重见者，在阳经必由三焦经归纳一穴来生我主经，因胆经是甲日主经，至乙日甲申时，则本日所有的井、荥、输、原、经、合各穴，都已开过，故此时辰可以归纳三焦经的荥水穴（水生木）来生我本经（甲木胆经），是为"阳日注腑，气引血行"的主经。

故在这里甲代表三焦，申指少阳相火。说明三焦受火邪并波及胆经而发病。症见耳聋、嗌肿喉痹、汗出、目锐眦痛、口苦、善太息、胁痛不可转侧、缺盆中肿痛等。夫三焦与胆同属少阳，内寄相火。两经脉气于目锐眦处交接，火性升明，若相火妄动，势必循经脉而上行逆乱，火热弥漫上扰清空，蒙蔽清窍，故见耳聋、嗌肿、喉痹、目锐眦痛、口苦；足少阳胆经络肝属胆循胁里，相火充斥经中，耗伤津液，闭阻脉道，故见胁痛不可转侧；太息即以呼气为主的频频叹气，少阳主枢，火郁气闭，气机升降不利，故善太息；手少阳三焦与足少阳胆经均入缺盆，相火内郁，必见缺盆中肿痛。

古人取手少阳三焦经之荥水穴液门，用荥者"所溜为荥"，疏导经气引火热下行，且"荥主身热"，泻火者泻其荥，清热泻火；用水者，水能制火，使其水升火降。总之，相火妄动弥漫少阳经脉损伤津液是其主因，取荥水穴乃恰合病机之治。

二、从乙日酉时流注开穴干支原理

乙酉 乙代表肝经，酉指阳明燥金。说明燥金之气收敛太过致使木郁不疏而发病。症见颓疝、妇人少腹肿痛、胸满、热中喜睡、癃闭等。夫足厥阴肝经过阴器、抵少腹，金克木，金气收敛太过，乃至木郁而欠伸，肝木体阴用阳，遇金收敛太过，阳气郁结于中，故发肿痛；男子症见颓疝，女子见少腹肿胀；阴囊为足厥阴肝经所络，湿热下注，经络阻隔，气血瘀滞，可致囊痈（囊痈指阴囊红肿，子痈指睾丸肿痛，二者有别）；热病喜寐者，《华氏中藏经》有"胆热则多睡，胆冷则无眠"之说，木属阳，易为热，肝与胆相表里，胆热而肝亦热，或云热从何来？木被金束，阳气内郁，自发热也。肝气郁滞故胸胁满而痛，膀胱主藏津液而司气化，肝主筋，肝郁气滞，疏泄不利，约束膀胱之筋脉，气化失司，亦可见癃闭。

古人取足厥阴肝经之井木穴大敦，用井者"所出为井"，使燥热之邪从井而出；用木者，疏调肝木，强化木性条达，以平衡燥金收敛之太过。燥邪去木得条达而诸症可平。

丁亥 丁代表心经，亥指厥阴风木。说明火受风邪所扰并及于肝而发病。夫外风引动内风，显见肝气太过，症见烦满少气、悲恐畏人、掌中热、胸中痛、阴痒、善太息等疾。夫烦满少气者，是心火被风煽动，火乘风势而太过，太过则少气，经云"壮火食气"也；悲恐畏人者，是火太过必乘犯肺金，金受迫则乘木，木畏金克，同时火太过则水不及，水亏则木不荣，故少谋寡断、悲恐畏人；掌中热者，掌属心脉之部，风吹火盛，故掌中热；胸中痛者，胸为心肺之位，肝脉"复从肝，别贯膈，上注肺"，肝气主升，火旺乘风则发痛；阴中痒痛者，肝脉绕阴器，肝风被火动，风火交煽，风盛则痒，火盛则痛也；太息者，呼多吸少、叹气频作，气机被风火所扰，不得正常出入也。

古人取手少阴心经之荥火穴少府，用荥者"所溜为荥"，"泻火者泻其荥"，使经气流通而火热得降；用火者，泻火所以息风也。总之，火受风扰，风火相煽，心肝火旺是其主因，故取心经荥火穴乃恰合病因之治。

己丑 己代表脾经，丑指太阴湿土。说明湿气太过、湿伤脾土而土壅木郁。症见身热、烦满、腹胀、食不化、呕吐、泻痢脓血、腹中切痛、转筋、骨痛、身重等。盖土衰无力生金而肝木横逆妄行。夫烦满者，脾主肌肉，脾因湿盛而衰，肝木乘虚而入，肝主风，风为阳主热，肝木克犯脾土，故见身热；木喜条达，脾虚湿盛，土壅阻碍木性条达而木郁，郁而生热，热则烦，气机升降不调，故发烦满；腹胀食不化者，是湿被风动而发胀，更兼土被木乘，腐熟水谷失司，所以食不化也；风性属阳主动，湿被风动则上壅，故发呕吐；泻痢脓血者，土虚不能制水则泄泻；肝藏血，厥阴风木下迫于肠，肠风下血则泻痢脓血；脓者，血败肉腐使然；切痛者，疼痛之剧烈也。湿为阴邪，其性黏滞；风为阳邪，其性善行。阴阳相搏、湿与风争，盘踞腹中，故腹中切痛也；转筋俗云抽筋，肝主筋，脾气肝血不足，风加寒湿内侵，聚而不散，表现为肢体筋脉牵掣拘急者，故云肝转筋也；身重骨痛者，重属湿，痛属寒，凡身重者皆湿也，湿为阴邪，易伤阳气，阴盛阳虚，寒主收引，故骨痛也。

古人取足太阴脾经之输土穴太白，用输者"所注为输"，乃经气灌注之处，益气壮原，补脾土以胜外湿，土旺则木不得逞；且输主体重节痛，有散寒祛湿止痛之能；用土者，健脾补中化湿，中气建则湿不内侵；又恐里气不和，复取肝经之输土穴太冲，使肝木条达，木土平衡而相和也。古人之思，既周且备矣。

辛卯 辛代表肺经，卯指阳明燥金。说明阳明燥气犯肺涉及肝而发病。症见寒热如疟、胸背拘急、胸胀满、膨膨而喘、掌中热、咳逆上气、伤寒热病、汗不出等。夫寒热如疟者，燥为小寒，肺主皮毛，燥邪初犯皮毛，燥气敛降，毛窍闭塞，肝经在内之风热欲出而不得，故时寒时热；胸背拘急者，肺居胸中，肺主肃降，肝主升发，肝与肺左升右降，"左右者，阴阳之道路也"。若燥邪犯肺，肺金收敛太过而肝气升发被郁，气机升降逆乱，故胸背拘急；肺主气，主宣发肃降。燥邪犯肺，金气收敛，肺气失宣而郁闭，故见胸胀满，胀者风阳鼓动之象，满者肺气不宣则满。膨膨而喘者，乃肺胀肝风交作之象也；掌中热者，厥阴风阳化燥最易伤阴，阴虚火旺又被金束而留于中，故掌中热；咳逆上气者，肺不伤则不咳，咳皆为伤肺，上气为肝热被束而上冲；伤寒热病汗不出者，为寒邪束表、阳气郁闭不得外泄也。

古人取手太阴肺经之经金穴经渠，用经者"所行为经"，脉气大行于此，取脉气正盛之势，使燥金之气下行，肝气得以舒畅；且"经主喘咳寒热"，宣肺定喘止咳，正当其宜；用金者，助肺气恢复宣肃之能，又恐肝气升发无制，故用金气之敛，平衡肝肺气机之升降。

癸巳 癸代表肾经，巳指厥阴风木。说明肾水受风邪侵袭涉及肝而发病。症见膝痛如锥刺不得屈伸、舌纵涎下、溺赤、小便难等。膝为筋骨之节，肝肾皆主之，风水相搏，风性主动而水性下流，风属阳，水属阴，阴阳一动一牵，两相争执，故膝痛如锥刺、不得屈伸也；肾脉"从肾上贯肝膈入肺中，循喉咙，夹舌本"，风性善弛，舌受风邪而松弛，内热炽盛不得收束，欲伸于外，故舌纵涎下；风为阳邪，水性下趋而被风阻，故溺赤、小便难。

古人取足少阴肾经之合水穴阴谷，用合者"所入为合"，脉气入脏为合，滋补肾水而涵济肝木，水足则风息；又"合主逆气而泄"，潜阳息风平肝降逆；用水者，疏利关节促其化气行水，使风邪无所依附，不能留于膝间也；用肾经水穴滋水降火，壮水之主，以制阳光，使肾水循经脉上升滋润舌本，则舌不纵而涎自不下也；总之，用水治风，滋水涵木，使风无太过，不得为灾也。

乙未 乙本代表肝经，然在各经井荥输经合流注之后，阴经值日以血为主，阴经血纳包络，必由心包络经纳一穴，由本日主经去生纳穴。主经肝属木，木生火，是以肝经之木穴生心包经之火穴。故在这里乙代表心包经，未指太阴湿土。说明湿邪上犯心包，火郁湿阻涉及肝而发病。肝与心包同属厥阴，病则风火相煽，症见中风、善怒或喜笑不休、热病汗不出、怵惕、胁痛不可转侧、便血尿血、鼻衄、气逆呕哕、烦渴、食不下、口臭口疮，甚发黄疸、目黄等。夫中风胁痛者，为湿阻木郁之象也；"膻中者，臣使之官，喜乐出焉"，有喜乐则怒自止，盖包络之火清，泻子则母安也；热病汗不出者，火郁之象也；汗为心之液，心包为心之臣使，湿土中阻，不得化气上行，火郁无以生土作汗外达，故热病汗不出；火郁心神被扰，热犯心包故怵惕；肝气郁结故胁痛；湿主静，风主动，火性炎上，土壅木郁，风火相搏而不散，故胁痛不可转侧；心主血脉，中焦受气取汁，变化而赤是谓血。血为奉心所化，湿土中阻，风火或上或下，下伤阴络则大小便血，上伤阳络则鼻衄；中焦湿阻，气机升降逆乱，故见气逆呕哕、食不下；风火相煽、阴津被耗，故烦渴；湿热留于中，故见口臭口疮；火蒸湿气，肝胆湿热外发，故见周身黄疸；肝主风，开窍于目，故见目黄。

古人取手厥阴心包经之荥火穴劳宫，用荥者"所溜为荥"，使湿气流行而不聚；且"荥主身热""泻火者泻其荥"，用荥穴以清热泻火利湿；用火者，"火郁发之"，宣发包络之郁火，盖火为木之子，"实则泻其子"，泻火即所以息风，火清风息不为湿气所困也。总之，本证湿邪阻滞、风火郁闭是其主因，必湿浊行风木调郁火清则诸症可平。

三、从丙日申时流注开穴干支原理

丙申 丙代表小肠经，申指少阳相火。说明相火移热于小肠而发病。症见心烦、口干、头项强急、不可以顾、肩似拔、臑似折等。小肠与心为表里，心为君火，小肠为相火，小肠本为引心火下行而交于肾水之用，而为水火既济。盖心火化源于戊癸（戊癸化火），今小肠感受外来之火邪，是炎上之力大，癸化之力小，心火不得下降，故见心烦口干；太过之火侵袭手太阳小肠经脉，则消灼津液、筋脉失濡，故见头项强急、不可以顾、肩似拔、臑似折。

古人取小肠经之井金穴少泽，用井者"所出为井"，刺井穴使其经气通利，使火邪从井而出；用金者，金气主敛降，金虽畏火克，然金为水之母，强金必生水，水升则弱火，非直接制火也。用金之义，乃火禀开明之性，变壮火为少火，俾火自化而不烈，则诸症可平。

戊戌 戊代表胃经，戌指太阳寒水。说明胃感受水寒之邪涉及小肠而发病。症见中满嗌痛、颔肿、耳聋、目黄、腹胀、恶闻人声等。夫中满嗌痛者，嗌指咽喉部食道的上口。小肠与心相表里，手少阴心经从心系上夹咽，手太阳小肠经入缺盆络心循咽，其支脉从缺盆循颈上颊，若胃热与水寒之气内郁，湿热中阻，心火不得下降，循经上扰，故中满嗌痛；颌，即下颌骨正中下之空软处。戊为阳土，寒气入胃，热蒸于寒，必蕴成湿热，循经上壅，故颌肿；手太阳小肠经脉"循颈上颊，至目锐眦，却入耳中"，小肠为相火，遇水之寒，则火不下降而循经上炎，故耳聋；小肠经上颊至目锐眦，其支者至目内眦，湿热循经上蒸于目，故目黄；中焦水湿不化，气机受阻，故腹胀；恶闻人声者，夫发声者金也，金之化为乙庚，火之化为戊癸，戊土（阳土）畏乙木（阴木）之克，故恶闻人声。

古人取阳明胃经之荥水穴内庭，用荥者"所溜为荥"，疏导经气，导湿热下行；又"荥主身热"，泻火者泻其荥，使心火下降；用水者，取水克火义。总之，此证是胃受寒邪蕴成湿热进而火炎湿阻为基本病因，则清降火热、导湿热下行是为恰当之治。

庚子　庚代表大肠经，子指少阴君火。说明火热迫于大肠、小肠而发病。症见下齿龋痛、肠鸣洞泄、目眦急痛、舌肿吐舌、戾颈等。下齿属大肠经，大肠为燥金，下齿龋痛者，火灼金之象；小肠属丙火，大肠属庚金，小肠之火下行，大肠感受火邪，金遇火克，以火烧金，火盛而金弱，则必发肠鸣洞泄；鸣者金之声也，或在肺或在肠。目眦急痛者，手太阳小肠经至目锐眦，又与足太阳膀胱经交接于目内眦，火邪循经上扰，故目发急痛；心开窍于舌，心与小肠相表里，小肠之火太过，心火不降而炎于上，故舌肿胀而外吐也；戾者，疠气也，戾颈者，火太过灼金之象，金遇火则胀，故肠胀气，戾颈而上行；试观疯犬无不戾颈，夫犬因何而疯？皆火毒太过之故。

古人取手阳明大肠经之输木穴三间，用输者"所注为输"，取脉气灌注之义；用木者，取木性条达舒畅，则火不内郁，火不郁则金亦不受煎熬，金与火各得其所，则诸症可平。兹用输木穴将火疏散而不克金（大肠），复取小肠经之原穴腕骨，夫原者乃脏腑真气输注于经脉的穴位，激发小肠经气，维护生理之少火，是病理之火降而金得其所。想金之子水来复母仇，取腕骨以培补火之元气，即水来克火，而火亦不畏之。足见取腕骨之意，以免胜病方去，而复病人生也。

壬寅　壬代表膀胱经，寅指少阳相火。说明膀胱感受火邪波及小肠而发病。症见腘如结、踝如裂、肩背拘急、足踹肿痛不能履地、目痛如脱、头痛如裂等。夫太阳膀胱经脉"下合腘中，下贯踹内，出外踝之后"，膀胱经脉感受火邪，流注关节，灼津炼液，筋脉痹阻，则腘如结、踝如裂，皆是膨胀之象，兼见红肿可知，为化源之丙太过也；肩背拘急者，手太阳小肠经脉"上循臑外后廉，出肩解，绕肩胛，交肩上"，足太阳膀胱经脉夹脊而行。太阳之上寒气治之，故太阳经脉易感寒邪，寒主收引，故太阳循行部位皆呈拘急之状也；足踹肿痛不能履地者，为火邪犯于膀胱经脉，水与火争之象；太阳经脉皆循于头而入于目，火邪循经脉上炎，故见目如脱、头如裂。

古人取足太阳之经火穴昆仑主治。用经者"所行为经"，盖膀胱为水腑，足太阳膀胱经乃人体最长的经脉，值脉气大行于此穴而充分调动之，以制约火热妄行；用火者，太阳主开，火郁发之，取水中之火义，使滞留关节之火邪发散而出。以上诸症，皆手足太阳经脉循行部位，治疗非手足太阳经穴则无由而生，实因火邪侵入而生病，故发散经中火邪，又引生理之火下行，则诸症可平。

甲辰　甲代表胆经，辰指太阳寒水。说明寒水之气侵犯少阳胆木，波及小肠而发病。症见膝屈伸不利、髀枢膝骨冷痹、膝内外廉不仁、僻厥偏枯、半身不遂、足冷无血色、头面肿、足筋挛痛等。夫足少阳胆经"下循髀阳，出膝外廉"，阴寒阻滞筋脉，胆经脉气受寒，见膝盖伸屈不利，髀枢膝骨冷痹也；因寒主收引，寒凝血瘀，久则闭塞不通，见膝内外廉不仁；偏枯、半身不遂者，上肢属小肠，下肢属胆，不遂之因，乃寒邪侵袭经脉，夹风上行，气血逆乱犯脑使然；肝与胆相表里，肝藏血，寒邪客于半身，血逆于上，真气去而邪气独留，见足冷无血色；气血逆乱，寒气在下，火炎于上，故头面肿；火在上，水在下，水火未济，血因寒而凝，不能润养筋脉，故足筋挛痛。

古人用胆经合土穴阳陵泉，用土以制水，用合穴者，"合主逆气而泄"，疏调气机，制其逆乱之势，不惟从少阳之枢驱散外寒，亦治内寒，且阳陵泉乃筋之会，疏通筋脉，降逆祛邪，使寒邪不留于胆和小肠，从少阳转出太阳而解也。

丙午 丙代表小肠，午指少阴君火。然当阳经的合穴开后，相隔两个时辰，必定是三焦经和本日主经的时间天干重见。本日主经为小肠经丙火，三焦经的输穴属于甲木，木生火，故取阳经气纳三焦甲木生丙火之义。故在这里丙代表三焦，午指少阴君火。说明三焦受火热波及小肠而发病。症见热病汗不出、目眩、头痛、耳鸣、目生翳膜、疟疾寒热、咽喉肿痛、肘臂痛、手指不得屈伸等。夫汗为心液，小肠为心之表，三焦属少阳而主枢机，三焦火郁，津液耗伤，故热病汗不出；三焦火盛生风，风火相煽，故目眩；火热上冲故头痛；手太阳小肠经"其支者……至目锐眦，却入耳中"，手少阳三焦经"其支者，从耳后入耳中，出走耳前"。可见，三焦与小肠经脉皆通于耳。耳鸣者，鸣为火之音，火循经入于耳而不得出，故耳鸣；目生翳膜者，三焦、小肠经脉皆上于目，翳膜即引起黑睛混浊或溃陷的外障眼病，肝经风热或阴虚火旺者为多。此经中火邪太过，故目生翳；疟疾寒热往来间歇发热者，因少阳主枢，三焦火邪郁于表又不得出，故发热；火退于内则表恶寒；手太阳经脉"入缺盆、络心、循咽、下膈"，火邪波及小肠经脉而上冲咽喉，故咽肿痛；手少阳三焦经"出臂外两骨之间上贯肘"，手太阳小肠经"直上循臂骨下廉，出肘内侧两筋之间"，火邪流窜经脉之中，故肘臂痛；手指不得屈伸者，为火邪耗散津液，筋脉失濡，故屈伸难也。

古人取三焦输木穴中渚，用输者"所注为输"，脉气灌注于此，"输主体重节痛"，疏通关节瘀滞，以散经中火热也；用木者，木性条达，气机调畅，取火郁发之，使火宣发而散也；故用木来条达疏散。

四、从丁日未时流注开穴干支原理

丁未 丁代表心经，未指太阴湿土。说明心经感受湿邪而发病。症见热病烦满、上气嗌干、渴、目黄、心胸痛、痰气上逆、悲惊、寒热、前阴臭臊等。夫热病烦满者，心火被湿所阻、火气郁闭之象也；上气嗌干者，嗌指食道上口，出于胃。是咽喉食道上口有干燥的感觉，乃胃被食伤不能消化，火性炎上又被湿阻，扰动胃气上逆也；火热耗津故渴；黄乃湿土之色，湿被热蒸故目黄；胸为阳气出入之门户，乃心所居，火被湿郁，故发心胸痛；痰气上逆者，痰由湿聚而生，湿聚气机阻滞，故痰气上逆也；悲惊者，悲则气消，惊则气乱，乃火畏水之象，湿甚为水，水湿上凌心肺，君火不明使然；寒热交替者，乃火与湿相搏，湿胜则寒，火胜则热也；前阴臭臊者，肝脉过阴器、抵少腹，肝其臭在臊，湿与火并走前阴，湿热下注，故呈此症。

古人取手少阴心经井木穴少冲，用木者，取木性条达，疏调气机升降，木生火可发火气之郁闭，且木主风而风胜湿也；用井者"所出为井""井主心下满"，清热泻火除烦，并使湿气从井而出。总之，此证乃心经感受湿邪，火郁湿阻为基本病因，故用井木泻火除满化湿，使湿气从井而出，气机调畅，心火得宁，诸症可平。

己酉 己代表脾经，酉指阳明燥金。说明脾土遇燥金而发病。症见身重、骨痛、手足冷、腹满、腹胀、善呕、胃心胸满痛、烦热闷乱、目眩等。夫身重骨痛者，脾虚湿盛被敛降之金气收束，湿郁不得散，故身重；肾属水主骨，湿为阴邪，易伤阳气，湿性凝滞下趋，故骨痛；脾主四肢，金气收敛太过，火被金侮，不得达于四末，故手足冷；脾虚湿盛而中满，气机升降失调，故腹满、腹胀、善呕；湿气弥漫，火郁于中，故胃心胸满痛；金气收束，火郁而不得出，蒸于湿土，气机失于升降，故烦热闷乱、目眩。

古人取足太阴脾经之荥火穴大都，用火者，火克金，以制约燥金收敛太过；用荥者"所溜为荥"，使得脉气流动，且"荥主身热"，清金降火，发散火郁。总之，脾土遇燥金收敛太过为发病之主因，使脾土之化源甲木不受金克，得施升降湿土之能，气机调畅，诸症可平。

辛亥 辛代表肺经，亥指厥阴风木。说明肺金受风邪侵袭影响于心而发病。见病肺胀满、膨膨而喘咳、肩背痛、掌中热、喘不得息，或见胸痹逆气、心痛、脉涩、咳血、烦闷不得眠、狂言，或见善呕、饮水则哕、嗌气上逆、数欠伸、乍寒乍热、溺味变辛、大便失禁等。夫肺主气、属金、司呼吸、主皮毛，风性鼓动，外袭皮表，风木侮金，肺气不得敛降而上逆，气道受阻，故病肺胀满、膨膨而喘咳；肺经脉从肺系横出腋下、下肘中、循鱼际，风为阳邪，风热犯肺，经脉阻滞，故见喘不得息、肩背痛；风火内郁，故掌中热；心肺同居胸中，心主血脉，肺朝百脉，风邪袭肺而病肺胀满，心气内瘀，血脉失和，故见胸痹、心痛；脉涩者，乃往来艰涩不畅之象，风木袭肺，火被金束，脉道欠滑利，故脉涩；风为阳邪，夹火上炎，肺络受损，故见咳血；风性主动，火炎摇摆，神明受扰而不安，则烦不得眠，甚则狂言（神被风火摇动）；手太阴肺脉"起于中焦，下络大肠，还循胃口，上膈属肺"，风木侮金袭肺，肺失肃降，木来克土，胃气上逆，故见善呕、饮水则哕、噫气上逆；风木为阳主升，金主敛降，木来侮金，金欲克木而不能，故见数欠伸、乍寒乍热；辛者金之味，火克金，肺主通调水道，下输膀胱，金被火灼，肺热沿水道下行，故溺味变辛；肺与大肠相表里，风木袭肺，又被火灼，肺金收束无力，故大便失禁。

古人取手太阴肺经之输土穴太渊，用输者"所注为输"，脉气灌注于此，且太渊为脉会，益气补血通脉是为主治；用土者，土生金，助肺气之肃降，又用土以泻火（实则泻其子），用土之静以息风之动；犹恐心火不宁，复取手少阴心经输土穴神门，以强安定心神之功。用意既详且备。

癸丑 癸代表肾经，丑指太阴湿土。说明肾水受湿土浸渍并及于心而发病。症见肠澼、腰脊内引痛不得俯仰、舌干、足痿不收、腹中雷鸣、腹胀如鼓、四肢肿、血淋尿痛、脉微细或欲绝等。夫肠澼者，便血也，泻下垢腻黏滑似脓之物，是为澼。《素问·通评虚实论》云："肠澼便血……身热则死，寒则生。"乃太阴湿土浸渍肾水，脾肾阳虚，中气虚弱，统血无力，血溢肠道，色暗或黑；亦有水土相搏而及于心，心与小肠相表里，心移热于小肠，湿热内蕴，浸渍回肠，进而蒸于肠道，脉络受损，发为肠澼（痢疾）者；腰为肾府，湿土浸渍肾水，阳虚寒凝，脉络瘀阻，故见腰脊内引痛不得俯仰；舌干者，湿土中阻，上下水火不得交通，肾水不得上升，心火上炎所致；肾主骨，脾主四肢，湿土留于肾水，气化不能，故足痿缓纵不收，四肢肿；脾主腹，湿土凝滞，中焦气机阻碍，无以运化，故腹胀如鼓；腹中雷鸣者，上下水火不得交通，气机升降逆乱相击之声也；或见血淋尿痛者，膀胱湿热下注也。肾与膀胱相表里，肾被湿浊浸渍，气化失司，久则蕴湿生热，损伤膀胱络脉，故见血淋尿痛；水湿皆为阴类，阳主动而阴主静，此证乃肾水受太阴湿土浸渍涉及心所致，心主血脉，脾肾阳虚，水盛火衰，故脉微细或微细欲绝。

古人取足少阴肾经之经金穴复溜，用经者"所行为经"，脉气大行于此而经过，其气正盛，使得湿化水行，水火相交；用金者，金为土之子，实则泻其子，取燥湿利水之能。湿土行，水火交，则诸症可平。

乙卯 乙代表肝经，卯指阳明燥金。说明肝木被燥金之气收束涉及心而发病。症见癞疝、胸胁支满、目眩、关节痛、拘挛不得屈伸、发狂、少气喘呼等。夫足厥阴肝脉"循股阴，入毛中，过阴器、抵小腹"，肝木被金气收束，浊痰凝结成核，气血瘀滞，症见睾丸生出慢性肿块或结节，是为癞疝；肝脉上贯膈，布胁肋，肝气被燥金约束，不得条达舒畅，经气郁闭，故胸胁支满；肝开窍于目，肝脉连目系，心火肝风被金所束，不得宣发，风动火摇而上犯目系，故目生眩也；关节痛者，风火留于关节不散所致；拘挛不得屈伸者，肝主筋，燥金收敛，遇火煎熬，耗津伤血，血不荣筋所致；发狂者，厥阴风木郁而上冲，风为阳邪，最易动火，木生火，风火上冲而犯脑系，神明失主，故发狂；少气喘呼者，喘乃金气收敛太过、气逆迫肺使然；呼为肝声，肝木郁而不畅也；少气者，少火生气、壮火食气，火聚则旺，为壮火，耗津伤气，故少气。

古人取肝经之合水穴曲泉，用水者，金生水也，"实则泻其子"，以泻燥金之太过，乃燥气太过为病之主因也。且水能克火，火为本病之继发，同用水以治之；用合者，"合主逆气而泄"，风火扰动，气机升降逆乱当取之合。盖木为火之母，化源于丁壬，戊癸化火，因壬癸同属水，故此用合水穴以增壬癸之力，使心火下降交于肾水，则诸症可平。

丁巳 丁本属心经，然丁巳是由乙卯时转化而来，合穴之后应开纳穴。凡是阴经的纳穴，当本日天干重见血纳包络时，都是以主经去生纳穴。丁心属火，火生土。故在这里丁代表心包经，巳指厥阴风木。说明心包感受风邪扰于心而发病。症见手心热、臂肘挛急、腋肿、胸胁支满、喜笑不休、烦心等。夫心包属相火，手厥阴心包经"循胸出胁，下腋三寸，上抵腋下……入掌中"，查天池穴居于腋下乳旁一寸处，风火相煽，循经脉而发，症见手心热，而发腋肿；心包为"臣使之官，喜乐出焉"，心包相火与心之君火相并，其势必旺，心气实则喜笑不休也；烦乃不安之象，心火被风木煽动，故烦心。

古人取手厥阴心包经之输土穴大陵，用输者"所注为输"，取其经气灌注之处，疏通脉气，清心泻火除烦；盖本证乃心包感受风阳扰动内迫于心是其主要病因，用土者，取土之静以牵制风性之动，且火生土，土为火之子，"实则泻其子"，大陵直泻心包之火，火去则风息，动摇之性自平。

五、从戊日午时流注开穴干支原理

戊午　戊代表胃土，午指少阴君火。说明胃土受火热侵袭而发病。症见心腹胀满、发热面赤，甚则登高而歌、弃衣而走，消谷善饥、黄疸、溺色黄等。夫腹胀满者，火蒸胃土则必发胀也；阳明胃经行于面，火留胃中，故发热面赤；胃与脾相表里，脾在声为歌，胃中火热升腾，腑从脏走，发声为歌；火性主升主动、上炎冲犯脑系，神明失主，故见登高而歌、弃衣而走，只顾前行而不休也；黄为土色，因火蒸发于外，故黄疸者，火蒸湿土之象也；消谷善饥者，胃为水谷之海，火之消谷最速，胃中有火，将水谷迅速消尽，故人善饥也；溺色黄者，《素问·水热穴论》云："肾者胃之关，关门不利，故聚水而从其类也。"胃火蒸于湿土，其色必黄，肾主下焦，脾胃水湿下渗膀胱，故溺色黄。

古人取足阳明胃经之井金穴厉兑，夫阳明乃多气多血之经，用井者，"井主心下满"，泻满以下夺火热之势，直折火邪从井而出；用金者，阳井金，用金气之敛降以清热泻火，火本克金，然金为水之母，而水克火，强金即壮水也。火欲克金而畏水，其火必不敢妄行。故针刺阳明井金穴厉兑，令火热从井而出，则诸症可平。

庚申　庚代表大肠经，申指少阳相火。说明大肠感受火邪波及胃而发病。症见颊肿、鼻衄、衄血、喉痹、目黄、口干渴、伤寒水结等。夫喉为发音器官，属于金，火邪克金，甚则发为喉痹；颔，即下腭骨正中下面空软处，乃手足阳明经所过之线路，火邪循经而发，故颔肿；肺开窍于鼻，大肠与肺相表里，大肠感受火邪，火热上壅而动血，故见衄血；而外邪袭肺，亦可见鼻流清涕之鼻衄；目黄者，胃土色黄，火蒸湿之象；脾开窍于口，脾与胃相表里，火邪犯于脾胃，伤津耗气，故口干渴；伤寒水结者，肺与大肠相表里，外寒袭肺，寒邪伤表，然火邪在肠，金被火克，肺为水之上源，火逆于上，肺气不降，不降则不通，故伤寒水结于上也。

古人取手阳明大肠经之荥水穴二间，用水者，水克火，使得火不妄行；用荥者"所溜为荥"，促其水流而不结，且泻火者泻其荥，清热泻火，俾火不留于肠胃而诸症可平。

壬戌　壬代表膀胱，戌指太阳寒水。说明膀胱受寒邪侵袭，波及胃而发病。症见头痛、目似脱、项似拔、脊背痛、腰似折、髀不可以曲、腘如结、踹如裂、头囟项痛、肌肉瞤动、项强不可以顾、目内眦赤烂、发背痈疽、背生疔疮等。考足太阳膀胱经"起于目内眦，上额交巅……从巅入络脑，还出别下项，循肩膊内，夹脊抵腰中……其支者从腰中下夹脊贯臀，入腘中""其支者从膊内左右别下贯胛夹脊内，过髀枢，循髀外从后廉，下合腘中，以下贯踹内，出外踝之后……"太阳膀胱经脉受寒邪侵袭，寒主收引，经脉瘀阻，故见头痛、目似脱、项似拔、脊背痛、腰似折、髀不可以曲等经脉瘀滞症状；腘如结、踹如裂者，即如冰之结，如天寒地裂也；头囟项痛者，寒侵太阳经脉所致；肌肉瞤动、项强不可以顾者，乃寒性收引，筋脉肌肉被寒邪侵袭失其柔和所致；太阳者巨阳也，寒邪外束，阳气郁闭，久则化热化火上犯于目，亦可沿太阳经脉而发，故见目内眦赤烂、发背痈疽、背生疔疮等火热证候。

古人取足太阳膀胱经之输木穴束骨，用木之生发以散寒之收引；用输者，"输主体重节痛"，散寒胜湿，恰合太阳膀胱经脉郁闭之治；然寒湿不能骤然除之，复取足阳明胃经原穴冲阳，振奋胃气之原，助太阳以解外。正如张仲景所云："若欲作再经者，针足阳明，使经不传则愈。"壮水谷之海以强胃气，使邪不内传也。

甲子　甲代表胆经，子指少阴君火。说明胆经受火热所迫，波及胃而发病。症见口苦、心胁痛、善太息、面尘、头角额痛、目锐眦痛、缺盆中肿痛、腋下肿、马刀侠瘿、诸节尽痛等。夫少阳胆火内郁故口苦；善太息者，叹气频作也，以呼气为主的深呼吸运动。乃胆木因火而气壅，或肝胆气郁所致；面尘者，为风气使然，火郁夹风之故；胆经"起于目锐眦，上抵头角……下颈合缺盆，以下胸中贯膈，络肝属胆，循胁里"，少阳胆火内郁循经而发，故见目锐眦痛、心胁痛、缺盆中肿痛；马刀侠瘿者（瘰疬），居于腋下，正为胆经所发；头角颔痛者，胆经上抵头角，颔属胃经，火郁于胆胃则发痛也；足少阳胆经"下循髀阳、出膝外廉、下外辅骨之前、直下抵绝骨之端、下出外踝之前"，胆经火郁则发痛，故诸节尽痛也。

古人取足少阳胆经之经火穴阳辅，夫用经者用其行，"所行为经"，脉气大行于此，其气正盛也。疏通经络，调畅胆火气郁；用火者，非以火补火，乃泻经中之火邪，去壅散结，则诸症可平。

丙寅 丙代表小肠经，寅指少阳相火。说明小肠受火邪内攻并迫于胃而发病。症见嗌痛，颔肿不可以顾，耳聋，目黄，颊肿，颈、颔、肩、臑、肘、臂外后廉痛等。夫小肠为受盛之官，功能是承接胃中腐熟的水谷，经过消化与泌别清浊，精华营养周身，糟粕归于大肠，水液归于膀胱。太阳小肠经脉"其支者，从缺盆循颈上颊，至目锐眦，却入耳中"，小肠经从手走头，今火邪内攻，循经上扰，故见嗌痛、颔肿不可以顾、耳聋、目黄、颊肿等；目黄、颊肿亦为脾胃之湿气被火熏蒸也；耳聋亦有胆火上攻之原因。其肩、臑、肘、臂外后廉皆为手太阳小肠经所过之部位，经中火郁，故痛。

古人取手太阳经之合土穴小海，用土者，火生土，土为火之子，乃"实则泻其子"；本证是火邪入于小肠并上迫于胃为主因，故用合者"所入为合"，脉气深大，合于本脏之气，以突出"合主逆气而泄"之用。因火邪入于两腑，非用合土穴入于腑，则腑内火邪不能泻也，此穴泻火清热、降逆疏调气机，则诸症可平。

戊辰 戊本是胃经属戊土，然合穴之后应开纳穴，阳经是气纳三焦，以生本日主经之经的所用穴，火生土，取三焦的经火穴。故在这里戊代表三焦，辰指太阳寒水。说明寒邪客于三焦波及胃而发病。症见热病汗不出，肩背酸痛，胁、腋下肿，四肢不举，霍乱吐泻，心胸烦闷，伤寒结胸等。夫热病汗不出者，三焦属相火，是遍布周身内外、肌腠之间的水谷精气、津液和脏腑之气出入的通道，所以总司人体气化。若寒邪客于三焦，气血运行受阻，又兼胃阳被寒邪所束，阳气郁闭，发为热病；汗乃水谷精微所化，源于胃，入于心则为汗，寒邪束表，卫闭营郁，故汗不能出；手少阳三焦经脉"贯肘、循臑外、上肩"，寒邪客犯三焦，经脉不通，故肩背酸痛；三焦相火被寒气收引，郁而不伸，与胃土相搏，蕴生湿热，弥漫于少阳，故见胁、腋下肿；脾主四肢，脾与胃相表里，属土主静，寒与湿皆为阴类，寒性收引，湿性趋下，故见四肢不举；霍乱者，挥霍缭乱也，乃气机逆乱之象；相火妄动而寒性收引，阻于胃肠，湿热相混，气机升降失常，故见吐泻交作；《素问·灵兰秘典论》："三焦者，决渎之官，水道出焉。"因寒邪客犯三焦，水道不能正常输送膀胱，亦发泄泻；君火以明，相火以位。三焦相火被寒邪所束，郁而不畅，必然抑阻胸阳，故见心胸烦闷；伤寒结胸者，"邪气传里必先胸"，寒邪袭表，克犯胸中，三焦水道不行，气化失司，寒邪入里化热与水相结，故发结胸也。

古人取手少阳三焦经之经火穴支沟，用经者"所行为经"，脉气大行于此经过，通行三焦水道，行水以散结也；用火者，三焦因寒邪所束而不通，故用火以温经散寒也。考其穴名，古时穿地为沟，支沟乃将水沟掘畅而水自行。而三焦为"决渎之官"，决，通也；渎，水道也。细细玩味，古人用意昭显。水行则寒散，三焦得通，胃阳得复，诸症皆平。

六、从己日巳时流注开穴干支原理

己巳　己代表脾土，巳指厥阴风木。说明脾土被风木所客而发病。症见腹胀满、喘不得卧、胃脘痛、食则呕、善噫、食不下、胸中热、溏瘕泄等。夫脾主腹主湿，腹胀满者，木郁土壅、湿被风鼓之象；肺主肃降属金，风性属阳，风木太过，夹湿气上冲，乘土侮金，故喘不得卧；脾与胃相表里，风木客于中焦，脾胃升降不调，"浊气在上，则生䐜胀"，故食不下、食则呕；"清气在下，则生飧泄"，故便溏或泄；地气通于嗌（咽与食管上口），胃为风邪所客，则善噫也；脾虚至极，统血无力而肠内溢血，则瘕泄；风性属阳，善行数变而主动，风木上冲于胸，故胸中热。

古人取足太阴脾经之井木穴隐白，用井者"所出为井"，使太过之风邪从井而出；用木者，借其条达之性使风气开散以化湿气，风动而无太过，湿静而不壅满，则阴阳动静相反相成，诸症可平。

辛未 辛代表肺经，未指太阴湿土。说明湿邪弥漫肺金波及脾而发病。症见咳嗽、咽喉干燥、舌黄、哕、上气、食不下、腹满等。肺脉起于中焦，上膈属肺，脾脉"复从胃，别上膈"，且肺与脾同属太阴，湿邪弥漫太阴，金束湿阻，气道不利，故咳嗽；足太阴脾经上膈夹咽，湿阻气道，津液气化无由，故咽喉干燥；脾与胃相表里，脾主腹，湿为阴邪，湿邪困脾，胃阳不得受纳腐熟水谷，故见哕、上气、食不下、腹满等脾胃见症；足太阴脾经连舌本、散舌下，黄为土色，湿热循经上泛于舌，故舌黄。盖脾土之化源为甲己，甲木疏泄不足而湿气太过，木不克土，反被土侮，亦见上证。

古人取手太阴肺经之荥火穴鱼际，用荥者"所溜为荥"，使肺经脉气流动，肺主气而朝百脉，气行则湿化；用火者，火克金，清降肺气，使肺气恢复宣肃之性；且火生土，调运升降，健脾化湿。

癸酉 癸代表肾经，酉指阳明燥金。说明燥气消灼肾阴波及脾而发病。症见口中唾涎如胶、消瘅、黄疸、呕吐痰涎、手足厥冷等。夫肾液为唾，脾液为涎，脾开窍于口，唾涎被燥金之气所敛，结而不化，故口中唾涎如胶也；酉为燥金，燥能消水，燥气太过则消。消瘅者，消指下消，燥金消灼肾水也；瘅指黄疸，中焦湿热所为也。燥金收束，水土相搏，必湿热内蕴外泛，故身黄；湿困中焦，逆而上泛，故呕吐痰涎；脾主四肢，脾肾被燥金所敛，阳气郁闭不得外达，故手足厥冷。

古人取足少阴肾经之输土穴太溪，用土者，土为金之母，滋补肾水以济燥。甲己化土，土之用依赖甲木之动生也。此用土者，非用土之性静，而用其化源之动也。如同乙庚化金之理，抑金之动，而金之作用亦生，不独为收敛也。则肾气有气化之能，脾气有运化转输之用，脾肾各司其用。复取足太阴脾经之输土穴太白，用输者"所注为输"，脉气输注于此，乃补土强化中焦运转之力，以静合动也。此用脾肾之两原，取其相生相济，滋补水土以润燥。

乙亥 乙代表肝经，亥指厥阴风木。说明风邪客于肝经克犯脾土而发病。症见痎疟、色苍苍、小腹肿痛、身黄、有微热、身体不仁等。夫痎疟者，疟疾两日一发也。因风邪侵入经络，逢脾土之湿，风木属阳主动，湿土属阴主静，风阳内郁不得出，阳欲达表而湿阻于内，风湿相搏，风胜则发热，湿胜则恶寒，气过风湿滞留之所则寒热休矣；色苍苍者，乃厥阴风木之本色；小腹肿痛者，小腹乃肝经所主之部位，且脾经脉"上膝股内前廉入腹"，风木主动，太过则生变，湿被风鼓则发肿，风湿相搏于小腹则痛；风性属阳主热，因湿气凝滞，故身热而其热尚微；夫身体不仁者，人之运动皆赖于气血，气血运行正常，则身体灵活，知觉灵敏。若风湿入于经络，气血运行受阻，营卫不调，久则身体不仁。

古人取足厥阴肝经之经金穴中封，乃此证因风而发，故当以治风为重点。用经者"所行为经"，取脉气大行于此经过，其气正盛，疏通气血，以行风湿之凝滞；用金者，金克木，用金气之敛降制约风木之阳动太过也。

丁丑　丁代表心经，丑指太阴湿土。说明心火受湿浸渍波及脾而发病。症见呕吐黏稠涎沫、四肢不举、心痛手摇、健忘等。夫涎为脾液，脾经脉"复从胃，别上膈，注心中"而与手少阴心经连接，湿邪侵入脾胃，蕴湿化热，热被湿伏而上膈，遂成脾经伏火熏蒸于上，故见呕吐涎沫、质黏稠；脾主四肢，因湿遏火伏，久则聚而成痰，流注经络，故肢体沉重、四肢不举；心痛手摇者，火性炎上，湿性凝滞，火郁则发心痛；火为阳主动，湿为阴主静，手摇者，乃火与湿争，动摇不定之象；心主神明，心火被湿浊所阻，则神明不清，不清则记忆不实，甚至无所回忆，故健忘也。上证皆因湿浊使然，经于心则神识恍惚，客于脾则肢体困重。

古人取手少阴心经之合水穴少海，用合者"所入为合"，取其脉气深大，经脉自此而入脏，犹如百川汇合入海也。故用合以治内，调运气机升降出入，平其逆乱，所谓"合主逆气而泄"也；用水者，水克火，清泻火郁，且用水性之下趋，导热下行。

己卯　己本是脾经属己土，然合穴之后应开纳穴，凡阴经所纳之穴，都是由本日主经去生纳穴，阴经是血纳包络，本日主经是脾经，土生金，取心包络的经金穴。故在这里己代表心包经，卯指阳明燥金。说明燥气客于心包及于脾而发病。症见中风、舌强语謇、口涎、突然昏仆、暗不得语、咽中如梗等。中风乃风中经络、痹阻气血、进而化燥化火，瞬间血壅于上，脏腑气机逆乱所致。厥阴之上，风气治之。手厥阴心包络内寄相火，燥气客于心包，最易化火生风，发病如风性之善行数变，乃风邪所中，故名中风；舌强语謇者，风夹痰邪闭阻窍道使然，痰乃湿聚而成，脾主湿属土，土之化源甲木之动被金收敛太过（金克木），因而留湿凝滞脉络，考脾经脉连舌本、散舌下，痰阻于脾经，故见舌强、语言謇涩；口涎者，涎为脾液，脾主肌肉，脾虚肌肉不得收束之故；燥气客于心包，化火生风攻冲于上，故见突然昏仆；暗不得语者，心为言之主，言为心之表，痰湿蒙蔽心窍，故不能语也；咽中如梗者，湿被热蒸即为湿热，遇火煎熬成痰，又为燥金之气收敛，痰核流注气道，故见咽中如梗阻。以上诸症，总以燥气化火生风为主要之病因。

古人取手厥阴心包络之经金穴间使，用经者"所行为经"，脉气大行于此经过，其气正盛也。主行痰湿之凝，开窍醒神，疏通经气，使经脉气血各行其道而不逆乱；用金者，金克木，平肝息风，以泻风火之郁闭。

七、从庚日辰时流注开穴干支原理

庚辰 庚代表大肠，辰指太阳寒水。说明寒邪客于大肠而发病。症见胸中满闷、口干、颐颔肿、肩前臑肿痛、热病汗不出等。盖寒邪客于大肠，或进食生冷不洁之物，导致下利无度；或大肠阳气虚衰，感寒后见肠虚滑泄。夫胸中气满者，大肠与肺相表里，肺主气，位居胸中，寒邪束表而主收引，肺气不得宣发，迫于胸而气满也；夫行津液者，气也。口中津液全赖气之升腾濡润，若气被寒束，不得上升津液，故口干也；颐，即口角、腮下之部；颔，即下腭骨正中下之空软处。盖大肠与肺经脉络属，表里相通。气被寒束，不得宣发，留于大肠经附近之颐、颔处，阳明经气郁闭，故颐颔肿；手阳明大肠经"上臑外前廉上肩"，经气郁闭，故肿痛；夫阳明者，两阳合明也。病则易从阳化热，偶遇寒束则热闭于内，故发热病；又阳明主阖，外寒束缚，表阳郁闭，故阳明初起亦可见汗不出也。

古人取手阳明大肠经之井金穴商阳，用井者"所出为井"，使寒邪得散，从井而出；盖肺与大肠同属金，大肠经承接肺金清肃之气而来，从阴出阳，清金转为燥金，故用金者，清阳明经中郁热也。

壬午 壬代表膀胱，午指少阴君火。说明火热下注膀胱及于大肠而发病。症见头重、目眩、善惊、衄衊、项痛、目䀮䀮等。考足太阳膀胱经脉"起于目内眦、上额交巅，其支者从巅至耳上角，其直者从巅入络脑"，膀胱属水，大肠属金，火客膀胱，如火注入水中，即为热气，又被金气收敛，留于膀胱经脉，故发头重、目眩；善惊者，乃惧怕之形，火客膀胱水腑，膀胱与肾相表里，肾主惊恐，故善惊易恐，心惕惕如人将捕之；衄衊者，衄为鼻塞不通，衊为鼻出血，大肠经脉上夹鼻孔通于鼻，火克大肠燥金，大肠经热随火性炎上而冲于鼻，故见鼻衄；水火相搏，又被金束，大肠经气窒塞，则为衄；太阳膀胱为寒水之腑，其经"还出别下项，循肩髆内"，火客膀胱，水静而火动，搏于经脉，故项痛；目䀮䀮者，火主升明，如火光之外晕水气，则火光不甚清晰，肾主水轮，肾之精为瞳子，肾精不足，故目䀮䀮如无所见也。

古人取足太阳膀胱经之荥水穴通谷，用荥者"所溜为荥"，取经气流动，疏通膀胱经气，且"荥主身热"，清热降火以解经中热邪；用水者，壮水以制火，使水升火降而不妄行，则诸症可平。

甲申 甲代表胆经，申指少阳相火。说明火客胆经波及大肠而发病。症见咳逆、喘不能行、胸中满、缺盆中肿痛、腋下肿、马刀侠瘿等。夫咳逆者，气遇火则逆行，大肠与肺相表里，腑随脏走同属于金。肺气肃降，有助于大肠传导功能的正常。若火客大肠，金气收束，腑气不通，必影响肺气肃降，火扰于上，肺气上逆，故见咳逆；喘者吸少呼多，肺气上逆则发喘，动则喘甚而不能行；胸中满者，足少阳胆经"下胸中、贯膈"，因火客胆经波及大肠，胆火夹腑浊之气上逆胸中，故胸中满；胆经脉"从缺盆下腋、循胸、过季胁"，胆与肝相表里，胆司相火又感火邪客于胆，最易夹肝风逆乱于经中，进而风火相煽，故见缺盆中肿痛、腋下肿；马刀侠瘿者，即瘰病生在腋下，形如马刀；若生在颈部，谓之侠瘿。乃胆火旺又遇金气收敛，痰火气逆凝结经络所致。

古人取足少阳胆经之输木穴足临泣，用木者，取木性条达以疏散火郁气逆也；用输者"所注为输"，取经气灌注之处，由井荥注于此而输于彼，使凝滞胆经之火邪输送而出，不得停留也。因风火气逆，波及大肠，古人取足临泣穴犹恐不及，又加取手阳明大肠经之原穴合谷，宣泄火郁、通腑降浊。从流注角度看，每逢开输穴，必是本日主经返本还原之时，庚日主经是大肠经，其原穴是合谷，亦即"金原合谷返本归"也，所以时当甲申，既开足临泣，同时也开合谷穴。

丙戌 丙代表小肠经，戌指太阳寒水。说明水寒之气客于小肠，波及大肠而发病。症见癫狂、热病汗不出、颈肿颔肿、恶寒发热、肩臂外后侧痛不举、吐舌、项强等。夫小肠属太阳经脉，寒邪客于膀胱经脉，是为典型的太阳病；若客于丙火小肠经脉，既可见寒邪束表或卫闭营郁的恶寒发热、热病汗不出，又可从阳化热化火，见相火内郁的火热证。夫癫狂者，癫属阴，以沉默痴呆、语无伦次为多见，乃寒客于小肠，值相火衰微，且小肠与心相表里，火衰而精神恍惚，神明失主，故发癫；狂属阳，以喧哗不宁、躁妄打骂为多见，乃寒客小肠，值相火迅速化热妄行，或波及大肠，与阳明燥热互结，而阳明主阖，燥金之气收敛，与相火互结，并走于上，故发狂；颈、颔肿者，因手太阳小肠经脉"从缺盆循颈上颊"，相火不得发散，热郁经中，故颈颔肿；肩臂外后侧为手太阳经脉循行部位，寒客太阳小肠经脉，故肩臂痛不能举，乃寒与火相争之状也；吐舌者，心开窍于舌，小肠为心之表，寒在外主收引，火在内而妄动，故吐舌也。

古人取手太阳小肠经之经火穴阳谷，用经者"所行为经"，值脉气正盛于此而畅行，以散寒达表；用火者，清泻经中火郁，且火克金，使金不收敛，阳明燥热得以下行。

戊子 戊代表胃经，子指少阴君火。说明火客于胃，阴虚燥热波及大肠而发病。症见肠鸣、大便燥结、气上冲胸、热病汗不出、喜呕、口苦、热中、消谷善饥、小便不利等。夫肠鸣者，肠动有声也，有中焦虚寒或邪犯大肠之分。此指火迫于胃肠，颇类阳明腑证，阳明大肠为燥金，肠鸣者，火克金之声。火迫大肠，金气收敛，肠中阴津被夺，燥粪滞留肠内，故大便燥结；大便不通，腑浊之气随火性上炎而冲逆于上，故见气上冲胸；胃属土，火客于胃则易生湿热，发为热病；阳明以燥气为本，戊为阳土，火邪犯胃，燥热太过必耗伤津液，作汗乏源，故见汗不出；热中即中消也，以消谷善饥为主，伴多饮多尿，亦即消瘅，乃胃火炽盛，燥热津伤液耗所致；喜呕者，夹少阳胆火气逆也；口苦乃火之味也。此证属火邪消耗为最速，谷被火消，人必饥而思食。大肠与肺相表里，大肠有火，肺亦随之，肺与膀胱通，火热耗阴，津液下夺，很快无津可下，故见小便不利，病属危重。

古人取足阳明胃经之合土穴足三里，用合者，"合主逆气而泄"，降逆气清胃火，同时"合治内府"，胃肠腑病取合穴治之；用土者，土为火之子，"实则泻其子"也。总之，抓住火客于胃肠这个主因，泻火清胃通便，诸症可平。

庚寅 庚本是大肠经，然合穴之后应开纳穴，阳经是气纳三焦，以生本日主经之经的所用穴。本日主经是大肠经，属庚金，而三焦经的合穴是戊土，土生金。所谓"庚寅气纳三焦合"。故在这里庚代表三焦，寅指少阳相火。说明相火并入三焦波及大肠而发病。症见咳嗽上气、短气不得语、时发寒热、凄凄不得卧等。夫咳嗽上气者，大肠为肺之表，肺主气，而三焦主持诸气，相火并入三焦及于大肠，火随三焦气道上炎，夹气而上逆，故咳嗽上气；火邪郁闭，肺津被耗，"壮火食气"，呼吸不利，故气短也；言为心声，心肺居于胸中，肺津耗散，心阴亦虚，心肺气阴两虚，故不得语；时发寒热者，三焦属少阳而主火，其经脉"入缺盆、布膻中、散络心包、下膈、循属三焦"，弥漫整个胸腹腔间，胸上有热，火郁而伸之则热；腹中有冷，气不达于表，金气内收则寒；凄凄者，即凄楚不安之状，三焦为游部，相火妄动，气阴俱伤，心神不宁，则君火不明，故见凄凄不得卧也。

古人取手少阳三焦经之合土穴天井，用土者，火生土，"实则泻其子"也；本证皆由火而发，故先治火。且大肠属金而火克金，故用土以生金。中焦脾胃属土，脾气散精，上归于肺以润养肺金；胃肠一腔相通，胃土受纳腐熟降而下行，则大肠燥金之气收敛有度，传导正常。用合穴者，"合主逆气而泄"，泻火降气，则诸症可平。

八、从辛日卯时流注开穴干支原理

辛卯 辛代表肺经，卯指阳明燥金。说明肺受燥邪侵袭而发病。症见咳逆、疟疾、振寒、颔肿、喉闭、心烦等。肺之化源为乙庚，其气为燥，金克木，庚胜于乙，吸入肝与肾，呼出心与肺，为病则呼多吸少，气不自平而发咳逆；疟疾者，时发寒热也。气胜则发热，气虚则恶寒。疟疾即寒多热少，甚至无热，显见气少不能达于表也。振寒者，"振"是身体耸动而无力，不能支持（关于战、振、栗，古人认为，"战"是身体耸动而有力，是正气抗邪的反映；"振"是身体耸动而无力，是正气虚的反映；"栗"是心中寒战，是邪气实的反映）。故振寒是更加有寒无热；颔肿者，颔即下腭骨下之空软处。肺经上膈属肺，从肺系横出腋下，大肠经从缺盆上颈贯颊入下齿中，可见颔居肺与大肠经脉附近，燥气犯肺，金气收束太过，肺气不得通畅，存留此处，故发肿也；喉闭者，闭是气塞不通，喉为肺系，乃呼吸出入之门户，气本属阳，热聚于喉则发肿，肿则气不通，故喉闭也；心烦者，心主血，肺主气。肺气郁闭，则心脉受阻，热郁胸中，故发心烦。

古人取手太阴肺经之井木穴少商，用井者"所出为井"，使邪从井出；且"井主心下满"，泻井以除其壅满，则肺气得降；用木者，取其条达生发之性，以解燥金收敛太过之弊，则诸症可平。

癸巳 癸代表肾经，巳指厥阴风木。说明风邪客肾波及肺而发病。症见咽喉肿、哮鸣有声、喘呼少气、淋沥白浊、滑精等。夫风为阳邪主热，肾经脉"入肺中、循喉咙夹舌本"。风邪客肾，风阳随肾脉上升入肺，又被金气收敛，结于咽喉及舌本，故发咽喉肿也；又风阳至响，入肺金气收束（金克木），亦可见呼吸哮鸣有声（此哮喘起于肾而表现于肺，所谓哮喘急性发作，正是风阳客肾，继而入肺，出现哮鸣之音）；喘呼少气者，肺之化源为乙庚，乙主木气生发，庚主金气敛降，乃《素问》"肝生于左，肺藏于右"之说所由生也。乙庚升降协调则喘自平矣；乙属风木，肾感风邪而及于肺，证明肺之化源，乙太过而庚不及，肺气张，鼓则气入；肺气收，敛则气出；乙木侮金则必气壅上逆，入少出多，故必喘；肾不纳气，故少气也；膀胱与肾相表里，肺主通调水道，下输膀胱。风邪客肾波及肺，必膀胱气化不利，皆能应于小便也。风性善行，客于肾而鼓动膀胱，使"津液藏"而不藏，不得存留，有则溺出；风为阳邪，侵入膀胱，热与水相搏，酿成湿热，故见淋沥；肾主封藏，风邪客肾，封藏之本不固，肾元亏虚，精微下陷不摄，故见淋沥白浊；滑精者，乃梦遗之甚，扰精妄泄也。此为心肾不交、风性主动、风夹相火扰动精室所致。

古人取足少阴肾经之荥火穴然谷，用荥者"所溜为荥""荥主身热"，用荥以清热息风，使风去热清；用火者，木生火，火为木之子，"实则泻其子"，泻火即泻木泻风也。总之，风邪客肾乃发病之主因，风去则诸症可平。

乙未 乙代表肝经，未指太阴湿土。说明肝经被湿邪浸渍，土壅木郁波及肺而发病。症见大便难、便血色如亦豆汁、呕逆、嗌干等。夫肝与大肠通，肝被湿浊郁阻，疏泄不及，内风下乘，搏于阳明大肠，湿热化燥，故大便难；便血者，大肠乃多气多血之经，燥热蕴积肠中，而内风下乘，风为阳邪，损伤阴络，发为肠风，故便血。因夹湿浊，血色如赤豆汁或紫黑也；呕逆者，土壅木郁，肝气失调而横逆犯胃也；嗌干者，《素问·热论》篇有"太阴脉布胃中络于嗌，故腹满而嗌干"之说。嗌即咽腔（食管上口），湿邪壅脾，太阴之脉无以布津化气上归于肺，加之风木横逆，津液无以上荣于咽，故嗌干也。

古人取足厥阴肝经之输土穴太冲，用土之静以定风之动。用输者"所注为输"，取肝经脉气灌注之处，不令风动太过也；且土为金之母，土生金，使津液上输于肺也；古人犹恐力所不及，复取手太阴肺经之输土穴太渊，肺主气，气行则湿化，用原穴扶助肺气；且肺朝百脉，太渊穴为脉会，强化肺脉之用。总之，湿邪壅滞肝经是其主因，由肝及肺、实中夹虚，又当补肺气生津液，使湿去木平、肺得安宁。

丁酉 丁代表心经，酉指阳明燥金。燥性干劲而敛，燥犯心脉波及肺而发病。症见心痛、干呕、悲恐相引、瘛疭、肘挛、暴喑不言等。夫心主血脉，燥邪凌犯心脉，心阴受损，脉道不利而瘀阻，不通则痛，故发心痛也；太阴有吐而无呕，干呕者，多邪犯少阳，表入里拒之象，而燥邪犯肺，金气收束不及，厥阴肝气上逆侮金者，亦可见干呕；悲恐相引者，肺在志主悲，而肾主恐，肺为水之上源，肾为水脏，肺肾本是金水相生。若燥邪犯肺，肺津耗伤，又心火被郁而克金，则发悲伤；金水被耗，上水乏源，则肾水必不足也（金生水），不足则无以克火，反被火侮，故发惊恐；瘛疭者，瘛，筋脉拘急而缩；疭，筋脉缓疭而伸，为手足伸缩交替、抽动不已状，乃燥热伤阴，津液被耗，风火相煽，筋脉失濡失养所致；肘挛者，心经"下肘内、循臂内后廉"，燥犯心脉，火被金侮，燥热伤阴耗血，热邪牵动筋脉，故肘挛也；暴喑不言者，暴喑即突然失音，《灵枢·寒热病》有"暴喑气鞕"语，是指突然喉舌强硬不能发声，喉为肺系而肺主声，故暴喑乃金实不鸣也，燥热扰心犯肺，肺气郁闭而气道被壅，故暴喑不言者，心欲言而肺不发声也。

古人取手少阴心经之经金穴灵道，用经者"所行为经"，脉气大行于此，值经气正盛也，以行其燥气之收束，使火郁发之；用金者，助肺气之清肃，使津生火降。

己亥 己代表脾土，亥指厥阴风木。说明风邪侵犯脾经波及肺而发病。症见不欲食、胁下痛、水肿腹胀、喘逆不得卧、小便不利或失禁、暴泻、飧泄等。夫太阴脾经与足厥阴肝经相交会，"入腹、属脾、络胃、上膈、夹咽"，若风邪犯脾，外风引动内风，肝木太过，克犯脾土，运化不及，故不欲食；胁下痛者，足厥阴肝经"上贯膈、布胁肋""其支者，复从肝，别贯膈，上注肺"。肝木与肺金相争，金欲收束而不能，肝气郁结，经脉不利，故胁下痛；脾主腹，水肿腹胀者，乃肝木太过克犯脾土，土虚不能制水而水泛滥，盖肺为水之上源，主通调水道，下输膀胱，肺金被肝木所侮，治节收束之力不及，水邪泛滥，故见水肿腹胀；风热犯肺，肝热风摇，木火刑金，故喘逆不得卧；小便不利者，肺气主降，主治节并下输膀胱，肺气上逆，无以通调水道，故小便不利；小便失禁者，指小便不能随意控制而自遗，有虚实之分。属肝郁热结，肺金收束无力，以致膀胱失于约束，见腹胀而尿意急迫，但所溺不多，甚至小便自遗；暴泻者，指突然出现的急剧下利，《素问·至真要大论》有"暴注下迫，皆属于热"之论，乃大肠湿热或肝热夹风下迫于肠所致；飧泄者，脾虚也，《素问·阴阳应象大论》有"清气在下，则生飧泄"语。肝木克犯脾土，脾之清阳不升，最易泄泻。

古人取足太阴脾经之合水穴阴陵泉，用合者"所入为合"，乃脾经脉气合于本脏之处，其气深大，且"合主逆气而泄"，故取脾经合穴，健脾降逆利水，最为恰当；此病乃风木克犯脾土为主因，治疗符合"见肝之病，知肝传脾，当先识脾"之旨；健脾补土即能生金，加强肺金收束之力，可制约肝木之太过也；用水者，滋水以涵木，使热清风静则土安，肺金收束正常，则诸症可平。

辛丑 辛本是肺经，属辛金，然合穴之后应开纳穴。凡阴经所纳之穴，都是由本日主经去生纳穴，阴经是血纳包络，本日土经是肺经，金生水，取心包络的合水穴。故这里辛代表心包经，丑指太阴湿土。说明湿邪浸渍心包及于肺而发病。症见善惊、身热、烦渴、口咽干燥、逆气，甚至呕血等。夫手厥阴心包乃心之外围，内寄相火，湿浊浸渍心包，相火被郁，妄行而乱于心，故善惊也。如《素问·举痛论》所云："惊则气乱……心无所倚，神无所归，虑无所定，故气乱矣。"身热者，火郁湿阻，化热而上迫于肺，肺主皮毛，湿热蒸于肺，故发身热；烦渴者，火热扰心则烦，火热耗散津液则渴；口咽干燥者，脾开窍于口；咽属胃，《灵枢·忧恚无言》篇有"咽喉者，水谷之道也"语，太阴脾湿，无以化生津液，濡润口咽，且肺热上蒸，故口咽干燥；肺主肃降，胃气以下行为顺，湿阻热迫，肺胃之气不得清肃下行，故逆气也；呕血者，指血随呕吐而出，呕血出于胃，乃湿阻火郁，气逆迫肺，肺脉起于中焦、还循胃口、上膈属肺，加之胃中积热，热伤胃络，气火上壅，必见呕血，色红紫暗（亦有脾虚统血无力而血溢脉外，吐血缠绵，神疲面苍白者）。

古人取手厥阴心包经之合水穴曲泽，用合者，"合主逆气而泄"，主降气逆；用水者，水克火，以制约妄动之相火。总之，本证乃湿气浸渍包络，相火妄动，火烁肺胃动血为主因，故取心包经合水穴正当其治。

九、从壬日寅时流注开穴干支原理

壬寅 壬代表膀胱经，寅指少阳相火。说明火邪下迫，侵袭膀胱而发病。症见目生翳膜、目赤、迎风流泪、头重、小便黄赤短少、尿道灼痛等。

夫翳膜者，视物模糊不清如水汽弥漫也，现指引起黑睛混浊或溃陷的外障眼病。黑睛属肝主风，是为风轮；瞳仁（瞳孔）属肾主水，是为水轮。肝开窍于目，足厥阴肝经"上入颃颡、连目系、上出额，与督脉会于巅"，膀胱与肾相表里，足太阳膀胱经"起于目内眦，上额交巅"。肝肾阴虚，精气不能上注于目，转而膀胱之水随肾气升腾而达于目，故目生翳膜；若肝经风热外袭，肝气生发太过，亦可引动膀胱之水上达于目，故见目赤、迎风流泪；头乃诸阳经气所聚，膀胱经脉与督脉皆上于头并濡养清窍。病则经气不利，相火妄动。考相火根源于肾中命门，肾为水脏，中藏相火，其水火蒸热之力，由膀胱水腑连三焦水道化气上行、外达于周身。头重者，水湿泛滥上蒙清阳也，乃相火妄动，经气郁阻，致使膀胱之水不得外达，随相火而逆于上；溺赤涩痛者，火邪下迫膀胱，蒸为湿热，导致膀胱气化不利；或肾经郁热移于膀胱，湿热阻滞，膀胱失于气化，故小便黄赤短少，甚至尿道灼痛。

古人取足太阳膀胱经之井金穴至阴，用井者"所出为井"，急刺井穴，清热泻火，使妄动之火从井而出，不留于膀胱而乱水也；用金者，盖乙庚化金，戊癸化火。强金之化源庚，弱火之化源戊；强金之化源乙，弱火之化源癸。火之化源不足则无由后继。所以用金者，金为水之母而水克火，壮水制火，火被制则诸症悉平。

甲辰 甲代表胆经，辰指太阳寒水。说明寒邪客胆，郁阻胆经波及膀胱而发病。症见胸胁支满、热病、身痛汗不出、目外眦赤痛等。夫胸胁支满者，指前胸与两腋下肋骨部支撑胀满也，考足少阳胆经"下胸中、贯膈、络肝属胆、循胁里"，相火寄于胆。寒客胆经，相火内郁，蕴生湿热，又兼膀胱寒水太过，湿热盘踞胸胁，气机中阻，故胸胁支满；寒主收引，寒邪束于胆而火郁于中，故见热病；寒邪外束，太阳膀胱经气瘀滞，卫闭营郁，故身痛汗不出；盖火郁发之，少阳胆火内郁，不得外发于皮毛，势必火性上炎，循胆经而上于目，故目外眦赤痛。

古人取足少阳胆经之荥水穴侠溪，用荥者"所溜为荥"，使得脉气流动，则太过之寒水下趋，从膀胱而出矣；且"荥主身热"，主治胆经郁闭的热病汗不出；用水者，取水克火义，清胆明目。总之，此证以寒邪束表为主因，外散表寒，通调水腑，内泻胆经郁火，则诸症可平。

丙午 丙代表小肠经，午指少阴君火。说明小肠感受火热波及膀胱而发病。症见目赤生翳、胸满、头痛、肩背痛、项强不能回顾等。夫手足太阳经脉交接于目，手太阳小肠经至目锐眦，其支者至目内眦；足太阳膀胱经脉起于目内眦，上额交巅。而手少阴心经"从心系上夹咽，系目系"，从中医五轮学说认识，内外眦眼角属心，内眦赤红凸出部分（泪阜）乃心之精华所聚，心主血，故为血轮。目赤者，眼白红赤、脉络粗大，心火之象也；生翳膜者，火蒸水之象，乃太阳寒水受火邪蒸腾随经脉上于目也。此目疾必有太阳表证见于前，如头痛项强等，盖手太阳小肠经"出肩解、绕肩胛、交肩上"，足太阳膀胱经"从巅入络脑、还出别下项、循肩膊内、夹脊抵腰"，太阳经脉因内火而迅速从阳化热，里不和则表不和，经气郁闭，故见头痛、肩背痛、项强不能回顾等。胸满者，胸为太阳传里之位，"邪气传里必先胸"，表入里拒迫于胸位，故胸满；盖手足同为太阳经脉，但所司不同，小肠为丙火，膀胱为壬水，火降水升，气化于周身，是为其常。病则火燎于上、水蓄于下，而变由生矣。

古人取手太阳小肠经之输木穴后溪，用输者"所注为输"，使经气注于此而输送也；且"输主体重节痛"，畅达经气郁闭而主痛；用木者，取木性升发条达以散经中火郁也。古人取小肠经一穴犹恐不及，复取膀胱经原穴京骨，以水制火，令其水升火降；因太阳乃人体最长之经脉，火乱于经而燎于上，又加取三焦之原穴阳池，考《灵枢·本输》："三焦者，中渎之腑也，水道出焉，属膀胱。"《难经·六十六难》："三焦者，原气之别使也，主通行三气。"说明三焦与太阳膀胱经脉的联系如同嫡亲，三焦又总司人体气化功能，故取三焦经之原穴，其水升火降力量最强。

戊申 戊代表胃经，申指少阳相火。说明胃受火邪影响膀胱而发病。症见缘缘面赤、面目浮肿、目下如卧蚕、额黑、腹胀等。夫足阳明胃经循于面，"起于鼻之交頞中，旁纳太阳之脉，下循鼻外，入上齿中，还出夹口环唇，下交承浆，却循颐后下廉出大迎，循颊车，上耳前，过客主人，循发际，至额颅……"阳明为多气多血之经，火邪犯胃，循经而燎于面，故见缘缘面赤；胃属燥土，赖湿以济之。火蒸于胃则胀，湿热循经上蒸则肿，《内经》云："目裹微肿，如卧蚕起之状，曰水。"眼睑属肉轮，目下为胃脉所过，为脾所主，水湿潴留于胃，循经热蒸于上，故面目浮肿、目下如卧蚕；额黑者，黑为水色，肾为水脏，膀胱为水腑，土壅无以制水，上泛于额，故见额黑；阳明胃经属胃络脾，湿热蕴阻中焦，气机升降失调，故腹胀。

古人取足阳明胃经之经火穴解溪，用经者"所行为经"，脉气畅行无阻，清热化湿、利水消肿；用火者，或谓病因为火邪，用火治火，岂不犯"虚虚实实"之戒乎？不知此用胃经火穴，泻上炎之火邪从胃经而出，火去则土安，土不壅滞则水亦不会上泛。

庚戌 庚代表大肠，戌指太阳寒水。说明大肠受寒，影响膀胱气化而发病。症见皮肤干燥、瘙痒脱屑、疮疡、筋急伸展不能，或缓纵不收、捉物不得等。夫大肠与肺相表里，肺为清金，大肠为燥金。寒侵大肠，阳虚津凝，在里易见肠虚滑泄，津液耗损。在表则金气收敛太过，津伤不布，盖肺主皮毛，大肠液耗，燥气上干于肺，肺失清肃，无以熏肤、充身、泽毛，故见皮肤干燥；燥邪化热生风，风盛血燥，失其濡润，故见瘙痒脱屑；疮疡是外科疾患的一大类，包括所有的肿疡和溃疡，如痈、疽、疔疮、疖肿、流注、瘰疬病等，多由湿热浸淫，或毒邪内侵，气血壅滞而成。联系庚戌，此证起于寒湿，郁久化热，影响营卫气血的运行。此外，膀胱者"津液藏焉，气化则能出焉"，太阳膀胱之水，经肾中阳气的蒸化，外达于周身，旁出于腠理毫毛，卫外而为固也。若大肠受寒，影响膀胱气化，使得太阳寒水太过，寒主收引，筋脉失于温煦，故见筋急伸展不能；反之，大肠液耗，燥气上干迫肺，致使肺热津伤，甚至"肺热叶焦"，不能布送津液润泽五脏，致筋脉失养失濡，故见筋脉缓纵不收；乃至因不能随意运动，肌肉萎缩，故捉物不得。

古人取手阳明大肠经之合土穴曲池，用合者，"合主逆气而泄""合治内府"，以疏调气机，恢复大肠与肺的清肃下降之性；用土者，土克水也，此证主因为寒，培土以制水。

壬子 壬本是膀胱经属壬水，然合穴之后应开纳穴，阳经是气纳三焦，必由三焦经受纳一穴来生我本日之主经，金生水，取三焦经的金穴，故在这里壬代表三焦经，子指少阴君火。说明三焦感受火邪涉及膀胱而发病。症见口干、喉痹、舌纵（伸长不收）或舌短（卷缩萎软）等。夫三焦主持诸气，总司人体气化，亦为津液运行之道路。若火犯三焦，最易伤津耗血，故口干也；热在气分则口渴欲饮，热在血分则但欲漱水不欲咽；喉痹亦称喉闭，出自《素问·阴阳别论》等篇，为咽喉肿痛的统称。喉属肺系，为呼吸之门户；咽属消化道从口腔到食管的通路，亦是呼吸道联系鼻腔与喉腔的要道。火邪上攻或外感风热犯肺，咽喉首当其冲，故发为喉痹（咽喉肿痛）；心开窍于舌，属少阴君火，多为心火旺盛。考心脉系于舌根，肾脉循喉咙夹舌本，心肾脉络通畅，水火相济，则舌体伸缩自如。若水火不交，火热炽盛，独燎于上，则舌纵不收；若水盛火衰，水邪泛滥，阴寒凝滞，则舌短卷缩。

古人取手少阳三焦经之井金穴关冲，用井者"所出为井"，泻火从井而出也；用金者，取其收敛下降之性以抑制火邪之上炎。或谓火本克金，何来阻挡火邪之用？不知用金者，金为水之母，金气旺则水足，水能制火，则火不敢妄行。总之，病以火热妄行为主因，故以制火为首要也。

十、从癸日亥时流注开穴干支原理

癸亥 癸代表肾经，亥指厥阴风木。说明肾水受风邪侵袭而发病。症见面如漆柴、善恐、心惕惕如人将捕之、面目肿大、身重、手足肿、厥逆等。夫漆柴者，指色黑消瘦无光泽。肾属水，其色黑，肾阳虚衰，浊阴受风邪鼓动而上泛于面，故面如漆；肾藏精，精衰而色枯，故面如柴；恐为不安之象，肾藏志而主恐，肾气虚则志怯，故善恐；惕惕者，形容心中惕动不安状，多为水邪凌犯心阳，阳虚而神怯，故惕惕然如人将捕之；夫风为阳主动，水为阴主静，风性善行，风邪动水，上泛于头，水湿滞留于上，卫阳被郁，故面目肿大；水留于皮肤经络，故身重、手足肿；厥逆者，阴阳气不相顺接便为厥，逆者，手足厥冷也。

古人取足少阴肾经之井木穴涌泉，用井者"所出为井"，使邪有所出；况且涌泉乃肾经根穴，逆转其势，恢复阴阳之根本，是为必用之穴；用木者，取其生发调畅之性，使风邪宣发于外，风去则水安，是为针对病因之治。

乙丑　乙代表肝经，丑指太阴湿土。说明湿邪弥漫肝木，波及肾而发病。症见消渴嗜饮、易怒、转筋、面色苍黄、泪出、喜瞑、目䀮䀮如无所见、善太息、面尘脱色等。夫肝主厥阴风木，体阴用阳，木本克土，若木生火而伤津，风胜湿而化阳，风火交煽，必见消渴嗜饮。盖湿邪弥漫肝木，土壅木郁，郁而生火，水为木之母，子盗母气以自救，加之土本克水，津液化生乏源，故发消渴。消渴者，渴饮无度随饮随消也；肝在志为怒，湿邪弥漫，土反侮木，郁则气逆，故易怒；转筋，俗名抽筋。语出《灵枢·阴阳二十五人》篇。风属阳，湿属阴，风性主动，肝主风主筋，气血不足，湿邪凝结筋脉而风欲鼓之，故见肢体筋脉牵掣拘挛（转筋）；肝在色为苍，脾在色为黄，木被湿困，土壅木郁，故面色苍黄；瞑者，闭目也，《灵枢·寒热病》篇有"阴气盛则瞑目"之论。肝开窍于目，在液为泪，喜条达而恶抑郁，足太阴脾经"上膈夹咽，连舌本散舌下"，足厥阴肝经"循喉咙之后，上入颃颡连目系"。若湿土壅滞，反侮风目，随经脉浸渍于上，故见目泪频出；目泪多，肝阴不足则瞑，甚则目䀮䀮如无所见也；太息即叹气，指以呼气为主的深呼吸，若频频叹气者，称善太息，乃湿邪困阻，肝气不得舒畅，偶见肝气乘其间而长出也。若长期善太息者，则子盗母气，肝病及肾，见呼多吸少，治当补肾调肝、化湿利水也。面部蒙尘者，土也，土壅木郁，肝经郁滞，面如蒙尘暗无光泽，故见面尘脱色。总之，湿邪弥漫肝木、肝气郁结是其主因。

古人取足厥阴肝经之荥火穴行间，用荥者"所溜为荥"，溜者，流动、流布也，使肝木调畅、湿气流动而不居；用火者，木生火，取相生相济之用，进而火生土以化湿浊。木气条畅，阳长阴消，则湿浊自化矣。

丁卯　丁代表心经，卯指阳明燥金。说明心火感受燥邪波及肾而发病。症见恶寒而烦躁、心悸、善恐、少气不足以息、臂厥、振寒等。夫燥为秋季主气，乃天时不断敛降，秋凉始生，气候劲急干燥使然，故有燥为小寒之说。燥邪外犯肺（属金同气相求）扰心，寒凉外束而火热内郁，故见恶寒而烦躁；燥邪灼伤津液，心阴耗伤，故心悸；善恐者，肾在志为恐，水本克火，然燥邪夹心火犯肺克金，津伤而液耗，在下之肾水乏源，故善恐；犹如釜金之器盛水，釜底加火，久则水必耗尽，说明火遇燥金则火反侮水而发恐也;《素问·阴阳应象大论》云"壮火之气衰""壮火食气",火热灼津,津伤气必耗散,气即水、水即气也,津伤液耗,金水不得相生,故少气不足以息也;臂厥者,手少阴心脉"从心系却上肺,下出腋下,下循臑内后廉……下肘内循臂内后廉",燥邪耗散心阴,火不胜燥,且燥性敛降,经脉之气逆,阴阳气不相顺接,故见臂厥(手臂寒凉);振寒者,振乃身体耸动而无力。燥为小寒,其气收敛,燥邪袭表,正气无力抗邪,欲伸不能,故见振寒,是既有表邪复有里虚(肾虚)之象。(注:战,正气抗邪;振,正虚无力抗邪;栗,心中寒战、邪气实;战栗者,正邪剧烈交争也)

古人取手少阴心经之输土穴神门,用输者"所注为输",乃本经经气灌注之处,安神以补心气;用土者,土为火之子,取"子能令母实",中焦化源以生血养心也;复取足少阴肾经之输土穴太溪,本证乃心火感受燥邪,波及肾水为主因,故取手足少阴之两原穴,阴阳水火既济、心肾交通,则燥无可犯也。因心为君主之官,必用心包(臣使之官)以护之,燥最伤阴,阴经血纳包络,故加取心包经之输土穴大陵,用土之静以宁心安神也。

己巳 己代表脾经,巳指厥阴风木。说明脾土受风邪侵袭波及肾而发病。症见腹胀、肠鸣、溏泄、骨痹、体重、节痛等。脾主腹,足太阴脾经"入腹、属脾络胃",风邪犯脾,木来克土,气机升降不调,故腹胀;土虚不能制水则水泛,风性善行,以风击水则发声,故肠鸣;溏泄,语出《素问·气交变大论》,指大便稀薄。盖脾之化源为甲己,甲为阳木而主动,己为阴土而主静,阳动则化物,但动而太过则土衰无力分利水湿,故便溏;若脾土被风邪所扰,不能制水,故泄水;骨痹者,指以骨节病变为主要症状的痹症。《素问·长刺节论》:"病在骨,骨重不可举,骨髓酸痛,寒气至,名曰骨痹。"肾主骨,此乃风寒湿气客骨伤肾所致;《素问·阴阳应象大论》云:"清阳发腠理,浊阴走五脏;清阳实四肢,浊阴归六腑。"湿气困脾,清阳无以温煦腠理,故体重;脾主四肢,风湿流注关节,故节痛。

古人取足太阴脾经之经金穴商丘,用经者"所行为经",脾经脉气大行于此,取其本气正盛之穴,健脾化湿利水;符合仲景"知肝传脾,当先识脾"之论。用金者,金克木以制风邪,且金生水以强肾,此乃培土生金之妙穴。

总之，培土抑木，健脾祛风，补肾利水，则诸症可平。

辛未 辛代表肺经，未指太阴湿土。说明湿邪阻肺波及肾而发病。症见小便频数、汗不出、短气、胸闷、喘满少气、心烦闷、劳热等。夫肺为水之上源，主通调水道下输膀胱，湿邪阻肺，肺气虚，津液失其固摄而下渗，故见小便频数、色白而清；肺气通于卫，主皮毛而司开阖，湿为阴邪，其性类水，湿邪阻肺，肺气不得宣发，故汗不出。《医宗必读》云："短气者，呼吸虽急而不能接续，似喘而无痰声，亦不抬肩，但肺壅而不下。"乃肺气虚弱、肺壅气逆使然。肺居胸中，湿邪阻滞肺系，气道不畅，故胸闷。肺主呼气，肾主纳气，湿阻于中弥漫于肺，必气道不利，肺肾金水不得相生，肺虚及肾，故少气；肾不纳气，故喘。湿阻肺气，故满。心烦闷者，心属火，肾属水，心肾水火相交，则心气平和。若湿邪中阻，上犯于肺，肾水无以上济，湿困火郁，故心烦闷。劳热，指虚劳发热。劳倦伤脾，脾虚湿阻则伤肺，湿郁化热，肺阴亦虚，金不生水，肾阴不足，肺肾阴虚，故虚劳发热也。故此种劳热属继发，有一个慢性演变过程。

古人取手太阴肺经之合水穴尺泽，用合者"所入为合"，本经脉气自此汇合而入脏，调补肺气，宣肺化湿；用水者，金水相生也，取"子能令母实"之义。总之，此证乃湿阻肺气波及肾为其基本病因，治当肺肾同调。

癸酉 癸本是肾经，属癸水，然合穴之后应开纳穴。凡阴经所纳之穴，都是由本日主经去生纳穴，阴经是血纳包络，本日主经是肾经，水生木，取心包络之井木穴。故这里癸代表心包经，酉指阳明燥金。说明心包感受燥邪波及肾而发病。症见掌中热、热病、汗不出、身如火燎、心中憺憺大动、舌强等。夫手厥阴之脉起于胸中、出属心包络、循胸出胁、入掌中，心包乃相火所居，心包经感受燥邪，包络之火受燥邪之收敛存留于经脉，故见掌中热；且包络相火之地被燥邪束缚，火郁体内不得外出，故发为热病、身如火燎；夫汗为心之液，心包乃心之外围，包络相火更加燥热内焚，势必耗伤心液；同时，燥为小寒，体表卫阳被燥气束缚，故可见短暂的汗不出；手少阴之脉，起于心中，出属心系。包络是其外围，起于胸中，出属心包络。相火夹燥热盘踞心包，扰动于心，心神不宁，故心中憺憺大动；舌强，即舌体僵硬、运转不灵活自如；心开窍于舌，手少阴之别系舌本；足少阴肾经夹舌本（舌根），包络相火夹以燥热，火喜散而不聚，然燥性收敛聚火，燥火炽盛内焚，伤及心肾之阴，肾水上升不足，筋脉失养，故舌强，必见舌质红绛。

古人取手厥阴心包经之井木穴中冲，用井者"所出为井"，使燥热从井而出；用木者，木为水之子，取"子能令母实"之义，使肾水升而心火降；且木主宣发，调畅气机，反制燥气之收敛。总之，心包经感受燥邪伤及肾阴为本证之主因，"急刺井"乃正当其治。

第四章
"井经荥合输纳规律" 的发现

明代著名针灸医家徐凤，对子午流注按时取穴针法倍加推崇，所著《针灸大全》中广泛收录前代子午流注文献，并首次系统论述了按时取穴法，其创作的《徐氏子午流注逐日按时定穴诀》，早已成为后世历代医家研习此道之准绳。现代四川中医界名老吴棹仙先生，根据徐氏子午流注歌诀创制了《子午流注环周图》，并于1956年进献给毛主席，在中医界产生很大影响。

然而，在《子午流注环周图》中，一周有十二个时辰无穴可开，再周又有十二个时辰无穴可开，总计二十四个闭时无穴可开。学术界称作"闭时闭穴"，或称此为"天然之缺陷"。

果真是天然之缺陷吗？余详考《灵枢经》中的《卫气行》《五十营》《脉度》《营卫生会》，还有《素问·六节藏象论》等经文，发现形成闭时的原因，在于依时干五行相生之规律取穴过程中，这二十四个时辰不符合相生之顺序，故难以开出穴位。然根据人体气血流注无有终时这一客观规律，不可能值"闭时"则人体气血停止不行，恰恰相反，按照流注理论，所谓"闭时"正值气血方盛之时，不可能无穴可开。

自明朝刘纯、徐凤氏以降，数百年来，历代医家提出各种补漏之法，比较多见的是将"纳子法"牵强拉入纳甲法来补救。这种"开穴"法不论从理论推导还是从临床效果上看，均非善法。我称此法为阴阳不相顺接，扞格而不通。

余根据《灵枢经》数篇经文，经过长期思考与五行生克演算，并反复验之临床，终于发现：十二经井荥输经合来源于"井经荥合输纳"，简称"一四二五三零"闭时变开穴规律。按此规律，可以恰当地补足二十四个闭时之时穴，从而完善了子午流注纳甲法的开穴问题。这一理论成果的推导演算过程，余曾撰文《子午流注在临床应用的规律》，发表在《江西中医药》杂志 1960 年第 7 期上。

《素问·六节藏象论》云："天以六六为节，天有十日，日六竟而周甲，甲六复而终岁，三百六十日法也。"排除干支配合六十周表求其甲日，方知相克为因，相生为果，由相克而相生。

*** 第一节　　"井经荥合输纳规律"理论根据 ***

《灵枢·卫气行》篇云："岁有十二月，日有十二辰，子午为经，卯酉为纬……阳主昼，阴主夜。故卫气之行，一日一夜五十周于身，昼日行于阳二十五周，夜行于阴二十五周，周于五脏。"又云："阳尽于阴，阴气受矣。其始入于阴，常从足少阴注于肾，肾注于心，心注于肺，肺注于肝，肝注于脾，脾复注于肾为周。是故夜行一舍（宿），人气行于阴脏一周与十分藏之八，亦如阳行之二十五周，而复合于目。"由此可见，卫气在夜间行于阴分，是依据五行相克的规律进行的，即肾水克心火，心火克肺金，肺金克肝木，肝木克脾土，脾土克肾水……所以，卫气在夜间运行的顺序，始于肾，依次由肾→心→肺→肝→脾，再由脾重复转注于肾，而为一周。如此在一夜中，往复环转行于阴分二十五周，昼夜合共五十周次。

《灵枢·营卫生会》篇明确指出："营在脉中，卫在脉外，营周不休，五十而复大会。阴阳相贯，如环无端。卫气行于阴二十五度，行于阳二十五度，分为昼夜，故气至阳而起，至阴而止。"复大会，是指营气与卫气的会合。此段经文讲到了卫气运行的起点和终点。从每天的平旦到日落这段时间，阳气出于目，卫气从头上起始；由此依次运行于足太阳、手太阳、足少阳、手少阳、足阳明、手阳明，行于阳经者二十五周，然后至足部前入于阴分；在合夜至鸡鸣的时段内，阴气合于脉，卫气依次运行于手足阴经的肾、心、肺、肝，而终止于脾经，由脾复至肾，循环不息。由此可见，人体营卫之气的昼夜运行是由相克到相生，先有克而后有生。所以子午流注井荥输经合五输穴的五行相生是由井经荥合输五行相克规律变化而来。余所发现的"一四二五三零"闭穴变开穴规律，其理论来源即本于此。

此外，《素问·六节藏象论》有段经文："夫六六之节、九九制会者，所以正天之度、气之数也……天以六六为节，地以九九制会；天有十日，日六竟而周甲，甲六复而终岁，三百六十日法也。"这段经文非常重要，"天有十日"指十天干；十天干配十二地支，用来纪年、纪日、纪时，自甲子至癸亥六十天为一个甲子周，也就是说以天干为纪，需要六个甲日才能再回到甲子日，所谓"六十还甲子"。"日六竟而周甲"：竟，尽也；周，转也；既然六十天为一甲子周，那么"六六"就是六个甲子周，复还六个甲子日，六六三百六十日是为一年，故云"甲六复而终岁，三百六十日法也"。"九九制会"，"制"是准度，"会"是配合，指人与地以九州、九窍为准度，以配合在天的六六之节。故所谓"甲"不是一个甲，而是六甲，则六甲之气息自然相通矣。

关于闭时闭穴的形成：以甲子纪时，于六十个时辰之干支相配中，天干循环一周之十数为一旬，一个甲子周计有六旬。每一旬天干之数，配十个地支，余两支由下一旬天干顺补，就是说每日所余两个时辰无当旬天干相配，依天干五行相生之顺序取穴，每日定有两个时辰，无行相生，无穴可开。此即闭时形成之基本原因。又因纳甲法强调经生经、穴生穴之规律，并非每旬轮空二支上无穴可开，而是顺五行相生之后所余二时辰无穴可开，于是在《子午流注环周图》上就出现了甲寅、甲午……癸未等十二个时辰无穴可开。五日一周有十二个闭时，十日再周则有二十四个时辰为闭时。

如何解决闭时闭穴问题？经文已经提示给我们答案，这就是"天以六六为节"——换言之六十甲子就是由六个十天干组成，抓住每一干的"六"，就等于抓住了解决闭穴变开穴的一把钥匙。因此，从六甲（甲戌、甲子、甲寅、甲辰、甲午、甲申）、六乙（乙酉、乙亥、乙丑、乙卯、乙巳、乙未）、六丙（丙申、丙戌、丙子、丙寅、丙辰、丙午）……直至六癸（癸亥、癸丑、癸卯、癸巳、癸未、癸酉），乃顺天运之行度，依五行"反克"规律演变而形成五行相生规律（见后演化图解）。正如《素问·六节藏象论》所说："五运相袭，而皆治之，终期之日，周而复始，时立气布，如环无端。"这就是我所倡导的子午流注闭穴变开穴必须遵循"六六学说"的理论根据。

∗∗∗ 第二节　"井经荥合输纳规律"演化图解 ∗∗∗

根据六甲、六乙……六癸的排列次序，则所配合的"五输"之前，不论阴经、阳经，均构成井经荥合输纳规律。为便于记忆，用数字表示，即井穴为一，经穴为四，荥穴为二，合穴为五，输穴为三，纳穴为零，简称"一四二五三零规律"。

通过一四二五三零规律表解，可进一步认识到古人创造子午流注学说，完全是根据自然界周期阴阳的变化，根据五行生克制化、相反相成、矛盾统一规律而来，从而加深对中医学整体性的认识。

通过一四二五三零规律表解，可以看到周期化生五行的规律：阳日阳时可运用阴日阴时穴；阴日阴时亦可运用阳日阳时穴；其根据就是"十干五合"，即甲与己合、乙与庚合、丙与辛合、丁与壬合、戊与癸合，则甲日亦可用己日的穴位……余类推。

通过一四二五三零规律，可以补充纳穴之后所形成的甲寅（侠溪）、甲午（临泣）、乙巳（太冲）、丙辰（后溪）、己未（商丘）、庚午（阳溪）、辛巳（经渠）、辛酉（尺泽）、壬辰（昆仑）、壬申（委中）、癸卯（然谷）、癸未（太溪）十二个原空白的穴，以广临床的运用。

谨列子午流注周期化生五行图解如下（见图 6）。

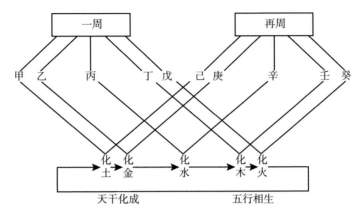

图6　子午流注周期化生五行图解

说明：

1. 以天干论，甲丙戊庚壬为阳干（单数），乙丁己辛癸为阴干（双数）。

2. 何谓甲与己合？明·徐凤说，因中央戊己属土，为东方甲乙木所克，戊是阳土为兄，己是阴土为妹，甲属阳木，乙属阴木，己妹嫁与甲木为妻，使阴阳和而不相伤，遂产生夫妻互用，刚柔相济之义，余皆仿此。

阳经的"化生五行"图解（见图7）。

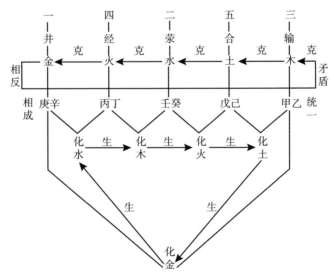

图7　阳经的"化生五行"图解

阴经的"化生五行"图解（见图8）。

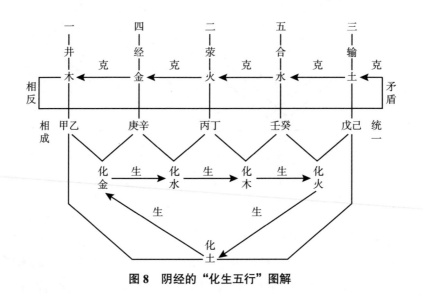

图8　阴经的"化生五行"图解

∗∗∗ 第三节　"井经荥合输纳规律"推算常规表 ∗∗∗

天干与地支相配，阳干配阳支，阴干配阴支，形成六甲、六乙、六丙、六丁、六戊、六己、六庚、六辛、六壬、六癸，共十个六时。六甲时配甲经的穴和甲经纳穴，六乙时配乙经的穴和纳穴……六癸时配癸经的穴和纳穴。总之，就是什么时候配什么经的穴和它的纳穴，时与经的天干相同。知道了时，就知道了经与穴，六时配六穴。不是六时依次和各条经脉上的井、荥、输、经、合、纳穴相配，而是从井穴时辰开始，以井、经、荥、合、输反克，最后配纳穴的规律来相配。例如，甲日甲戌时开胆井窍阴，续开甲子、甲寅、甲辰、甲午、甲申。这些时辰依次配井、经、荥、合、输、纳穴。井穴窍阴属金，经穴阳辅属火，荥穴侠溪属水，合穴阳陵泉属土，输穴足临泣属木，纳穴液门属水。它们之间的五行关系，依次就是火克金、水克火、土克水、木克土，最后纳穴属水，水生木，穴生经，它生我之义。其规律是金←火←水←土←木。由后向前克，这叫作反克。

余将子午流注纳甲法，列六甲、六乙……六癸的干支配合五输和纳穴的推算常规表（简称"一四二五三零规律表"），将六十甲子以井、经、荥、合、输、纳，列为纵横表，将所有井穴循十干列于井栏之下，荥穴列于荥栏之下，至癸酉中冲穴止。六十个时干支中有甲寅、甲午、乙巳、丙辰、己未、庚午、辛巳、辛酉、壬辰、壬申、癸卯、癸未等十二时辰为闭时无穴可开，依据"一四二五三零规律"，使其闭穴变开穴。

例如，由甲戌时算起，顺数为井、经、荥、合、输、纳，按照甲日的穴位，甲寅这一行均开荥穴，故甲寅开胆的荥穴（侠溪）；甲午这一行均开输穴，故甲午开胆输穴（足临泣）针之；又如乙日的穴位，当乙巳时正是肝经的以输代原穴（太冲）开；丙日的穴位，当丙辰时开（后溪）；六己的穴位，己未时开（商丘）；六庚的穴位，庚午时开（阳溪）；六辛的穴位，辛巳时开（经渠），辛酉时开（尺泽）；六壬的穴位，壬辰时开（昆仑），壬申时开（委中）；六癸的穴位，癸卯时开（然谷），癸未时开（太溪），据此针之，则十二个闭穴均变成开穴。

用数字表示五输穴顺序是：井一、荥二、输三、经四、合五，为什么变成井一、经四、荥二、合五、输三、纳零呢？原因在列表中可以看出：当肾井癸亥之后必是甲子（经四、阳辅），肾之经穴癸丑之后必是甲寅（荥二、侠溪），肾之荥穴之后必是甲辰（合五、侠溪、阳陵泉），肾合穴之后，必是甲午（输三、临泣），肾之输穴之后必是纳穴甲申（零、液门、临泣），所以自然形成井、经、荥、合、输、纳（即一、四、二、五、三、零规律），余类推。

根据六甲六乙……六癸的排列次序，则所配合的"五输"之前，不论阴经、阳经，均构成为井、经、荥、合、输、纳的规律。

根据六甲周期，运用"一、四、二、五、三、零"反克取穴法，则阳进阴退开井穴和阳日阳时开阳经，阴日阴时开阴经，地支顺时推进等进行推算，以解决癸日十时不开的不足。现将本人发现的"六六"干支配合五输和纳穴推算常规列表如下（见表35）。

表 35 "六六"干支配合五输和纳穴推算常规表

（简称一四二五三零规律）

推算常规		一	四	二	五	三	零
五输和纳穴		井	经	荥	合	输	纳
六甲	干支配合	甲戌	甲子	甲寅	甲辰	甲午	甲申
	穴名	足窍阴	阳辅	（侠溪）	侠溪 阳陵泉	（足临泣）	液门 足临泣
六乙	干支配合	乙酉	乙亥	乙丑	乙卯	乙巳	乙未
	穴名	大敦	中封	行间	曲泉	（太冲）	劳宫 太冲 太渊
六丙	干支配合	丙申	丙戌	丙子	丙寅	丙辰	丙午
	穴名	少泽	阳谷	前谷	小海	（后溪）	中渚 后溪 京骨 阳池
六丁	干支配合	丁未	丁酉	丁亥	丁丑	丁卯	丁巳
	穴名	少冲	灵道	少府	少海	神门 太溪	大陵
六戊	干支配合	戊午	戊申	戊戌	戊子	戊寅	戊辰
	穴名	厉兑	解溪	内庭	足三里	陷谷 丘墟	支沟
六己	干支配合	己巳	己未	己酉	己亥	己丑	己卯
	穴名	隐白 商丘	（商丘）	大都	阳陵泉	太白 太冲	间使
六庚	干支配合	庚辰	庚午	庚申	庚戌	庚子	庚寅
	穴名	商阳 阳溪	（阳溪）	二间	曲池	三间 腕骨	天井
六辛	干支配合	辛卯	辛巳	辛未	辛酉	辛亥	辛丑
	穴名	少商 经渠	（经渠）	鱼际 尺泽	（尺泽）	太渊 神门	曲泽

推算常规		一	四	二	五	三	零
五输和纳穴		井	经	荥	合	输	纳
六壬	干支配合	壬寅	壬辰	壬午	壬申	壬戌	壬子
	穴名	至阴 昆仑	（昆仑）	通谷 委中	（委中）	束骨 冲阳	关冲
六癸	干支配合	癸亥	癸丑	癸卯	癸巳	癸未	癸酉
	穴名	涌泉	复溜	（然谷）	阴谷 然谷	（太溪）	中冲

注：

1. 根据六甲……六癸法排列次序，所配合的"五输"不论阴经阳经均构成为井、经、荥、合、输、纳的法则。

2. 表内穴名加括弧（　　）者，均为闭时所开之穴位，为作者填补。

✱✱✱ 第四节　子午流注临床十大操作规律 ✱✱✱

一、子母相生、互相促进规律

子母相生、互相促进就是将阳经与阳经应开的穴，阴经与阴经应开的穴，分开阴阳，依其子母相生的顺序来应用。例如甲日丙子时开手太阳小肠经荥穴前谷（五行属水），水生木，故同时和其相生的足阳明胃经输穴陷谷（五行属木）配之；乙日丁亥时开手少阴心经荥穴少府（五行属火），火生土，故同时和其相生的足太阴脾经输穴太白（五行属土）配之。

二、相反相成、矛盾统一规律

相反相成、矛盾统一就是先以井、经、荥、合、输"相反"（相克）的规律，变成井、荥、输、经、合"相成"（相生）的规律来运用。

如阳经的"井、经、荥、合、输",其穴性则为金、火、水、土、木,由后向前即木克土、土克水、水克火、火克金、金克木,是谓"反克"。但是庚辛配金、丙丁配火、壬癸配水、戊己配土、甲乙配木,即变成丙辛化水、丁壬化木、戊癸化火、甲己化土、乙庚化金,因此金、水、木、火、土,又成为相生规律了。举一例,甲日戌时(阳日阳时),开阴经穴,可针隐白,因甲与己合,隐白为己的井穴。

又如阴经的"井、经、荥、合、输",其穴性则为木、金、火、水、土,由后向前即土克水、水克火、火克金、金克木、木克土,是谓"反克"。但是甲乙配木,庚辛配金,丙丁配火,壬癸配水,戊己配土,即变成乙庚化金,丙辛化水,丁壬化木,戊癸化火,甲己化土,因此木、火、土、金、水又成为相生的规律。举一例,乙日酉时(阴日阴时),开阳经穴,可针商阳,因乙与庚合,商阳为庚时井穴。其余各经仿此。

三、阴阳相贯、刚柔相济规律

阴阳相贯、刚柔相济就是根据五门十变,即甲与己合,乙与庚合,丙与辛合,丁与壬合,戊与癸合。例如甲胆属阳日阳经,己脾属阴日阴经,取甲胆的阳陵泉(合穴属土)与己脾的太白穴(输穴属土)合用,即是甲与己合;乙肝属阴日阴经,庚大肠属阳日阳经,取乙肝的太冲穴(输穴属土)与大肠的曲池穴(合穴属土)同用,即是乙与庚合之类。余经仿此。

四、脏腑相连、表里相通规律

脏腑相连、表里相通就是以十二经的原穴,配十二经的络穴,即十二经原络配穴。临证当辨其主客而用之,例如诊得肺与大肠经的证候,肺经证候为主,则先针肺经原穴太渊,而配以大肠经的络穴偏历;若大肠经与肺经的证候先后并发,则先针大肠经的原穴合谷,而配以肺经的络穴列缺等是。

五、阳经气纳三焦、阴经血纳包络规律

阳经气纳三焦、阴经血纳包络就是以三焦为阳属气，包络为阴属血，分配于十干的壬癸。阳干均是注腑的，甲、丙、戊、庚、壬而重见的，气纳三焦；阴干均是注脏的，乙、丁、己、辛、癸而重见的，血纳包络。例如甲日戌时开胆窍阴穴，经丙子、戊寅、庚辰、壬午而至甲申时，即名为重见甲，因阳经气纳三焦，故开液门穴，甲属木，液门属水，取水生木之义；乙日酉时开肝大敦穴，经丁亥、己丑、辛卯、癸巳，而至乙未时，即名为重见乙，因阴经血纳包络，故开劳宫穴，乙属木，劳宫属火，取木生火之义。

六、闭穴变开穴规律

传统子午流注纳甲法六十个时干支中，有甲寅、甲午、乙巳、丙辰、己未、庚午、辛巳、辛酉、壬辰、壬申、癸卯、癸未十二个时辰无穴可开，称为闭穴。根据"一四二五三零规律"，可使闭穴变成开穴。例如由甲戌时算起，顺数为井、经、荥、合、输，按照六甲的穴位，当甲寅时，正是甲胆经的荥穴（侠溪）开，即可针之；当甲午时，正是甲胆经的输穴（临泣）开，即可针之；又如六乙的穴位，当乙巳时，正是乙肝经之输代原穴（太冲）开，即可针之；六丙的穴位，当丙辰时，正是丙小肠经之输穴（后溪）开，即可针之。同理，己未时，开己脾经之经穴（商丘）；庚午时，开庚大肠经之经穴（阳溪）；辛巳时，开辛肺经之经穴（经渠）；辛酉时，开辛肺经之合穴（尺泽）；壬辰时，开壬膀胱经之经穴（昆仑）；壬申时，开壬膀胱经之合穴（委中）；癸卯时，开癸肾经之荥穴（然谷）；癸未时，开癸肾经之输代原穴（太溪）。至此，传统十二个闭穴均变成开穴。验于临床，疗效与其他开穴相同。

七、阴阳相贯、同气相求规律

阴阳相贯、同气相求就是根据脏腑同气相开的穴，在同一时间内并用。此操作规律，一是要遵循脏腑阴阳表里相互络属之两经，即"阴阳相贯"；二是所取两经穴位之穴性相同，以达到"同气相求"之效。如开甲胆的临泣穴，同时即针与之相表里的乙肝的大敦穴，因阳经甲胆的临泣穴性属木，阴经乙肝的大敦穴性亦属木，可以同时并用，能治脏腑相连的病。

八、阳经遇输过原、阴经以输代原规律

阳经遇输过原、阴经以输代原就是按子午流注纳甲法，每逢流注到输穴时，皆同时与值日经"原穴"合用。如甲日戌时开胆窍阴穴，到戊寅时开阳明经输穴陷谷，同时并用胆经原穴丘墟（阳经遇输过原）；乙日酉时开肝井大敦穴，到己丑时开脾经输穴太白，同时并用肝经输穴太冲（以输代原）等是。

九、时穴配合病穴规律

开穴的同时配合病穴，就是先开流注纳甲或纳子法运用按时取穴外，根据具体病情需要，辨证配以病穴应用。选取所病脏腑所属经脉之有效穴或特效穴（病穴选取要少而精，不宜过多）。例如患喉痹症，咽喉肿痛，遇到庚日辰时开手阳明大肠经井穴商阳，再根据经络病症特点配手太阴肺经井穴少商，点刺出血而速效。

十、生长毁灭、质量互变规律

此言禁针与时间的关系。明·李梴在《医学入门》中说："阳生阴死，阴生阳死，如甲木死于午而生于亥，乙木死于亥而生于午。丙火生于寅而死于酉，丁火生于酉而死于寅（戊己生死同丙丁），庚金生于巳而死于子，

辛金生于子而死于巳，壬水生于申而死于卯，癸水生于卯而死于申。"表明确有"生长毁灭、质量互变"的含义。据此，前人用针，遇午时则不直刺甲木胆经之瞳子髎穴（刺易失明），卯时则不直刺壬水膀胱经之起止穴等。据李梴说："凡值生我、我生及相合者，乃气血生旺之时，故可辨其虚实而刺之；克我、我克及阖闭时穴，气血正值衰绝，非气行未至，即气行已过，误刺妄引邪气，坏乱真气，实实虚虚其害非小。"此说可参。《难经·八十一难》曰："实实虚虚，损不足而益有余。此者中工之所害也。"因此古人用针，必先候其气之所在而刺之，是谓逢时。根据病情需要，待适合治疗该病之时穴开（即气盛之时），再行针刺。恰如《素问·六节藏象论》所云："所谓求其至者，气至之时也，谨候其时，气可与期，失时反候，五治不分，邪僻内生，工不能禁也。"据此，列十二经干支时辰针刺宜忌表如下表36。

表36　十二经干支时辰针刺宜忌表

五行		木		火		土		金		水	
天干		甲	乙	丙	丁	戊	己	庚	辛	壬	癸
地支	忌	午	亥	酉	寅	酉	寅	子	巳	卯	申
	宜	亥	午	寅	酉	寅	酉	巳	子	申	卯

附一　子午流注环周补充图

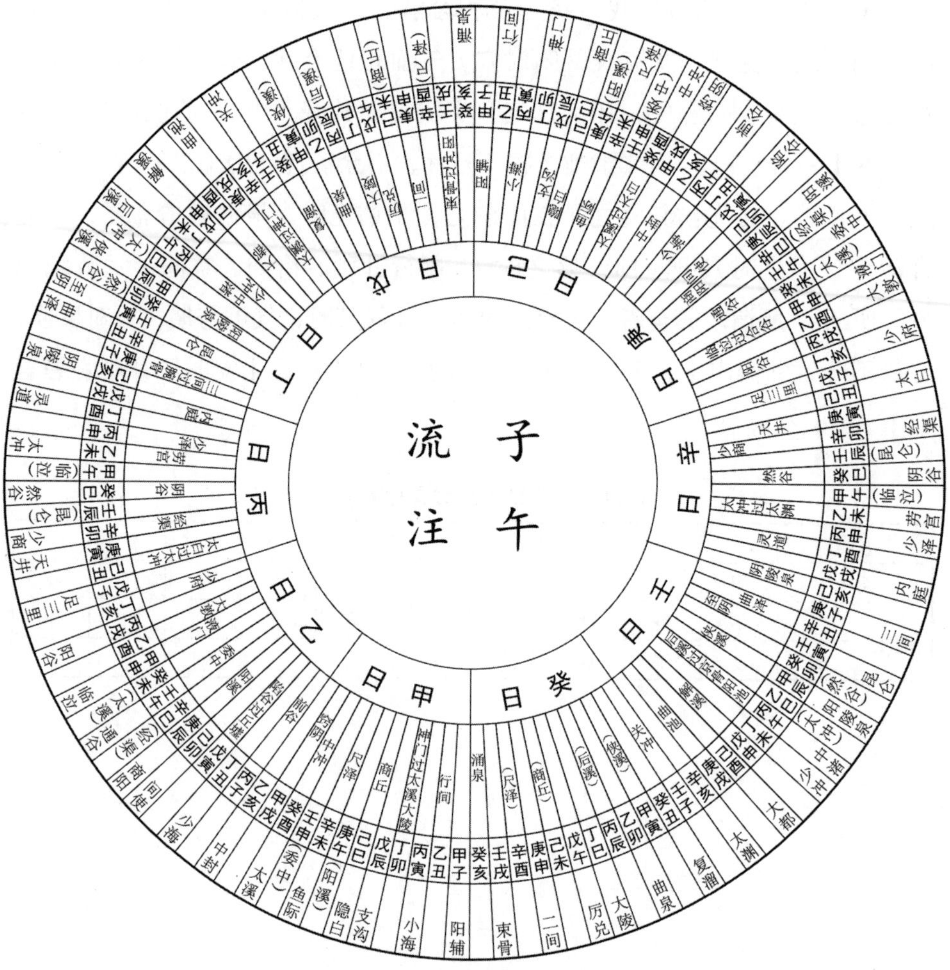

图 9　子午流注环周补充图

注：

此图是运用一四二五三零规律，使闭穴变开穴，从而补充完善了《子午流注环周图》。

子午流注环周图，为预先推定六十甲子，每日逐时所开穴。只要知当日天干，在本图上即可查出各时开穴。

十二闭穴指甲寅、甲午、乙巳、丙辰、己未、庚午、辛巳、辛酉、壬辰、壬申、癸卯、癸未。

括号"（ ）"内穴位均为单氏所加，使闭穴变开穴。单氏根据"一、四、二、五、三、零"的五行化生规律，填补了十二个闭穴的空白。

附二　子午流注的重要表格补充

前述本人"子午流注周期化生五行图解""阳经的'化生五行'图解""阴经的'化生五行'图解"，还有"'六六'干支配合五输和纳穴推算常规表"。此外，尚有五大项内容需要补充，为便于临床查对，分别归纳表格如下。

补充一：井荥输经合"母子、夫妻"配穴表

说明：左右相合为夫妻；上下相合为母子，如甲木为母，丙火为子；丙火为母，戊土为子；壬水为母，甲木为子等。余表格皆仿此。详见表37～表41。

表37　甲与己合开始的"母子、夫妻"配穴表

	腑　阳　经			脏　阴　经		
子	甲木胆经	甲戌时 1　窍阴　井	夫———妻 （甲与己合）	己巳时 1　隐白　井	己土脾经	子
母子						母子
母子	丙火小肠经	丙子时 2　前谷　荥	夫———妻 （丙与辛合）	辛未时 2　鱼际　荥	辛金肺经	母子
母子	戊土胃经	戊寅时 3　陷谷　输	夫———妻 （戊与癸合）	癸酉时 3　太溪　输	癸水肾经	母子
母子	庚金大肠经	庚辰时 4　阳溪　经	夫———妻 （庚与乙合）	乙亥时 4　中封　经	乙木肝经	母子
母	壬水膀胱经	壬午时 5　委中　合	夫———妻 （壬与丁合）	丁丑时 5　少海　合	丁火心经	母

表 38 乙与庚合开始的"母子、夫妻"配穴表

脏　阴　经			腑　阳　经		
子 母 子	乙木肝经	乙酉时 1　大　井 　　敦	妻———夫 （乙与庚合）	庚辰时 1　商　井 　　阳	庚金大肠经
					子 母 子
母 子	丁火心经	丁亥时 2　少　荥 　　府	妻———夫 （丁与壬合）	壬午时 2　通　荥 　　谷	壬水膀胱经
					母 子
母 子	己土脾经	己丑时 3　太　输 　　白	妻———夫 （己与甲合）	甲申时 3　临　输 　　泣	甲木胆经
					母 子
母 子	辛金肺经	辛卯时 4　经　经 　　渠	妻———夫 （辛与丙合）	丙戌时 4　阳　经 　　谷	丙火小肠经
					母 子
母 子	癸水肾经	癸巳时 5　阴　合 　　谷	妻———夫 （癸与戊合）	戊子时 5　足　合 　　三 　　里	戊土胃经
					母

表 39　丙与辛合开始的"母子、夫妻"配穴表

腑　阳　经			脏　阴　经	
子　母 子	丙火小肠经	丙申时 1 少泽 井 夫——妻 （丙与辛合）	辛卯时 1 少商 井	辛金肺经 子　母 子
母 子	戊土胃经	戊戌时 2 内庭 荥 夫——妻 （戊与癸合）	癸巳时 2 然谷 荥	癸水肾经 母 子
母 子	庚金大肠经	庚子时 3 三间 输 夫——妻 （庚与乙合）	乙未时 3 太冲 输	乙木肝经 母 子
母 子	壬水膀胱经	壬寅时 4 昆仑 经 夫——妻 （壬与丁合）	丁酉时 4 灵道 经	丁火心经 母 子
母	甲木胆经	甲辰时 5 阳陵泉 合 夫——妻 （甲与己合）	己亥时 5 阴陵泉 合	己土脾经 母

185

表 40　丁与壬合开始的"母子、夫妻"配穴表

脏 阴 经			腑 阳 经	
子	丁火心经	丁未时	壬寅时	壬水膀胱经	子
母 子		1 少 井 冲	妻——夫（丁与壬合）	1 至 井 阴	母 子
母 子	己土脾经	己酉时	甲辰时	甲木胆经	母 子
		2 大 荥 都	妻——夫（己与甲合）	2 侠 荥 溪	
母 子	辛金肺经	辛亥时	丙午时	丙火小肠经	母 子
		3 太 输 渊	妻——夫（辛与丙合）	3 后 输 溪	
母 子	癸水肾经	癸丑时	戊申时	戊土胃经	母 子
		4 复 经 溜	妻——夫（癸与戊合）	4 解 经 溪	
母	乙木肝经	乙卯时	庚戌时	庚金大肠经	母
		5 曲 合 泉	妻——夫（乙与庚合）	5 曲 合 池	

表 41　戊与癸合开始的"母子、夫妻"配穴表

腑　阳　经				脏　阴　经		
	戊土胃经	戊午时 1　厉兑　井	夫——妻 （戊与癸合）	癸亥时 1　涌泉　井	癸水肾经	子 母子
子 母子	庚金大肠经	庚申时 2　二间　荥	夫——妻 （庚与乙合）	乙丑时 2　行间　荥	乙木肝经	母子
母子	壬水膀胱经	壬戌时 3　束骨　输	夫——妻 （壬与丁合）	丁卯时 3　神门　输	丁火心经	母子
母子	甲木胆经	甲子时 4　阳辅　经	夫——妻 （甲与己合）	己巳时 4　商丘　经	己土脾经	母子
母子 母	丙火小肠经	丙寅时 5　小海　合	夫——妻 （丙与辛合）	辛未时 5　尺泽　合	辛金肺经	母子 母

补充二：遇输过原，以输代原配穴表（见表 42）

表 42 "遇输过原、以输代原"配穴表

干支配时	输原配穴
甲申	足临泣　合谷
乙未	太冲　太渊
丙午	后溪　京骨　阳池
丁卯	神门　太溪　大陵
戊寅	陷谷　丘墟
己丑	太白　太冲
庚子	三间　腕骨
辛亥	太渊　神门
壬戌	束骨　冲阳
癸酉	太溪　太白

补充三：表里原络配穴表（见表 43）

表 43　十二经脏腑表里原络配穴表

	脏	腑	腑	脏	脏	腑	腑	脏	脏	腑	腑	脏
	里	表	表	里	里	表	表	里	里	表	表	里
	肺与大肠		胃与脾		心与小肠		膀胱与肾		心包与三焦		胆与肝	
原穴络穴	太渊	合谷	冲阳	太白	神门	腕骨	京骨	太溪	大陵	阳池	丘墟	太冲
	列缺	偏历	丰隆	公孙	通里	支正	飞扬	大钟	内关	外关	光明	蠡沟
	手太阴	手阳明	足阳明	足太阴	手少阴	手太阳	足太阳	足少阴	手厥阴	手少阳	足少阳	足厥阴

补充四：纳穴分注十干表（见表 44）

表 44　纳穴分注十干表

开穴时间	穴生经		经生穴	开穴时间
甲申	甲木胆经 ← 生 荥水液门		荥火劳宫 生 → 乙木肝经	乙未
丙午	丙火小肠经 ← 生 输木中渚	三焦经（阳池寄于壬）　心包经（大陵寄于癸）	输土大陵 生 → 丁火心经	丁巳
戊辰	戊土胃经 ← 生 经火支沟		经金间使 生 → 己土脾经	己卯
庚寅	庚金大肠经 ← 生 合土天井		合水曲泽 生 → 辛金肺经	辛丑
壬子	壬水膀胱经 ← 生 井金关冲		井木中冲 生 → 癸水肾经	癸酉

注：左五穴均属三焦经（阳池穴寄于壬），右五穴均属心包经（大陵穴寄于癸）。

补充五：子午流注环周图补充表（见表 45）

表 45 子午流注环周图补充表

日		甲日己日		乙日庚日		丙日辛日		丁日壬日		戊日				癸日			
时		庚午	壬申	辛巳	癸未	壬辰	甲午	癸卯	乙巳	甲寅	丙辰	己未	辛酉	甲寅	丙辰	己未	辛酉
补充穴名	第二环													侠溪	后溪	商丘	尺泽
	第四环	阳溪	委中	经渠	太溪	昆仑	临泣	然谷	太冲	侠溪	后溪	商丘	尺泽				

注：此表原有圆图，出自《子午流注说难》（吴棹仙 著）一书。图内属带括号的穴位均为作者所加，乃闭穴变开穴所属，已详于前。为便于临床查用，特列表说明于此。

附三　子午流注有关问题的解释

（一）对甲日从甲戌时开穴的解释

甲日为何不从甲子时开穴，而必须从甲戌时开穴呢？这是根据"阳进阴退"的原则，天干为阳主进，地支为阴主退，十天干与十二地支相配，则天干顺序向前、地支依次后退。甲为天干第一个阳干，戌为地支最末一个阳支，阳进阴退而变化生，故甲日甲戌时与胆经窍阴穴相配，依次乙日乙酉时、丙日丙申时、丁日丁未时……若甲日由甲子时起就违背了子午流注阳进阴退的规律。

（二）对癸日肾经须起癸亥的解释

子午流注每日值一经，每经值日 11 个时辰。五日一周，十日再周共 110 个时辰；而一昼夜是 12 个时辰，十日共 120 个时辰。120 减去 110，差数是 10 个时辰。这是因为十天之中，每日不是阳经交阴经，就是阴经交阳经。由于阴经阳经相交，不可能按阳日阳经开阳时，阴日阴经开阴时，而是阳时直接交阴时，阴时直接交阳时。每日交换一次，每次相差 1 个时辰，最后交到癸日，就空下了 10 个时辰。因此，癸日开肾经不能起于癸丑，而应提前 10 个时辰起于癸亥。否则就不可能与甲日甲戌相交，进而影响了子午流注的一周再周的循环，破坏了环周不休的流注规律。

（三）对日干重见穴的解释

天干有十，地支十二。因而十干配合在十二个时辰中，起于甲，必重见于甲；起于乙，必重见乙。其他如丙、丁、戊、己、庚、辛、壬、癸，无不如此。例如，甲日起于甲戌时，而终止于乙日甲申时，则甲申时即是重见；乙日起于乙酉时，而终止于丙日乙未时，则乙未时即是重见。凡属重见，根据明·徐凤指出"阳干注腑，甲、丙、戊、庚、壬而重见者，气纳于三焦；阴干注脏，乙、丁、己、辛、癸而重见者，血纳包络"的原则，按照母子相生的关系配穴。例如，甲日重见甲申，按照"他生我"的规则（"他"指三焦经五输穴，"我"指值日本经），水生木，必开三焦经水穴液门；乙日重见乙未，按照"我生他"的规则（"我"指值日本经，"他"指心包经五输穴），木生火，必开心包经火穴劳宫。

所谓重见穴，就是三焦经五输穴（原穴）与阳经、心包经五输穴与阴经之间的母子相生关系。阳日用三焦经，阴日用心包经，它们分配的规律是：甲乙日用荥穴（甲申荥水穴液门，乙未荥火穴劳宫）；丙丁日用输穴（丙午输木穴中渚，丁巳输土穴大陵）；戊己日用经穴（戊辰经火穴支沟，己卯经金穴间使）；庚辛日用合穴（庚寅合土穴天井，辛丑合水穴曲泽）；壬癸日用井穴（壬子井金穴关冲，癸酉井木穴中冲）。

（四）对阳交阴、阴交阳、阴阳交错的解释

甲日值日经是阳经胆经，如流注于甲申时三焦液门穴，继而和阴经肝经乙酉时大敦穴相续，即是阳交阴；乙日值日经是阴经肝经，如流注于乙未时包络劳宫穴，继而和阳经小肠经丙申时少泽穴相续，即是阴交阳（膀胱经例外）。胆经虽属甲日，仅甲戌时窍阴穴在本日，至丙子时则交与乙日；肝经虽属乙日，仅乙酉时大敦、丁亥时少府在本日，至乙丑时则交与丙日。故阳日阳时，阴日阴时，均依据起首而言。其实都含有阴交阳，阳交阴，阴阳交错的意义。

（五）对"一周、再周"的解释

子午流注，以十二经分配于十干，又以十二地支分配于一日的十二时辰。地支的一个时辰又比作一月，三时比作一季，一日十二时辰比作四季。古人又将一岁的气运比作一日（一昼夜），将每个时辰比作一月，半个时辰（一小时）比作一气。一气分为三候，每候二十分钟。五日六十个时辰（即六十甲子）为一周，十日为再周。即甲、乙、丙、丁、戊五日为一周，己、庚、辛、壬、癸五日为再周。一周仅能表明六十个时辰的往复，再周可构成甲与己合，乙与庚合，丙与辛合，丁与壬合，戊与癸合的五运规律了。

（六）对"环周"的解释

一环和一周不能混为一谈。一周是指六甲、六乙、六丙、六丁……六癸，六环成为一周，亦名环周。如六甲，由甲戌顺数到甲申为一环，由甲申顺数到甲午为一环，到甲辰、甲寅、甲子、甲戌各为一环，六环合成六甲的一周，共六十日（或时），各为六甲值日（或值时）。余如六乙、六丙、六丁……六癸皆是。

（七）对"返本还原"的解释

子午流注五输穴都是按五行相生的顺序向后开的。需要说明的是，阳经开输穴的同时必开原穴（阴经无原穴，以输代之）。"本"是指本日值日的经穴，"原"是指值日经原穴。原穴是脏腑原气输注经过留止的部位，按前人解释，原穴乃十二经出入之门，故逢输必开原。例如，甲日属胆经值日，在这里"本"指胆经，则"原"是指胆经原穴丘墟。当甲日开阳明经输穴陷谷，就应同时取胆经原穴丘墟，这就叫返本还原。

（八）对五行配五输穴的解释

五行，即木、火、土、金、水五种物质的运动。子午流注主要是借用五行相生的关系，来说明井、荥、输、经、合五输穴的相互作用。五输穴分阳经穴和阴经穴。阳经的井、荥、输、经、合依次与五行的金、水、木、火、土相配，阴经的井、荥、输、经、合依次与五行的木、火、土、金、水相配。《难经·六十四难》专门讲了五输穴的五行配属，其曰："阴井木，阳井金；阴荥火，阳荣水;阴输土,阳输木;阴经金,阳经火;阴合水,阳合土。"十二经起于井穴,阴井为木,五行依次相生,是木、火、土、金、水;阳井为金,五行依次相生,是金、水、木、火、土。可见,阴经与阳经五行的配属是不同的。

(九)对阴井属木、阳井属金 的解释

张志聪解释说:"五脏之腧出于井木者,五脏合地之五行以应生长化收藏之气,故从木火土金水而顺行;六腑之腧出于井金者,六腑应天之六气,六气生于阴而初于地,从秋冬而春夏,此阴阳逆顺之气也。"表明,五脏合五行,始于春生,故以井木为先;六腑应六气,生于阴而始于秋,故以井金为首。其理完全是参照天地阴阳的变化而来。任应秋先生说:"阴主升,阳主降。木为阴水所生的阳气,也就是少阳初生之气,所以五脏相生应从下焦的肝木算起,这就是五脏输穴始于木的所以然;金在四季为下半年的阳气,阳气主下降,金主肺,亦为人身之高原,所以计算阳经应从上而下,六腑的五输便从金开始了。"总之,阴井木,阳井金的所以然,无非是阴升阳降罢了。这是年周期五行方位的阴升阳降。故阳经五输穴是金生水、水生木、木生火、火生土;阴经五输穴是木生火、火生土、土生金、金生水。二者配合方法虽然不同,但都是按五行相生的原则依次排列的。

(十)对闭穴及其应用的解释

凡阳日阳时已过遇阴时,或阴日阴时已过遇阳时者,名为闭穴(即过时之穴)。由于日随干支走,五日六十个时辰(为一周),有十二个闭穴;十日一百二十个时辰(为再周),共二十四个闭穴。因甲与己合、乙与庚合、丙与辛合、丁与壬合、戊与癸合之合日互用关系,实际上只有十二个时辰无穴,按照流注法名为闭穴。即甲寅、甲午、乙巳、丙辰、己未、庚午、辛巳、辛酉、壬辰、壬申、癸卯、癸未十二个时辰皆无开穴(闭穴)。

使闭穴变开穴的方法有二:

1.可根据"过时找夫妻"的规律,例如甲日甲子时已过,正当乙丑时宜开太白穴,运用乙与庚合法,可补以庚申时的二间穴。又如甲戌时已过,正当乙亥时,宜用中封穴,运用乙与庚合,可补以庚午时阳溪穴等是(原穴例外)。

2.可根据五行化生规律,掌握井经荥合输纳零的规律(即一、四、二、

五、三、零规律），使闭穴变开穴。甲寅时可补侠溪穴，甲午时可补临泣穴，乙巳时补太冲穴……

（十一）对闭穴多见纳穴后，闭穴之后复见闭穴的解释

十二经井荥输（原）经合六十六穴，减去脏与腑十个原穴和输穴并过（阳池、大陵寄于壬癸不论），其余五十六穴分配在六十个时辰上，由于不够配属，因此在纳穴之后多见"空穴"（亦称闭穴）。例如阳经戊午时开井穴厉兑后，至戊辰时气纳三焦开经穴支沟，经己巳而至庚午时，则庚午无穴可配，故壬申亦无相生之穴，复成为闭穴。阴经丁日未时开井穴少冲后，至丁巳时血纳包络开输穴大陵，经戊午而至己未时，则己未无穴可配，故辛酉亦无相生之穴，复成为闭穴。因此闭穴多见于"纳穴"之后，而闭穴之后复见"闭穴"了。

（十二）对"重开穴"的解释

"重开穴"的运用，略如"闭穴"变开穴的第一法，惟闭穴第一法属于夫妻穴互用。这里所说的"重开穴"，则属于母子穴互用。例如胆经以甲日为首的甲申时荥水穴液门，可与庚日为首的甲申时输木穴临泣互用（水生木）；肝经以乙日为首的乙未时荥火穴劳宫，可与辛日乙未时输土穴太冲（并过太渊，火生土）互用等。

（十三）对"五虎建元"和"辰上起时"的解释

古人从观察北斗所指方位，将农历十二个月用十二地支代表，称为月建。即正月建寅、二月建卯、三月建辰……十二月建丑。五虎建元歌诀有云："甲己之年起丙寅，乙庚之岁戊寅行，丙辛便起庚寅始，丁壬壬寅亦顺寻，戊癸甲寅定时候，五门得合是原因。""五虎"指十干分为五阴干与五阳干，以寅时为推算时间，"寅"在十二生肖属虎，故名"五虎"；"元"即本元。此歌大意：逢甲年己年正月的月干都是丙，乙年庚年的正月都是戊，丙年辛年的正月都是庚，丁年壬年的正月都是壬，戊年癸年的正月都是甲。此歌诀是指正月的月建言，则二月、三月、四月等依次相推。如甲年或己年的正月都是丙寅，顺推二月为丁卯，三月为戊辰，四月为己巳等。根据李梴的说法，甲己之岁，正月建丙寅，丙火生土，故为土运；乙庚之岁，正月建戊寅，戊土生金，故为金运；丙辛之岁，正月建庚寅，庚金生水，故为水运；

丁壬之岁，正月建壬寅，壬水生木，故为木运；戊癸之岁，正月建甲寅，甲木生火，故为火运。这是以"寅上起时"变化为根据的。

另一种说法是以"辰上起时"为根据。即以辰时为基础，甲己之日是"戊辰时"，辰上起戊，戊属土，故曰化土；乙庚之日是"庚辰时"，辰上起庚，庚属金，故曰化金；丙辛之日是"壬辰时"，辰上起壬，壬属水，故曰化水；丁壬之日是"甲辰时"，辰上起甲，甲属木，故曰化木；戊癸之日是"丙辰时"，辰上起丙，丙属火，故曰化火。在化运的时间周期里，古人注意到"辰"的意义，所谓"逢辰则化"。"辰"，反映出北斗与岁星相对运动的内在联系；"化"，道出了年与年之间气上的交接轮次。

（十四）对"五门十变"的解释

所谓五门，一是井荥输经合五输穴所分配的母子穴；但主要是指将十天干演变为五种相合的方式，亦称夫妻穴配合法。即阳干五行与阴干五行刚柔相配。按照河图之数，"天一生水，地六成之"，故甲己相合；"地二生火，天七成之"，故乙庚相合；"天三生木，地八成之"，故丙辛相合；"地四生金，天九成之"，故丁壬相合；"天五生土，地十成之"，故戊癸相合。天干有阴阳之别，以阳为夫，以阴为妻，按照五行生成数，逢五相合。临证中按照此种天干演变五门相合之夫妻配穴法，就叫作五门十变。

（十五）对子午流注"纳甲"的解释

"纳"是纳入，"甲"为十干之首。将天干纳入八卦之中，以第一干名之以概括其余，故名"纳甲"。西汉易学家京房首次提出'纳甲'筮法。至东汉·魏伯阳撰《周易参同契》，详述'纳甲'之用而创'月体纳甲'，明确了以天干五行表示方位：东方甲乙木、南方丙丁火、中央戊己土、西方庚辛金、北方壬癸水。其注文解释说："纳甲之法，乾纳甲壬，坤纳乙癸，震纳庚，巽纳辛，艮纳丙，兑纳丁，皆有定位。而坎纳戊，离纳己，无定位。盖六卦之阴阳，即坎离中爻之周流升降也。"是为子午流注纳甲法产生的雏形。

到了明朝，刘纯在《医经小学》中首次明确了子午流注纳甲法的内容，即"十二经纳甲一首"歌诀："甲胆乙肝丙小肠，丁心戊胃己脾乡，庚属大肠辛属肺，壬属膀胱癸肾藏，三焦亦向壬中寄，包络同归入癸方。"其后，徐凤在《针灸大全》中对"纳甲法"做了补充并推而广之,编撰"子午流注逐日按时定穴歌诀"。到了康乾盛世,汉学家惠栋编撰《易汉学》卷三:"甲乾乙坤,相得合木,故甲乙在东;丙艮丁兑,相得合火,故丙丁在南;戊坎己离,相得合土,故戊己居中;庚震辛巽,相得合金,故庚辛在西;天壬地癸,相得合水,故壬癸在北。"可见其易学思想仍推崇汉代经师易学。考古人用针注重时穴,子午流注根据十二经六十六穴组成,灵龟、飞腾八法皆根据奇经八脉组成。临床诊知奇经之盈亏,便知正经之虚实。古今之修炼家,多以奇经为主。

(十六)对"五虎建元始于寅时"的解释

五虎建元,即甲己日起丙寅,乙庚日起戊寅,丙辛日起庚寅,丁壬日起壬寅,戊癸日起甲寅。为什么推算月干支皆以寅(正月)始?元·窦汉卿《针经标幽赋》云:"原夫起自中焦,水下初漏,太阴为始,至厥阴而方终;穴出云门,抵期门而最后。"这是讲以铜壶滴漏作为计时器,是用铜壶贮水,水滴下漏,铜壶上标明时刻。水下初漏,即指铜壶水滴下漏于黎明寅时的初刻,值手太阴肺经脉气方盛,如明·杨继洲所说:"自寅时起,一昼夜,人体荣卫五十度周于身,气行一万三千五百息,脉行八百一十丈,运行血气,流通阴阳,昼夜流行,与天同度,终而复始也。"此论源于《灵枢·营气》篇:"谷入于胃,乃传于肺,流溢于中,布散于外……故气从太阴出,注手阳明。"《难经·一难》开篇即指出"寸口者,脉之大会,手太阴之脉动也",并强调了"从寅复起"。

(十七)对"气纳三焦,血纳包络"的解释

金·何若愚《子午流注针经·卷中》云:"三焦是阳气之父,心包络是阴血之母也。此二经尊重,不系五行所摄,主受纳十经血气养育,故只言十经阴阳二脉,逐日各注井、荥、输、经、合五穴,方知十二经遍行也。"并具体举例说:"三焦经:关冲(阳井)、液门(荥)、中渚(输)、阳池(原)、支沟(经)、天井(合),每日遇阳干合处,注此六穴。如甲日甲戌时至甲申时,为阳干合也。心包经:中冲(阴井)、劳宫(荥)、大陵(输)、间使(经)、曲泽(合),每日遇阴干合处,注此五穴。"至明·徐凤据此进一步提

出阳经"生我"、阴经"我生"的取穴规律，如甲日甲戌时开胆井，重见甲申时气纳三焦，则荥穴属水，甲属木，水生木，阳经（三焦）生我，谓甲合还原化本；乙日乙酉时开肝井，重见乙未时血纳包络，则荥穴属火，乙属木，木生火，阴经我生（包络）。

第五章
子午流注五输穴理论探讨

*** 第一节　五输穴的概念与内涵 ***

一、五输穴的基本概念

五输穴是十二经分布于四肢肘膝关节以下的特定的六十六个腧穴，它贯穿于子午流注按时取穴临床应用的全过程。所谓五输，按照五输穴的穴性，分为井穴、荥穴、输穴、经穴、合穴，阳经加一个原穴。

五输穴的名称始见于《灵枢·九针十二原》篇："二十七气所行，皆在五输也。"又曰："五脏五输，五五二十五输；六腑六输，六六三十六输。"

《灵枢·本输》篇列举的五脏六腑井、荥、输、原、经、合穴位，无手少阴心经五输穴，而是以心包经的中冲、劳宫、大陵、间使、曲泽五穴代之；至晋·皇甫谧《针灸甲乙经》始载有心经的五输穴（少冲、少府、神门、灵道、少海），至此总计六十六穴。

古人把气血在体内的周流不息，比作自然界的江河，《灵枢·经水》篇："经脉十二者，外合于十二经水，而内属于五脏六腑。夫十二经水者，其有大小、深浅、广狭、远近各不同；五脏六腑之高下、大小、受谷之多少亦不等。"十二经水是指地面上十二条较大的河流受水而行于各处。《管子·水地》篇云："水者，地之血气，如筋脉之流通者也。"指以河流的川流不息来比喻经脉受血而周流于全身，故曰"经水"。十二河流分布各地，面积的大小、水位的浅深、河床的广狭、源流的远近各有不同，五脏六腑位置有高下，形态有大小，受纳与摄取营养物质或多或少，所以脏腑的功能活动，主要是以经脉为通路，运行血液营养周身。

五输穴是针灸临床最常用的特定穴，一个是它临证适用范围广；二是取穴安全，疗效可靠；三是五输穴有着系统而规范的理论指导作用，以此作为针灸临床的切入点，为以后深入学习与临证都会打下一个好的基础，而且具有发展的潜力。所以个人认为欲学好针灸临床应先从五输穴学起。

井、荥、输、原、经、合是位于肘膝关节以下五输穴的特定名词，将脉气流行用江河中的水流作比喻，由小到大，渐而行至深入处。所以井、荥、输、经、合是象征水流的意思。

《灵枢·九针十二原》篇云："经脉十二，络脉十五，凡二十七气以上下，所出为井，所溜为荥，所注为输，所行为经，所入为合。二十七气所行，皆在五输也。"请注意，这句话开门见山地点出五输穴的重要，即"二十七气所行皆在五输"！

从古汉语的语法结构来看，这是一个固定的"所字结构"：所，指示代词，它必须附在动词或动词性词组的前面，共同组成一个名词性词组。比如"所出为井"，"所"指代经气，"所出"即经气产生之处，"所出为井"就是经气产生之处叫作井；同理，所溜为荥，就是经气微微流动之处叫作荥；所注为输，经气灌注之处叫作输；所过为原，经气经过灌注之处叫作原；所行为经，经气大行之处叫作经；所入为合，经气汇集之处叫作合。具体分析如下。

所出为井——经气所出，如水的源头，故称井，形容脉气浅小，其穴位于四肢爪甲之侧。"井"，古称以泉源出水之处为井，人之血气出于四肢末端，其脉出处以为井也；如水之所出，从山下之井始，如井泉之发。

所溜为荥——经气微微流动之处，"溜"是细小的水流。如刚出的泉水微流，故称荥，脉气稍大，其穴位于指（趾）掌（跖）；"荥"，水始出，其流尚微，脉出于井而溜于荥，其气尚微也。

所注为输——指经气灌注之处，如水流由浅入深，故称输，脉气较盛，其穴多位于腕、踝关节附近。"输"即输送致聚，注此而输运也。由井、荥注于此而输于彼，其气渐盛也。

所过为原——原指本原，是脏腑真气输注于经络的穴位，原穴是经脉原气所聚集的部位，更是脏腑真气输注深入的所在。凡属本脏本腑发病，都可使用原穴。五脏发病，原穴必用。

那么，为什么六腑多一个原穴？《难经·六十二难》云："腑者，阳也。三焦行于诸阳，故置一腧名曰原。腑有六者，亦与三焦共一气也。"可见，六腑中多一个原穴，是因为三焦气化的关系，故称"所过为原"。《难经·六十六难》认为三焦所过为原还在于："脐下肾间动气（注：丹田之气）者，人之生命也，十二经之根本也，故名曰原。三焦者，原气之别使，主通行三气，经历于五脏六腑……五脏六腑之有病者，皆取其原也。"这里所说的"三气"，指宗气、营气、卫气三者合之，是为真气。此外，五脏以输代原，是三焦所行之气留止之处。所以，五脏发病，原穴必用。

所行为经——指经气大行的部位，如水在通畅的河道中流过，故称经，脉气流注，其穴多位于腕踝附近及臂胫部。"经"，水行经而过，脉气大行于此经过，其正盛也。所以通往来之行使，如往来之气血相和，则通行于经脉之中矣。

所入为合——指经气最后汇集，如百川汇合入海，故称合，脉气深大，其穴位于肘膝关节附近。"合"者北方冬也，阳气入脏故为合，谓其经脉自此而入脏，与诸经相合也。如水出井至海为合，如肺出井至尺泽，合于本脏之气，故名为合。

二、五输穴的五行属性

我们知道，中医脏象学说的理论核心就是阴阳五行。阴阳最早见于《易经》卦爻，五行最早出自《尚书·洪范》："一曰水，二曰火，三曰木，四曰金，五曰土。水曰润下，火曰炎上，木曰曲直，金曰从革（即金属熔化变形），土爱稼穑（即播种和收割）。"《尚书》是夏、商、周时代历史档案文献的汇编，是古代十三经之一（注：古代十三经是：易、诗、书、礼〈周礼、仪礼、礼记〉、春秋〈春秋左传、公羊传、谷梁传〉、论语、孝经、尔雅、孟子）。中医首先是一种文化，是做学问。把中医这门学问做好，才能有悟性。对临床提高也是大有裨益的。

五行反映在中医学上，有两大规律：一是生克乘侮，一是象数（物中有象，象中有数）。"物"（有物），包括五气（寒、暑、燥、湿、风）、五化（生、长、化、收、藏）；"象"（有象），包括五方（东、南、西、北、中，万物化生，形气相感）、五时（春、夏、长夏、秋、冬）。违背天时，失时反候，百病不治。所以中医的理论就是天地人三者合一的理论，是自然气候与万物（包括人体）通过气化活动而形成一个高度统一的整体，其表现形式就是阴阳五行。我们言五输穴的阴经阳经五行属性，包括母子补泻、针刺补泻提插、捻转手法等，统统来源于此。

1. 为何阴经、阳经配属的五行皆不同

《难经·六十四难》专门讲了五输穴的五行配属，这一点很重要，它直接关系到五输穴的临床应用。其曰："阴井木，阳井金；阴荥火，阳荥水；阴输土，阳输木；阴经金，阳经火；阴合水，阳合土。"十二经起于井穴，阴井为木，五行依次相生，是木、火、土、金、水；阳井为金，五行依次相生，是金、水、木、火、土。可见，阴经与阳经五行的配属是不同的。对此《难经》的作者认为"是刚柔之事也"，并解释说："阴井乙木，阳井庚金。阳井庚，庚者乙之刚也；阴井乙，乙者庚之柔也。乙为木，故言阴井木也；庚为金，故言阳井金也。"说明五脏为柔，六腑为刚，阴井乙木，阳井庚金，是乙与庚合；阴荥丁火，阳荥壬水，是丁与壬合；阴输己土，阳输甲木，是甲与己合；阴经辛金，阳经丙火，是丙与辛合；阴合癸水，阳合戊土，是戊与癸合。

乙庚为十天干中的两干，前已述及，十天干是甲、乙、丙、丁、戊、己、庚、辛、壬、癸，其中甲、丙、戊、庚、壬属阳干（刚），乙、丁、己、辛、癸属阴干（柔）。刚柔者，即乙庚相配也。十干所以自乙庚而言者，盖诸脏腑穴，皆始于井。阴脉之井始于乙木，阳脉之井始于庚金。故自乙庚而言刚柔之配，其余五行之配，皆仿此。《易经》曰：分阴分阳，迭用柔刚。此之谓欤。先分类，再阴阳相配。

2. 阴井为何属木、阳井为何属金

清朝气化派代表人物张志聪解释说："五脏之输出于井木者，五脏合地之五行以应生长化收藏之气，故从木火土金水而顺行；六腑之输出于井金者，六腑应天之六气，六气生于阴而初于地，从秋冬而春夏，此阴阳逆顺之气也。"表明五脏合五行，始于春生，故以井木为先；六腑应六气，生于阴而始于秋，故以井金为首。其理完全参照天地阴阳的变化而来。

可见探讨阴井木、阳井金的所以然，无非是"阴升阳降"罢了。这是年周期五行方位的阴升阳降。载于明代徐凤《针灸大全》中的《金针赋》，首论头病取足，左病右取，男女早晚之气，手足经络顺逆之理："男子之气，早在上而晚在下，取之必明其理；女子之气，早在下而晚在上，用之必识其时。午前为早属阳，午后为晚属阴，男女上下，凭腰分之。阴升阳降，出入之机，逆之者为泻为迎，顺之者为补为随。"同样，人体十二经脉，举臂直立，阴升阳降。将两上肢上举，足三阴经由足走腹和手三阴经由胸走手，均是自下而上，是为"阴升"，手三阳经由手走头和足三阳经由头走足，均是自上而下，是为"阳降"。如此我们再看五输穴"阳井金，阴井木"阴升阳降之理，显然不是什么单纯机械的划分，它是来自于天地阴阳之道，自然之理。

三、五输穴起于四肢末端之理

五输穴为何皆从四肢末端起，而不按十二经脉循行顺逆方向？十二经脉循行顺序是始于肺而终于肝，手三阴从胸走手，手三阳从手走头，足三阳从头走足，足三阴从足走腹。可见手三阳和足三阴是从四肢达内脏（向心）的走向；手三阴和足三阳是从内脏达四肢（离心）的走向。如此内外相贯，如环无端。

然五输穴的循行，皆由四肢末端，从井穴开始，从指（趾）端走向肘、膝。这是根据标本作用的方向排列的。所谓"本"，在这里是指经气起点，本者如树之根；"标"，指经气终点，标者如树之梢。因为十二经脉的本部均在四肢肘膝关节以下，标部则在头面躯干。其中六阳经的原气是由四肢作用于头面躯干的, 六阳经脉的标部都在头面, 六阴经的标部大都在背俞, 即《灵枢·背腧》篇所说: "五脏之输, 出于背者。" 张景岳释云: "五脏居于腹中, 其脉气俱出于背之足太阳经。"

可见, 阴经的脉气必然直接由四肢本部深入内脏, 而后才能出于足太阳经背俞穴。而阳经的脉气不直接由四肢本部注入内府, 仅对头面等处经脉循行所及处发生作用。

正如《灵枢·卫气行》所言: "是故平旦阴尽, 阳气出于目(膀胱经目内眦睛明穴), 目张则气上行于头, 循项下足太阳, 循背下至小趾之端(至阴穴); 其散者, 别于目锐眦, 下手太阳, 下至手小指之间外侧(少泽穴); 其散者, 别于目锐眦, 下足少阳, 注小趾次趾之间(窍阴穴); 以上循手少阳之分侧, 下至小指之间(关冲穴); 别者以上至耳前, 合于颔脉, 注足阳明以下行, 至足跗上, 入五趾之间(厉兑穴)。其散者, 从耳下下手阳明, 入大指之间(商阳穴), 入掌中。其至于足也(由阳明经抵达足部), 入足心, 出内踝, 下行阴分, 复合于目(重复向上会合于目内眦), 故为一周。"

此外,《灵枢·营卫生会》曰: "人受气于谷, 谷入于胃, 以传于肺, 五脏六腑皆以受气, 其清者为营, 浊者为卫, 营在脉中, 卫在脉外, 营周不休, 五十而复大会。阴阳相贯, 如环无端。卫气行于阴二十五度, 行于阳二十五度, 分为昼夜, 故气至阳而起, 至阴而止。" 说明营卫在一昼夜中各在人身运行五十周次, 然后营气与卫气会合。虽然营行脉中, 卫行脉外, 两者异途而行, 但各行五十周次之后, 便要会合一次(五十而复大会)。

这两段经文, 一段是从营卫之气的来源和对人体气血运行的影响上做了概述; 另一段集中对卫气运行的起点和终点做了具体描述。卫气于一昼夜之间全身运行五十周, 昼行于阳二十五周, 夜行于阴二十五周, 环流不休。从每天的平旦到日落这个时段, 阳气出于目, 目张气上行于头, 卫气从头部起始(气至阳而起), 依次运行于足太阳膀胱经→手太阳小肠经→足少阳胆经→手少阳三焦经→足阳明胃经→手阳明大肠经, 行于阳经二十五周, 然后至足部前入于阴分; 在合夜至鸡鸣(酉至子时)的时段内, 阴气合于脉, 卫气依次运行于手足阴经的肾, "从足少阴注于肾, 肾注于心, 心注于肺，肺注于肝，肝注于脾，脾复注于肾为周"（见《灵枢·卫气行》）。如此夜行二十五周。《素问·金匮真言论》指出："平旦至日中（自卯至午），天之阳，阳中之阳也；日中至黄昏（自午至酉），天之阳，阳中之阴也；合夜至鸡鸣（自酉至子），天之阴，阴中之阴也；鸡鸣至平旦（自子至卯），天之阴，阴中之阳也。故人亦应之。"

阳气出于目——目，指足太阳膀胱经在目内眦的睛明穴。说明卫气在白天行于阳分时，从睛明穴开始（为起点），环周于六阳经而终于肾经，称为一周。

其散者——散，散行之意。由于卫气的运行，不是按照十二经脉前后承接的顺序，逐经相传。而是从头部起始，分向各经散行，如足太阳膀胱经，从目内眦下行至足，其散行的手太阳经即从目外眦（小肠经其支者，从缺盆循颈上颊，至目锐眦，却如耳中）下行至小指外侧端。

入足心，出内踝——入足心，指由阳明经进入肾经。由足少阴以下行阴分。张景岳说："少阴之别为跷脉，跷脉属于目内眦，故复合于目。"阴跷脉的循行终点是目内眦，与足太阳经和阳跷脉会合。会合之后，"阳尽于阴，阴受气矣"，这里的阴阳是指昼夜，昼行于阳，夜行于阴。《灵枢经》中不止一处详细论述了营卫之气的运行，如《五十营》《营卫生会》《卫气》《卫气行》篇等。

卫气行于阳是从足太阳经开始，昼行于阳二十五周的，而且经文中明确指出"营在脉中，卫在脉外，营周不休，五十而复大会"。由此我们自然联想到张仲景汤方中作为群方之魁的桂枝汤。桂枝汤的基本功用是调和营卫，第53条明确指出"病常自汗出者，此为荣气和，荣气和者外不谐，以卫气不共荣气谐和故尔。以荣行脉中，卫行脉外，复发其汗，营卫和则愈，宜桂枝汤。"可见与《内经》的经文如出一辙！所以这个"营卫"具有明确的时间周期，是具体的，不是空洞的。仲景把调和营卫的桂枝汤置于《伤寒论》太阳上篇的第一方，是别有用意的，是与人体营卫之气的运行，五十周而复大会紧密呼应的。

此外，《灵枢·九针十二原》篇有云："经脉十二，络脉十五，凡二十七气以上下，所出为井，所溜为荥，所注为输，所行为经，所入为合。二十七气所行，皆在五输也。"从这一段经文来看，五输不仅仅是十二经脉气流行其中，包括十五络脉气，五输同样运行其中。对此，张志聪解释说："水谷所生之血气从大络而出于皮肤，复从五输而注于经脉，故曰二十七气所行，皆在五输也。"说明五输的循行皆到肘、膝处而与经脉汇合。十二经脉所属的五输穴全部位于四肢肘膝关节以下，是十二经脉气出入之所，所以具有主治五脏六腑经脉病变的作用。

以上是五输穴为什么可以治疗五脏六腑疾病的传统解释。

*** 第二节 中医经典关于五输穴的论述 ***

一、经典论述

《灵枢·顺气一日分为四时》篇："病在脏者，取之井；病变于色者，取之荥；病时间时甚者，取之输；病变于音者，取之经；经满而血者，病在胃；及以饮食不节得病者，取之于合，故命曰味主合。是谓五变也。"据此，五输穴主治五脏五变的针刺法则，可归纳为以下五点。

1. 凡病在五脏者，宜取各经的井穴刺之

五脏主藏精气以养五志，所谓病在五脏，是指"心藏神，肺藏魄，肝藏魂，脾藏意，肾藏志"（《素问·宣明五气篇》）的功能失调，临床见某些猝发的急症，表现为精神神志严重障碍甚至丧失，针刺井穴是为治疗之首选。如少商、商阳点刺出血，救急小儿高热惊厥、急性扁桃体炎、咽喉肿痛、肺热郁闭，有泄热开窍醒脑之功；点刺厉兑、隐白，救治阳明高热昏谵、噩梦梦魇等神魂不安热病；针大敦、隐白治疗妇科崩漏；点刺少冲、中冲、关冲、少泽，救治中风猝然昏倒、痰涎壅盛、不省人事，有清心开窍、清热醒神、通络开郁、豁痰降气之功；点刺窍阴治疗肝胆火盛的失眠；灸至阴可矫正胎位及治疗难产。

2. 病变表现于色者，宜取各经的荥穴刺之

荥穴主要是针对热病，如肝热肝郁化火，症见左颊赤、胁肋疼痛者，取肝经荥穴行间有效；右面颊先赤、肺热喘咳、发热之急性支气管炎、咽喉肿痛等，针刺肺经荥穴鱼际，配大肠经荥穴二间，热盛者，加三焦经荥穴液门，清热止咳平喘，利咽消肿止痛，效果迅速；心热者颜先赤，取心经荥穴少府针刺，清心降火除烦；脾热者鼻先赤，可针刺脾经荥穴大都，配胃经荥穴内庭，泄热醒脾化瘀。

3. 病情时轻时重者，宜取用各经之输穴刺之

如某些头痛证，太阳头痛取膀胱经输穴束骨，少阳头痛取胆经输穴临泣，阳明头痛取胃经输穴陷谷，巅顶痛取肝经输穴太冲等。又如风寒湿痹证，值阴雨天或气候变化时疼痛加重，症见上肢颈、肩、背、腰痛，主取太阳小肠经输穴后溪，少阴肾经输穴太溪，配申脉、飞扬等穴，疗效显著；上肢内侧痛，取心包经输穴大陵，肺经输穴太渊，效果肯定。此外，寒热如疟，呈间歇性阵发性，取足少阳胆经输穴足临泣，配手少阳三焦经输穴中渚，加配外关、后溪，解热效果迅速。

4. 病变表现于声音方面，宜取各经的经穴刺之

这里所说的"病变于音者"不仅仅指失音或音哑，还应包括肺系呼吸音的变化，舌体发音的变化，言为心声，心气虚实的变化等，皆可以考虑经穴治疗。如肺热喘咳导致的声音改变而病情迁延者，可针刺肺经经穴经渠，肾经经穴复溜；中风语言謇涩，可在辨证配穴同时，针刺脾经经穴商丘，因足太阴脾经脉连舌本散舌下，主治舌强语謇；临床有时能见到情绪激动而暴喑者，多从痰火闭塞心窍论治，针刺心经经穴灵道，心包经经穴间使，配丰隆、廉泉，有佳效。又如热病风热上攻见头痛颊肿口噤者，取手太阳小肠经经穴阳谷，配大肠经经穴阳溪，同经同气，效果理想。加配合谷穴更佳。

5. 经脉满盛而有瘀血现象的，病在胃

由饮食不节引起的病，宜取各经的合穴刺之，故曰"味主合"。这段比较好理解，因脉气所入为合，人食五味由口而入，为病首当其冲的就是胃。为什么说"经满而血者病在胃"？比如生活中很多人喜欢咸辣食物，俗称口重，而我们知道，《素问·阴阳应象大论》明确说过"咸伤血"，食物过咸过辣势必耗伤血中的津液，日久则血脉瘀滞。病在胃，或者由饮食不节而病者取之合，用合穴治疗。《灵枢·邪气脏腑病形》篇亦有"合治内府"之论。所入为合，合穴都在较深层的部位，适用于治疗体内脏腑，尤其是所属六腑的病变。如手阳明大肠经合穴曲池，治疗热痢下重；足太阴脾经合穴阴陵泉，治疗脾虚腹胀、泄泻，有健脾利水之功；足阳明胃经合穴足三里，治疗胃肠虚弱，有扶土益胃之功。

单志华按 足三里还有强壮保健作用。据报道，针刺足三里，观察发现胃弛缓时针刺使其收缩加强，胃紧张时针刺可变为弛缓，解除幽门痉挛。针刺单纯性消化不良或中毒性消化不良患儿的足三里等，可使原来低下的胃游离酸总酸度、胃蛋白酶和胃脂肪酶的活性迅速升高。又如针刺足少阳胆经合穴阳陵泉，观察发现能加强胆囊的蠕动和排空能力，对胆石症的治疗有一定帮助。(见《针灸学》，上海科学技术出版社 1958 年出版)

二、应用原则

《灵枢·根结》讲："用针之要，在于知调阴与阳。调阴与阳，精气乃光，合形与气，使神内藏。"这里强调了运用针刺的关键，在于是否懂得调和阴阳这一基本大法。运用得当，就可以使得精神气血充沛，形神合一，内外合一，使神气得以内藏而不外泄外散，所谓劲气内敛，不浮露于外。那么，知调阴与阳在五输穴的具体运用是什么呢？《灵枢·寿夭刚柔》篇说："内合于五脏六腑，外合于筋骨皮肤。是故内有阴阳，外亦有阴阳。在内者，五脏为阴，六腑为阳；在外者，筋骨为阴，皮肤为阳。故曰，病在阴之阴者，刺阴之荥、输；病在阳之阳者，刺阳之合；病在阳之阴者，刺阴之经；病在阴之阳者，刺络脉。"

人体的阴阳，在内与五脏六腑相合，在外与筋骨皮肤相合，就是说身体内部分阴阳，身体外部亦分阴阳。在体内，五脏为阴，六腑为阳；在体表，筋骨为阴，皮肤为阳；根据这种内外阴阳的划分来作为选取针刺穴位的基本法则。所以说，内为阴，体内的五脏属阴，如果五脏有病，即病在阴中之阴，当刺阴经的荥火穴和输土穴（指手足三阴经的荥穴属火，输穴属土。即肺经的鱼际、太渊；脾经的大都、太白；心经的少府、神门；肾经的然谷、太溪；心包经的劳宫、大陵；肝经的行间、太冲）如心经有热，症见心烦失眠、胸中烦热、掌中热、舌赤红尖显、溺赤等，取心包经荥穴劳宫、输穴大陵针刺；或针刺心经的荥穴少府、输穴神门，有佳效。心肾不交，阴虚火旺的失眠、盗汗、五心烦热、腰膝酸软，取心经荥、输穴同时，加肾经荥穴然谷、输穴太溪，滋肾水以制火安神。

相反，外为阳，体表皮肤属阳，如果皮肤有病，即所谓病在阳中之阳，就当刺阳经的合土穴（指手足三阳经的合穴属土。即手三阳经的小海、曲池、天井穴；足三阳经的足三里、阳陵泉、委中穴）。某些皮肤疹痒如荨麻疹，手阳明大肠经合穴曲池是必取之穴；太阳表证数日，表现为太少并病者，我临床常取足太阳膀胱经合穴委中，配足少阳胆经合穴阳陵泉，从少阳之枢以助太阳之开，使邪从表解。亦可学习张仲景，针足阳明（取合穴足三里），使经不传则愈。

此外，外为阳，体表的筋骨属阴，若筋骨有病，即所谓病在阳中之阴，就当刺阴经的经金穴（指手足三阴经的经穴属金。即手三阴的经渠、灵道、间使穴；足三阴经的商丘、中封、复溜穴）。

内为阴，体内的六腑属阳，若六腑有病，即所谓病在阴中之阳，就当刺阳经的络穴（即十五络脉。这里的"刺络脉"指阳经络穴言，即手三阳偏历、外关、支正穴；足三阳的丰隆、光明、飞扬；督脉的长强穴）。

《灵枢经》同时也讲到了"合治内府"，如《邪气脏腑病形》篇云："荥输治外经，合治内府。黄帝曰：治内府奈何？岐伯答曰：取之于合。"《四时气》篇也说："邪在腑，取之合。"明确病邪在六腑的，可取用阳经的合穴。

《素问》也表达了同样的意思，如《咳论》就说："治脏者，治其输；治府者，治其合；浮肿者，治其经。"意即治疗五脏的咳，取其输穴；治疗六腑的咳，取其合穴；治疗浮肿，可取各脏腑的经穴而治之。《痹论》也说："以针治之奈何？岐伯曰：五脏有输，六腑有合，循脉之分，各有所发，各随其过，则病瘳也。"意思是五脏有输穴，六腑有合穴，循着经脉所属的部分，各有发病的所在，则随其病的所在而刺之，其病可愈。所以，脏腑为阴，腑为阴之阳，六腑有病，就不仅仅像《灵枢·寿夭刚柔》篇所说的"病在阴之阳者，刺络脉"，同样可以"刺阳之合"。

据此经典，我们可以归纳一下五输穴的基本应用原则：

（1）脏病——取阴经的荥穴和输穴。

（2）腑病——取手足三阳经的络穴和位于足三阳经上的六腑之合穴（包括手三阳经的下合穴上巨虚、下巨虚、委阳穴）。

（3）筋骨有病——应适当配合有关阴经的经穴同治。

（4）皮肤有病或外邪袭表，浮络溢满——当取手足三阳经的合穴，刺络脉出血。

（5）体表经脉病——取阳经的荥穴和输穴。

三、五输穴主病（见表46）

表46　井荥输经合主病表

出——井		心下满	（肝木病）
溜——荥		身热	（心火病）
注——输	主	体重节痛	（脾土病）
行——经		喘咳寒热	（肺金病）
入——合		逆气而泄	（肾水病）

个人认为，对于井、荥、输、经、合五输穴主病的恰当表述应该是：它首先是十二经脏腑病候所共有；其次才是五脏配五行之主病。

《难经·六十八难》讲："井主心下满，荥主身热，输主体重节痛，经主喘咳寒热，合主逆气而泄。此五脏六腑井荥输经合所主病也。"针对难经所讲，具体阐述如下。

井主心下满。阳井金，阴井木。阴井属木，内应于肝。肝气郁结，脾土受邪，导致心下满，可用井穴治疗。此外，临床一般救急多用井穴，比如中风，突然晕倒，不省人事，取肝经井穴大敦，点刺放血；急性热病，咽喉肿痛，可取肺经井穴少商，点刺放血。这说的是点刺放血。还有的井穴不适合放血，适合灸疗，比如足太阳膀胱经的井穴至阴，灸之可以矫正胎位。该穴位可以矫正胎位，也可以催产。还有就是脾经井穴隐白，可以治疗妇科的崩漏，包括月经淋漓不断，属于心脾两虚的，灸隐白穴好使。中冲穴，心包经井穴，可以救急。内关、中冲都可以救急，猝然昏倒的中风闭证，点刺中冲，可以促使苏醒。

荥主身热。荥属火，内应于心。凡是心火上炎，半身热的，要取荥穴，不论那条经脉，热病初期，荥穴都可以取，比如，掌心发热，取劳宫穴。外感肺热咳喘的，取鱼际穴，这个穴位有点痛，在人鱼际赤白肉际处，针刺的时候指下要利落，很快就有针感。

输主体重节痛。输属土，内应于脾。脾主四肢，喜燥恶湿，如果脾湿重，脾失健运，临床表现为四肢无力、沉重、走路发沉，这种情况下，就取输穴，主治一切肢节疼痛，有通经活络，散瘀止痛的效用。比如有些人，患肩关节炎，风湿疼痛，或者肩胛骨一带，颈肩斜方肌疼痛，可以取后溪——手太阳小肠经输穴。如果后外侧痛，取小肠经；内侧痛，可取大陵，乃手厥阴心包经输穴，或者手太阴肺经太渊穴等，如果是在下肢，取肾经输穴太溪等。

经主喘咳寒热。经属金，内应于肺。肺外合皮毛、司呼吸，表邪袭肺发生的咳喘，一般都取经穴，比如肺经病取经渠（肺经的经穴）。还有脾经，脾经脉"上膈夹咽，连舌本散舌下"，舌本痛，总觉得舌根部别扭、发板，有时还疼痛。可取脾的经穴商丘，为什么取它呢？脾的经脉循舌本，与临床密切相关。还有，三焦火旺的，两肋胁痛，大便偏干，甚者目赤，如同肝火旺盛，我们可以取三焦经的经穴支沟。支沟穴除了治疗胁痛、目赤，还可以通大便，支沟号"飞虎"，一针气可通，功能下气宽肠。

合主逆气而泄。合属水，内应于肾。肾为水脏，开窍于二阴。感邪伤肾，水盛火衰气化失司，症见逆气小腹急痛、脐下动气、小便不利、足胫寒而逆冷等，当配合肾经合穴阴谷治之。此外，《素问·水热穴论》曰："肾者，胃之关也。关门不利，故聚水而从其类也。"知肾水为病，极易下泻于肠或上逆于胃。合主逆气而泄，合穴主治一切胃肠病患，取胃经合穴足三里培土益胃；大肠经合穴曲池治肠疾；脾经合穴阴陵泉健脾利水等；同时合穴降逆气，还可用于泄热降气，如针泻肺经合穴尺泽，可速降肺气；狂证针刺心经合穴少海，可清心降火等。

以上，把井荥输经合五输穴的穴性、五行属性、内应脏腑、所治主证等做了一个大致的归纳。

*** 第三节　脏腑病候五输穴运用规律 ***

五输穴的作用，在于通贯全身二十七条经脉气血的上下游行出入。因此，五输穴在临床中的使用率极高，作用十分重要。《针灸大成》载："项氏曰：所出为井，井象水之泉；所溜为荥，荥象水之陂（音 bēi，斜坡、倾斜）；所注为输，输象水之窬（音 yú，像洼形的小洞）；所行为经，经象水之流；所入为合，合象水之归；皆取水义也。"另外，阴经有输无原，六阳经各有一原穴，所过为原。五输穴的主病，是结合五行学说来推论的。

一、井荥输原经合歌

讲针灸五输穴，歌诀一定要背，朗朗上口。"井荥输原经合歌诀"出自明代刘纯的《医经小学》，后被杨继洲修改编排，收入所著的《针灸大成》中。这里，按照十二经脉流注顺序录于下：

> 少商鱼际与太渊，经渠尺泽肺相连，
> 商阳二三间合谷，阳溪曲池大肠牵。
> 厉兑内庭陷谷胃，冲阳解溪三里随，
> 隐白大都太白脾，商丘阴陵泉要知。
> 少冲少府属于心，神门灵道少海寻，
> 少泽前谷后溪腕，阳谷小海小肠经。
> 至阴通谷束京骨，昆仑委中膀胱知，

涌泉然谷与太溪，复溜阴谷肾所宜。

中冲劳宫心包络，大陵间使传曲泽，

关冲液门中渚焦，阳池支沟天井索。

窍阴侠溪临泣胆，丘墟阳辅阳陵泉，

大敦行间太冲看，中封曲泉属于肝。

二、临证应用举要

1. 根据各穴的一般主治作用配方使用

例如：井穴多用于急救，对高热、昏迷、休克、抽风等可刺手足十二井穴放血，或根据某经有病，在相应的井穴上针刺。如咽喉肿痛取少商、商阳放血；崩漏刺大敦、隐白等。《灵枢·邪气脏腑病形》篇说："输荥治外经，合治内腑。"治疗内脏病也常用合穴。

2. 按四季取穴

《难经·六十八难》说："井主心下满，荥主身热，输主体重节痛，经主喘咳寒热，合主逆气而泄。"由于春夏阳气在上，人体之气行于浅表，宜刺浅；秋冬阳气在下，人体之气潜伏于里，刺宜较深。而五输的分布，井、荥所在部位的肌肉浅薄；经、合所在部位的肌肉较深厚。故亦可春夏取井、荥，秋冬取经、合等。此即《标幽赋》所谓"春夏瘦而刺浅，秋冬肥而刺深"的原则。但在实际应用时，要根据病人的体质及具体病情施针，不可拘泥。

3. 子午流注针法中的各种配穴方法，均不出井荥输（原）经合五输穴范围。如纳甲法与纳子法及其相关多种配穴方法（见第三章）

4. 按五行相生补泻原则推算穴位

按五行相生补泻原则推算穴位，其方法是：以阴经的井、荥、输、经、合配属木、火、土、金、水，即阴经的井穴属木，以相生的次序推之；阳经的井、荥、输、原、经、合配属金、水、木、火、土，即阳经的井穴属金，以相生的次序推之。再与各脏腑配属的五行属性，按相生关系，遵"虚则补其母，实则泻其子"的原则，定出各经五输穴中的"母穴"和"子穴"，即每经各取一个子母穴，按时进行治疗。试举例以说明之。

如手太阴肺经属金,实证见咳嗽、胸满、喘息、咽痛,治疗当用泻法。取本经的尺泽穴(属水),金能生水,刺尺泽即为实则泻其子;虚证见多汗、咳嗽、少气不足以息,治疗当用补法,取本经的太渊穴(属土),土能生金,刺太渊即为虚则补其母。

再如足太阴脾经属土,实证见脾积、腹胀、便秘,治法当用泻法,取本经的商丘穴(属金),土能生金,刺商丘即为实则泻其子;虚证见泄泻,食不消化,治疗当用补法,取本经大都穴(属火)。火能生土,刺大都即为虚则补其母。其他各经依次类推。

三、脏腑病候五输穴运用规律

本文主要根据明·高武《针灸聚英》中载有"脏腑井荥输经合主治"一节。诚如作者所言:"此五脏六腑井荥输经合刺法,深得《素》《难》之旨,学者不可不知。"本人于临床每每运用五输穴时,按此配穴用针规律,深感得心应手。现按照十二经脉流注次序,对"脏腑井荥输(原)经合主治"重加编排,同时补入心包与三焦两经五输穴的运用,庶几严谨而完整。现分述如下:

脉浮,病人喘咳,洒淅寒热,脐右有动气,按之牢若痛,此为肺经病。若心下满刺少商(井),身热刺鱼际(荥),体重节痛刺太渊(输),喘嗽寒热刺经渠(经),逆气而泄刺尺泽(合)。

脉浮,病人面白,善嚏,悲愁不乐、欲哭,此为大肠经病。若心下满刺商阳(井),身热刺二间(荥),体重节痛刺三间(输),喘嗽寒热刺阳溪(经),逆气而泄刺曲池(合),又总刺合谷(原)。

脉浮缓,病人面黄善噫、善思、善沫,此为胃经之病。若心下满刺厉兑(井),身热刺内庭(荥),体重节痛刺陷谷(输),喘嗽寒热刺解溪(经),逆气而泄刺足三里(合),又总刺冲阳(原)。

脉浮缓,病人腹胀满,食不消,怠惰嗜卧,四肢不收,当脐有动气,按之牢若痛,此为脾经病。若心下满刺隐白(井),身热刺大都(荥),体重节痛刺太白(输),喘嗽寒热刺商丘(经),逆气而泄刺阴陵泉(合)。

脉浮洪，病人烦心，心痛，掌中热而哕，脐上有动气，此为心经病。若心下满刺少冲（井），身热刺少府（荥），体重节痛刺神门（输），喘嗽寒热刺灵道（经），逆气而泄刺少海（合）。

脉浮洪，病人面赤，口干，喜笑，此为小肠经病。若心下满刺少泽（井），身热刺前谷（荥），体重节痛刺后溪（输），喘嗽寒热刺阳谷（经），逆气而泄刺小海（合），又总刺腕骨（原）。

脉沉迟，病人面黑，善恐喜欠，此为膀胱经病。若心下满刺至阴（井），身热刺通谷（荥），体重节痛刺束骨（输），喘嗽寒热刺昆仑（经），逆气而泄刺委中（合），又总刺京骨（原）。

脉沉迟，病人逆气，小腹急疼，泄利下重，足胫寒而逆，脐下有动气，按之牢若痛，此为肾经病。若心下满刺涌泉（井），身热刺然谷（荥），体重节痛刺太溪（输），喘嗽寒热刺复溜（经），逆气而泄刺阴谷（合）。

脉浮，病人喜乐不休，胸胁苦满，郁郁微烦，神志昏蒙，此为心包络经病。若心下满刺中冲（井），身热刺劳宫（荥），体重节痛刺大陵（输）；喘嗽寒热刺间使（经），逆气而泄刺曲泽（合）。

脉浮弦，病人寒热往来，口苦咽干目眩，心烦喜呕，默默不欲饮食，水道不利，此为三焦经病。若心下满刺关冲（井），身热刺液门（荥），体重节痛刺中渚（输），喘嗽寒热刺支沟（经），逆气而泄刺天井（合），又总刺阳池（原）。

脉弦，病人善洁，面青，善怒，此为胆经之病。若心下满刺窍阴（井），身热刺侠溪（荥），体重节痛刺足临泣（输），喘嗽寒热刺阳辅（经），逆气而泄刺阳陵泉（合），又总刺丘墟（原）。

脉弦，病人淋溲难，转筋，四肢满闭，脐左有动气，此为肝经之病。若心下满当刺大敦（井），身热刺行间（荥），体重节痛刺太冲（输），喘嗽寒热刺中封（经），逆气而泄刺曲泉（合）。

（见表47　脏腑井荥输经合主治归纳列表）

表47 脏腑井荥输经合主治表

病脏腑	脉象	主证	配穴					备注
			心下满（井）	身热（荥）	体重节痛（输）	喘咳寒热（经）	逆气而泄（合）	
肺	浮	喘咳，洒淅寒热，脐右有动气，按之牢若痛	少商	鱼际	太渊	经渠	尺泽	
大肠	浮	面白，善嚏，悲愁不乐，欲哭	商阳	二间	三间	阳溪	曲池	总刺合谷
胃	浮缓	面黄，善噫，善咏	厉兑	内庭	陷谷	解溪	足三里	总刺冲阳
脾	浮缓	腹胀满，食不消，体重节痛，怠惰嗜卧，四肢不收，当脐有动气，按之牢若痛	隐白	大都	太白	商丘	阴陵泉	
心	浮洪	烦闷，心痛，掌中热而哕，脐上有动气	少冲	少府	神门	灵道	少海	
小肠	浮洪	面赤，口干，喜笑	少泽	前谷	后溪	阳谷	小海	总刺腕骨
膀胱	沉迟	面黑，善恐喜欠	至阴	通谷	束骨	昆仑	委中	总刺京骨
肾	沉迟	逆气，小腹急痛，泄利下重，足胫寒而逆，脐下有动气，按之牢若痛	涌泉	然谷	太溪	复溜	阴谷	
心包	浮	喜乐无常，胸胁苦满，郁郁微烦，神志昏蒙	中冲	劳宫	大陵	间使	曲泽	
三焦	浮弦	寒热往来，口苦咽干目眩，心烦喜呕，默默不欲饮食，水道不利	关冲	液门	中渚	支沟	天井	总刺阳池
胆	弦	善洁，面青，善怒	足窍阴	侠溪	足临泣	阳辅	阳陵泉	总刺丘墟
肝	弦	淋溲难，转筋，四肢满闭，脐左有动气	大敦	行间	太冲	中封	曲泉	

附　井穴补泻的变通

　　十二经补母泻子法，是根据五输穴的五行相生规律，按照"虚则补其母，实则泻其子"的原则来施行补泻的。《难经·七十三难》云："诸井者，肌肉浅薄，气少不足使也。"然十二经母子补泻涉及好几个井穴，井穴如何补泻？《难经》提出："刺井者，以荥泻之。"如阴井木，阴荥火，火为木之子，实则泻其子，故"泻井者泻其荥"。元代滑伯仁更提出"补井当补合"。

　　若是虚证，不论阳井金或阴井木，其母穴必是阳合土（土生金）或阴合水（水生木），所以补井当补其合穴。如"心先神门后少冲"，理论上当补井穴少冲，根据"补井当补合"的原则，补心经合穴少海；同理，心包经井穴中冲，补其合穴曲泽；膀胱经井穴至阴，补其合穴委中；实则泻其子，泻井泻其荥，齿痛针泻内庭穴（以代厉兑），临床疗效亦好。

第六章
五输穴流注开穴与配穴

本章五输穴的论述，按照穴名、流注时间（包括日干时辰）、穴性、定位、释名、施术、主治、配穴八项依次介绍。补入"释名"一项，一是强化针灸的文化内涵；二是便于培养原汁原味的中医思维，有助于开悟，提高临床配穴能力。

✱✱✱ 第一节　肺与大肠五输穴流注开穴与配穴 ✱✱✱

一、手太阴肺经五输穴流注

【少商】

流注时间： 5 ～ 7 时。

日干时辰： 辛日辛卯时（丙日辛卯时互用）。

穴性： 手太阴肺经"所出为井"，五行属木。

定位： 拇指桡侧，距指甲角旁约 0.1 寸。

注： 大凡井穴多在爪甲角处。（取法：画十字，取其交点）

释名：《会元针灸学》："少商者，阴中生阳，从少。五音六律，分宫、商、角、徵、羽，从商，属肺，肺经之根，故名少商。"肺属金，在音为商。商，古代五音之一（角 3、徵 5、宫 1、商 2、羽 6，对应木、火、土、金、水）。名曰少商，乃阴井木穴之始，商金之气在此尚微。又，此穴为手太阴之末，交接手阳明之初，阴中生阳，故从少。

施术：三棱针点刺出血，有退热开窍之功。禁灸。

主治：中风昏迷、喉闭咽肿、鼻衄、喑哑、颔肿、重舌、手指挛急、腮腺炎、小儿惊风等，泄诸脏热，属救急穴之一。

临证配穴：

1.配商阳、合谷，治咽喉肿痛。

2.配间使，治咳嗽、寒热疟疾。

3.配曲泽，治热病口渴。

4.配人中，治暑厥。

5.配人中、廉泉，治舌肿痛、暴喑、惊风。

现代研究：对一氧化碳中毒所致的昏迷病人，点刺少商穴有助于苏醒。使得血中一氧化碳性血红蛋白解离，从而降低血中一氧化碳含量。

【鱼际】

流注时间：13～15时。

日干时辰：己日辛未时（甲日辛未时互用）。

穴性：手太阴肺经"所溜为荥"，五行属火。

定位：拇指第一掌骨中点，赤白肉际处。

释名：《经穴释义汇解》："本穴在掌骨之前，大指本节之后，其处肥肉隆起如鱼腹；凡两合皆曰际，穴当赤白肉相合之处，脉行其际，故名鱼际。"谓鱼处之边际也。

施术：直刺0.5～0.8寸，禁灸（肺属金，火克金也）。

主治：咳嗽、咳血、咽喉肿痛、胸背痛、心痹、肘挛、身热头痛。

临证配穴：

1.配然谷，治疗身热咽痛、热病后食欲不振。

2.配少泽、足三里，治疗乳痈。

3.配少泽、合谷，治发热头痛。

4.配尺泽、肺俞、膈俞，治热病咳血。

【太渊】

流注时间：21～23时。

日干时辰：丁日辛亥时（壬日辛亥时互用；辛日乙未时返本还原）。

穴性：手太阴肺经"所注为输"，五行属土，为脉之会。

定位：掌后腕横纹桡侧端，桡动脉的桡侧凹陷中。

释名：此穴虽浅，作用却影响着周身的血脉。太，即大，大之甚曰太；《说文解字》："渊，回水也。"渊者深也，意指回水甚深之处。《道德经·三十六章》："鱼不可脱于渊。"所以鱼际之后有太渊穴，如鱼不得离水也。《子午流注说难》："其穴在手大指如鱼形之后，为输，盖六腑水谷精华，注入五脏经腧之起原处，故称渊。"

手太阴之输，脉气深入流注之处，肺朝百脉，脉会太渊。王冰曰："气口者，脉之大要会也，百脉尽朝，故以决死生。"

施术：避开桡动脉，直刺 0.3 ～ 0.5 寸。

主治：无脉症、咳嗽、气喘、咳血、胸痛、肺胀、心痛、缺盆中引痛、前臂内廉痛、咽干喉肿。

临证配穴：

1. 配偏历，治肺与大肠相表里之病。

2. 配肺俞，治肺胀虚气胀满而喘咳。

3. 配内关、神门，治心痛、心悸等心脏疾患。

4. 配太溪，治久咳痰少而黏。

5. 配中脘、足三里、太溪、复溜，治无脉症。

【经渠】

流注时间：5 ～ 7 时。

日干时辰：丙日辛卯时（辛日辛卯时互用）。

穴性：手太阴肺经"所行为经"，五行属金。

定位：桡骨茎突内侧，腕横纹上 1 寸（关上部位），桡动脉桡侧凹陷中。

释名：经，径直也，是经过之义；《说文解字》："渠，水所居也。"乃沟渠之义。水出流注入渠，为手太阴肺脉所行之渠道。故名。功能开瘀泄热，如泄洪分流多渠也。

施术：避开桡动脉，关前取之，直刺 0.1 ～ 0.3 寸。

主治：咳逆上气、肺胀、喉痹、胸痛、热病汗不出、手腕痛。

临证配穴：

1. 配合谷，治疗热病汗不出。

2. 配尺泽、少商，治疗痰热郁肺的肺胀。

3. 配列缺、照海，治肺虚干咳。

【尺泽】

流注时间： 13～15时。

日干时辰： 甲日辛未时（己日辛未时互用）。

穴性： 手太阴肺经"所入为合"，五行属水。

定位： 肘横纹中，肱二头肌腱桡侧缘（曲泽在肱二头肌腱尺侧）。

释名： 尺者，因寸口由关至肘横纹之距离为尺；《周礼·地宫》："泽，水之所钟也。"引申为归聚之处。尺泽即穴居尺部低洼处，尺脉入泽，如水入大泽。《子午流注说难》："尺泽乃肺之合穴，盖阴合为水，肺为金脏，水乃金所生，邪实者针之泻其子故也。肺乃藏气之脏，山泽通气，此穴恰在太阴尺中，脉之结点，故名。"

施术： 直刺0.8～1.2寸，救急用三棱针点刺放血（伸臂使得肘窝静脉暴露，用三棱针点刺）。

主治： 咳逆唾浊、喘满、劳热、喉痹、胸胁胀满、小儿惊风、手臂不举、肘臂挛痛等。

临证配穴：

1. 配委中（均点刺放血），治疗急性吐泻、腹中绞痛。

2. 配间使，治心中烦闷。

3. 配合谷，治实证的颜面浮肿。

4. 配三阴交，治疗疮疖疼痛等。

5. 配膻中、内关，治疗哮喘、胸闷等。

6. 配曲池、肩髃（手阳明经穴），治疗肘臂痛。

单志华按 大凡呼吸系统疾病，早期在肺，进而波及脾、肾，后期及心。初期以咳喘为主（慢性支气管炎），进而咳逆倚息短气不得卧之支饮，进而肺气胀满不得敛降之肺胀（肺气肿），进而出现喘息鼻翕、心脉瘀阻之心肺同病（肺心病），最后发展到喘脱（右心衰竭，呼吸衰竭）。明确了这一点，临证就能准确地把握慢性呼吸系统疾病的病变阶段、演变规律，从而提高治疗的主动性。

二、手阳明大肠经五输（原）穴流注

【商阳】

流注时间：7～9时。

日干时辰：庚日庚辰时（乙日庚辰时互用）。

穴性：手阳明大肠经"所出为井"，五行属金。

定位：食指桡侧指甲角旁约0.1寸。

释名：肺与大肠相合，五行皆属金，大肠经承接肺金清肃之气而来，金音商，少商商金之脉气，从阴出阳，清金转化为燥金，故名商阳。《子午流注说难》："商阳乃阳井金穴之始，本上有水之井，水乃金所生，阳常有余，商乃肺音，大肠合之，故名商阳。"

施术：浅刺0.1寸，或点刺出血。

主治：下齿痛、喉痹、颌肿、耳聋、面部疔疮、口疮、肩背急引缺盆中痛、手指麻木、热病汗不出、中风不语等。

临证配穴：

1. 配厉兑、少商，治喉痹不能言。

2. 配合谷，治疗下齿痛。

3. 配肩髃、曲池，治疗肩痛。

4. 配足临泣，治缺盆中痛。

5. 配内关、百会，治疗热病神昏。

6. 配大椎、合谷，治疗寒热无汗。

【二间】

流注时间：15～17时。

日干时辰：戊日庚申时（癸日庚申时互用）。

穴性：手阳明大肠经"所溜为荥"，五行属水。

定位：握拳，在食指桡侧掌指关节前凹陷中，赤白肉际取之。

释名：《经穴释义汇解》：间，隙也。意指空陷处。穴在手大指次指本节前内侧凹陷处，排位为本经第二个穴位，故名二间。

施术：直刺 0.2～0.3 寸。

主治：鼻衄、齿痛、口喝、颔肿、咽喉肿痛、肩背上臂痛等。

临证配穴：

1. 配少商、合谷，治疗咽喉肿痛。

2. 配膈俞，治疗鼻衄。

3. 配廉泉，治舌缓流涎或舌强不语。

【三间】

流注时间：23～1 时。

日干时辰：丁日庚子时（壬日庚子时互用）。

穴性：手阳明大肠经"所注为输"，五行属木。

定位：握拳，当第二掌骨小头桡侧后凹陷中。

释名：《经穴释义汇解》：间，隙也。穴在手大指次指本节后，内侧凹陷处，排位当本经第三个穴位，与二间相类，故名三间。

施术：直刺 0.5 寸。

主治：咽喉肿痛、下齿痛、目眦急痛、眼睑痒痛、热病、腹满肠鸣、下痢、肩背上臂痛、手指手背红肿等。

临证配穴：

1. 明代医家李梴撰《杂病穴法歌》："两井（指天井、肩井）两商二三间，手上诸风得其所。"天井（三焦经，屈肘，尺骨鹰嘴上 1 寸凹陷中）、肩井（胆经，大椎穴与肩峰连线的中点）。

2. 配内庭、足三里，治疗肠鸣下泄。

3. 配攒竹穴，治疗目疾。

单志华按　郑魁山先生常用三间穴配后溪穴透刺，治疗手拘挛握拳不开，多获显效。可参考。

【合谷】

流注时间：15～17时。

日干时辰：庚日甲申时。

穴性：手阳明大肠经"所过为原"。又为回阳九针之一。

（注：回阳九针出自明·高武《针灸聚英》：哑门、劳宫、三阴交、涌泉、太溪、中脘、环跳、三里、合谷，主治中风闭证，功能醒脑开窍、清心豁痰、益阴潜阳、清热通脉、调和气血。）

定位：手背第一、二掌骨间，约平第二掌骨中点处（直下达劳宫穴，与后溪穴成一直线）。

释名：合，结合、合拢之意；谷，《内经》有"肉之大会为谷"之说。《经穴释义汇解》：合谷穴在大指次指歧骨间，言两骨相合如谷也。本穴又在手大指虎口两骨间，又名虎口。

施术：直刺0.5～1寸，灸3～5壮。孕妇禁针。

主治：本穴主治甚广，如风热上扰的头痛、目赤肿痛、耳鸣耳聋、鼻衄、齿痛，中风急症如牙关紧闭、口眼㖞斜，热毒如扁桃体炎、腮腺炎、咽喉肿痛，热病无汗或多汗，腹胀腹痛、便秘，妇科的闭经、滞产，还有失眠、盗汗、肩胛痛等。合谷穴乃四总穴（足三里、委中、列缺、合谷）之一，功能疏风清热、开窍醒神、清泄阳明经腑热邪，对于阳明表证面色缘缘正赤而恶寒战栗者，针泻合谷，可迅速汗出而解。

临证配穴：

1.配列缺，治大肠与肺两经表里之病。

2.配太冲谓开四关，针刺救急有平肝息风、开窍醒神之效。

3.配复溜、风池针用泻法，治热病汗不出。配复溜、三阴交针用补法，有汗能止，治常自汗出、盗汗。

4.配太冲、光明，治疗一切目病。

【阳溪】

流注时间：7～9时。

日干时辰：乙日庚辰时（庚日庚辰时互用）。

穴性：手阳明大肠经"所行为经"，五行属火。

定位：腕背横纹桡侧端，手指掌后仰，在拇短伸肌腱与拇长伸肌腱之间凹陷中。

释名：《尔雅·释水》："水注川曰溪。"《会元针灸学》："阳者，阳经之阳；溪者，水也。小水沟而伏阳气，故名阳溪。"针灸穴名，大凡溪、谷、渊、泉、池、海之名，其部位大都在凹陷、间隙处。阳溪位于太阴交阳明之处，有类山溪，故名阳溪。

施术：直刺 0.3～0.5 寸，灸 3 壮。

主治：头痛、耳聋耳鸣、喉痹、齿痛、目赤生翳、手腕痛等。

临证配穴：

1. 配足三里，治胸腹部胀闷不适。

2. 配肩髃穴，治肩臂痛，心胸烦闷。

3. 配外关、合谷，治疗手腕痛。

4. 配天突（任脉，胸骨上凹陷处）、间使，治喉中梗阻感。

5. 配听宫、耳门，治疗耳鸣。

6. 配大陵、神门，治疗心火亢盛之狂躁、喜笑不休。

【曲池】

流注时间：19～21 时。

日干时辰：壬日庚戌时（丁日庚戌时互用）。

穴性：手阳明大肠经"所入为合"，五行属土。大肠庚金，土穴乃金之母，故泻后当补之。

定位：屈肘纹头尽处，桡骨内侧。

释名：曲，《说文解字》："象器曲受物之形也。"池，《广韵》："停水曰池。"手阳明经脉流注至此穴时，似水入（合）池中，取穴时屈曲其肘，其穴处有凹陷，形似浅池，故名。

施术：直刺 1～1.5 寸，灸 5～10 壮。

主治：喉痹、齿痛、目赤痛、瘰疬、隐疹、热病、高血压、癫狂、手臂肿痛、肘中痛、半身不遂等。

临证配穴：

1. 配风池，治疗荨麻疹，功能疏风止痒。

2. 配膈俞，治疗癣痒（治风先治血，血会膈俞）。

3. 配合谷、肩髃（大肠经，手臂平伸外展，肩峰前缘下凹陷之骨缝处），治疗手臂酸痛，难以执物。

4. 配合肩三针（肩髃、肩髎、肩贞），治疗"五十肩"。

单志华按 王乐亭老中医经验，用 6 寸毫针卧刺从曲池穴向上透臂臑穴（三角肌前下缘与肱骨交点处），右患刺右，左患刺左，或左右均刺，治疗瘰疬，实证用泻法，虚证用补法。针右曲池，拇指向前，食指向后为补（顺时针）；反之为泻。针左曲池，拇指向后，食指向前为补（逆时针），反之为泻。瘰疬，结于颈项、腋、胯之间，多因肺肾阴虚，肝气郁结，阴虚化火，炼液为痰，或感受风火邪毒而成。小者为瘰，大者为疬，或结块相互粘连，推之不移。相当于淋巴结结核、慢性淋巴结炎。

*** 第二节　胃与脾五输穴流注开穴与配穴 ***

一、足阳明胃经五输（原）穴流注

【厉兑】

流注时间： 11 ～ 13 时。

日干时辰： 戊日戊午时（癸日戊午时互用）。

穴性： 足阳明胃经"所出为井"，五行属金。

定位： 足二趾外侧趾甲角旁约 0.1 寸。

释名： 厉，噩梦，恶鬼也；故本穴善治梦魇不安；阳明属金，兑卦亦属金。《尚书·洪范》："金曰从革。"《易经》："兑为口。"厉兑为足阳明胃经井穴，胃为戊土，其脉"夹口环唇"，主治口噤。又，兑者，尖端也。本穴在足趾端兑，属戊胃经之井，主口疾，故名厉兑。此外，足三阳脉气发于头面而下行至足，与足三阴交接，故足三阳井穴之名均与"阴"相关（至阴、窍阴、厉兑〈厉即鬼，阴也〉），寓意阳交阴也。如《针灸聚英》载《百证赋》云："梦魇不宁，厉兑相谐于隐白。"内寓阳交阴之意。

施术：浅刺 0.1 寸，或点刺出血。

主治：面肿、口㖞、鼻衄、齿痛、喉痹、尸厥口噤、腹胀满、不欲食、热病汗不出、多梦噩梦、癫狂等。

临证配穴：

1. 配风池、合谷，治疗热病汗不出。

2. 救急可配人中、十宣，治热病神昏。

3. 配隐白、行间，治疗精神情志疾患，如梦魇、惊吓。

4. 配公孙、阴陵泉，治心下痞满、腹胀。

【内庭】

流注时间：19 ～ 21 时。

日干时辰：丙日戊戌时（辛日戊戌时互用）。

穴性：足阳明胃经"所溜为荥"，五行属水。

定位：足背第二、三趾间缝纹端。

释名：《说文解字》："内，入也。自外而入也。"《尔雅·释诂》："庭，直也。"穴居足次趾外间，足中趾内间，两趾之正中，如一庭竖于内，故名。《腧穴命名汇解》："内庭，深处曰内，居处为庭，以其该穴主治四肢厥，喜静卧，恶闻声，有似深居内室，闭门独处不闻人声，因名其穴内庭。"前穴厉兑，兑在《易经》为口，为门，本穴犹在门庭之内，门内曰庭，故名。

施术：直刺或斜刺 0.3 ～ 0.5 寸。

主治：齿痛、喉痹、口㖞、鼻衄、尸厥口噤、胃痛吐酸、腹胀便秘或泄泻、赤白痢疾、足背肿痛等。

临证配穴：

1. 配合谷，治面肿肠鸣。

2. 配地仓、二间、颊车，治疗齿痛、面瘫。

3. 配中脘、足三里，治霍乱吐泻。

4. 配太溪，治两足酸麻疾患。

5. 配足三里、三阴交，治疗腹胀便秘。

6. 配复溜针用补法，治疗多汗症。

【陷谷】

流注时间：3～5时。

日干时辰：乙日戊寅时（庚日戊寅时互用）。

穴性：足阳明胃经"所注为输"，五行属木。

定位：足背第二、三跖趾关节后凹陷中。

释名：《会元针灸学》："陷谷者，陷是下也。谷者，空洞也。足跗上次趾本节后，陷下之骨空处，故名陷骨。"《子午流注说难》："陷谷，乃阳输木穴，病重者可针5分，穴位下陷如深谷，故曰陷谷。"

施术：直刺或斜刺0.5寸。

主治：颜面浮肿、水肿、目赤肿痛、肠鸣腹痛、热病汗不出、足背肿痛等。

临证配穴：

1. 配颧髎（小肠经，颧骨高点骨下处）、下关（胃经，颧弓下缘），治颜面浮肿。

2. 配合谷，治腹胀满。

3. 配中脘、水分、阴陵泉，治疗水肿、小便不利。

4. 配下脘、足三里，治疗肠鸣腹痛。

【冲阳】

流注时间：19～21时。

日干时辰：戊日壬戌时。

穴性：胃足阳明胃经"所过为原"。

定位：解溪穴下约1.3寸，足背高起处，有动脉搏动（名跗阳脉）。久病欲知腑气之强弱者，必诊此脉。

释名：冲，冲要、通道之义。阳明多气多血，穴居足背最高，当跗阳脉搏动之冲要处，比喻此穴为本经阳气之通道。故名。

施术：禁针，灸 3 壮。（或避开动脉，刺 0.3 寸）

主治：口眼㖞斜、面肿、上齿痛、腹坚大、不嗜食、胃痛、足痿、足背红肿、狂证等。

临证配穴：

1.配地仓、颊车，治面瘫口㖞。

2.配绝骨（胆经，外踝尖上 3 寸腓骨后缘，髓会）、条口（下巨虚上 1 寸），治疗足缓难行。

3.配公孙穴，治足阳明与足太阴表里相通之病。

4.配合谷穴，手足阳明之两原，治疗伤寒表证头痛、无汗。

【解溪】

流注时间：15～17 时。

日干时辰：壬日戊申时（丁日戊申时互用）。

穴性：足阳明胃经"所行为经"，五行属火。

定位：足背踝关节横纹中央，与外踝尖平齐，在踇长伸肌腱与趾长伸肌腱之间。

释名：解，解开；溪，山间的水流。穴在足关节前正中，胫骨与距骨相接之凹陷中。俗称鞋带穴，以束缚鞋带正在此穴间也。故名。

施术：直刺 0.5 寸，灸 3～5 壮。

主治：头面浮肿、头痛、目眩生翳、眉棱骨痛、癫证、便秘、鼓胀、下肢痿痹。

临证配穴：

1.配丘墟（胆经原穴，外踝前下方趾长伸肌腱外侧凹陷中）、商丘（脾经穴，内踝前下缘凹陷处），治足背肿痛。

2.配阳交（胆经，外踝尖上 7 寸腓骨后），治惊悸怔忡。

3.配厉兑、足三里、商丘，治疗疟疾寒热。

4.配后溪、风池，治阳明表证见面赤、头痛、目胀痛。

5.配支沟、阳陵泉、大肠俞，治疗便秘。

【足三里】

流注时间：23～1时。

日干时辰：辛日戊子时（丙日戊子时互用）。

穴性：足阳明胃经"所入为合"，五行属土。

定位：犊鼻穴下3寸，胫骨前肌的头部高点处，距胫骨前缘一横指（中指）。

释名：里，宽广义。胃为水谷之海，大肠、小肠、三焦无处不到。六腑皆出足之三阳，上合于手。《素问·针解》："所谓三里者，下膝三寸也。"穴为足阳明脉气汇合之处，位在膝眼下三寸胫骨外侧而居，故名。《会元针灸学》："三里者，逐邪于四末，出三里之外，因其经从头至胸一气，至脐又一变，至里而转下，与太阴、少阳邻里相通……穴在膝盖边际下三寸，故名三里。"

此外，手阳明大肠经还有个手三里，盖大肠与胃同属阳明，手三里、足三里在肘膝之下，手三里位于曲池下2寸，若于屈肘尖处量之，则为三寸。三里穴能治疗上中下三部之病。《四总穴歌》有"肚腹三里留"，当包括手足三里而言，不是专指足三里。《针灸大全》载有《席弘赋》："肩上痛连脐不休，手中三里便须求。"

施术：直刺1～1.5寸，灸3壮至数十壮。

主治：为全身强壮要穴。治胃寒食不化、心腹胀痛、肠鸣泄泻、呕吐、乳痈、肠痈、水肿、脚气、中风瘫痪、口㖞、癫痫、热病汗不出、遗尿、下肢痹痛、虚劳羸瘦、四肢倦怠等。

临证配穴：

1.配中脘、天枢，治疗胃肠疾患。

2.配三阴交、绝骨（即悬钟穴，胆经，髓会），治风寒湿痹，脚气痒甚。

3.配太冲、中封（平齐内踝尖，踇趾伸肌腱内侧），治步履艰难。

4.配合谷，治面肿、痢疾。

5.配环跳、阳陵泉、绝骨，治下肢瘫痪（补），风湿痹痛（泻）。

6.配水分、阴陵泉，治水肿、小便不利。

7. 先针期门（肝募穴，乳下二肋）后针足三里，治伤寒汗不出。

8. 配太溪、光明、肝俞，治目干涩、视物模糊。

现代研究：针刺手三里、足三里可有效调节胃的蠕动，解除幽门痉挛；针足三里、合谷、三阴交可使得原来低下的胃酸度值、胃蛋白酶、胃脂肪酶的活性迅速升高，促进白细胞吞噬指数上升，增强免疫能力。

二、足太阴脾经五输穴流注

【隐白】

流注时间：9～11时。

日干时辰：己日己巳时（甲日己巳时互用）。

穴性：足太阴脾经"所出为井"，五行属木。

定位：足大趾内侧趾甲角旁约0.1寸赤白肉际处。

释名：隐者藏也，白者无色也。足太阴坤土上接手太阴乾金，足大趾端内侧，为足太阴脉所起，手太阴金气所隐，故名隐白。脾属土，有生金荣肺之象；隐白乃脾经井穴属木，又有酸甘化阴之功。所以，"隐"有潜藏孕育之义，"白"为金之色，指手太阴肺经言；井穴为脉气所出，土生金，主气在此已经生发，金隐土中，其脉上走胸部，与手太阴肺经脉气接于中府穴，有脾母孕育肺子之义。太阴根于隐白，故名。

施术：浅刺0.1寸，或点刺出血。

主治：腹胀、食不下、呕吐、暴泄、便血、月经过多、崩漏、癫狂、足冷、尸厥、小儿惊风。

临证配穴：

1. 配厉兑，治疗梦魇不安。

2. 配百会，救急猝然昏厥。

3. 配关元、三阴交、血海，治疗月经量多。

4. 配行间、血海，治疗崩漏。（血海，脾经穴，绷腿时股内肌高点，约股骨内上髁上2寸处）

5. 配太溪、照海，治疗鼻衄。

【大都】

流注时间：17～19时。

日干时辰：丁日己酉时（壬日己酉时互用）。

穴性：足太阴脾经"所溜为荥"，五行属火。

定位：足大趾内侧，第一跖趾关节前缘，赤白肉际。

释名：大，指广泛。都，《周礼·地官》"四县曰都"。脾主四肢，故以四相喻。又，都者，土之会，脾属土，为四象之母，大都穴脉气所溜为荥，五行属火，为本经母穴，十二经脉流注次序，脾居四位，合乎"四县曰都"之义，故名。又，大都所溜为荥，脉气承前穴之潜阴，其气渐盛，蓄势广泛，故名大都。

施术：直刺0.3寸，灸3壮。

主治：胃肠实热性的腹胀、胃痛、呕吐、泄泻、便秘、身重骨痛、足绕踝风、热病表实无汗。

临证配穴：

1.配中脘、足三里，治胃痛、呕吐。

2.配公孙、阳陵泉、大肠俞，治腹胀、便秘。

3.配合谷、申脉，治疗表实无汗。

【太白】

流注时间：1～3时。

日干时辰：丙日己丑时（辛日己丑时互见；己日癸酉时返本还原）。

穴性：足太阴脾经"所注为输"，五行属土。

定位：在足大趾本节后，第一跖骨小头后缘，赤白肉际。

释名：太，大也，始也。太白为脾经输土穴，土生金，金气至此已明显如星，显然与金气隐藏的隐白穴有别。西方金，其色白，足大趾本节后之肉色尤其白，故名太白。《会元针灸学》："太白者，脾之和也。阴土遇阳而相合，以化土属肺应象天之太白星。此穴有全土生金之功，故名太白。"

施术：直刺0.5寸，灸3壮。

主治：身热烦满、腹胀、食不化、胃痛、呕吐、肠鸣、泄泻、便秘、痔漏（便血）、脚气红肿、下肢疼痛或麻痹、体重节痛，眼睑下垂（灸之）。

临证配穴：

1.配中脘、天枢、足三里、内关，治身重、腹胀满、吐泻。

2.配丰隆，治脾与胃表里相通之病。

3.配三阴交（补法），治疗肝性腹水、尿少。

4.配公孙、大肠俞、承山，治便秘、痔疮便血。

5.配合谷、天枢、上巨虚、脾俞，治疗痢疾。

【商丘】

流注时间： 9～11时。

日干时辰： 甲日己巳时（己日己巳时互用）。

穴性： 足太阴脾经"所行为经"，五行属金。

定位： 足内踝前下缘凹陷中。

释名：《说文解字》："丘，土之高也。一曰四方高中央下为丘。"商，肺音也，属金。土丘有宝土聚而生金之象。《子午流注说难》："商丘乃阴经金穴，四方高，中央下，曰丘。登高初步之小阜也。商乃西金之高音，脾井荣输经四穴，皆居卑位。由此穴而上内踝，乃与三阴交会而入合于阴之陵泉，登高必自卑，故曰商丘。"可见，商丘穴为太阴所行，金气之所聚，位在足内踝下微前凹陷处，其处骨隆起似小丘，故名。

施术： 直刺0.3～0.5寸，灸3壮。

主治： 肠鸣腹胀、善呕、泄泻、便秘、脾积痞气、黄疸、痔疮、阴股内廉痛、疝引少腹痛、足内踝疼痛、小儿抽搐、腓肠肌痉挛、舌本强痛。

临证配穴：

1.配气海、天枢、足三里，主治腹痛、泄泻。

2.配脾俞、关元、中脘、足三里，治疗脾虚便溏、慢性腹泻。

3.配大肠俞、天枢、支沟、承山，治便秘、痔疮。

4.配太溪、阴陵泉、廉泉，治疗舌本强、吞咽困难。

【阴陵泉】

流注时间： 21～23时。

日干时辰：辛日己亥时（丙日己亥时互用）。

穴性：足太阴脾经"所入为合"，五行属水。

定位：胫骨内侧髁下缘凹陷中。

释名：脾为阴中之至阴，陵，大阜也，山无石者为阜，大也，盛也，方也。陵高于丘。膝突如陵而起于上，《子午流注说难》："阴陵泉乃脾合水穴，脾为阴中之至阴，陵高于丘也，泉高处之水源也。"《会元针灸学》："阴陵者，是阴筋陵结甘泉，升润宗筋，上达胸膈，以养肺原，故名阴陵泉。"《灵枢·九针十二原》："疾高而内者，取阴之陵泉。"

施术：直刺 1 ～ 1.5 寸。

主治：腹中寒、不欲食、胁下满、腹胀、腹泻、水肿腹坚、小便不利或失禁、腰腿膝痛、阴痛、遗精、脚气、失眠。

临证配穴：

1. 配阳陵泉，治疗膝痛、鹤膝风肿痛。

2. 配水道、中极、复溜，治疗水肿。

3. 配足三里、绝骨、三阴交，治膝痛足肿。

4. 配中脘、足三里、承山，治霍乱吐泻、小腿拘急、转筋疼痛。

5. 配关元、中极、足三里，治疗尿频遗尿。

✳✳✳ 第三节　心与小肠五输穴流注开穴与配穴 ✳✳✳

一、手少阴心经五输穴流注

【少冲】

流注时间：13 ～ 15 时。

日干时辰：丁日丁未时（壬日丁未时互用）。

穴性：手少阴心经"所出为井"，五行属木。

定位：小指桡侧指甲角旁约 0.1 寸。

释名：少，小也；冲，井象水泉之发，脉气正深，为手少阴心脉冲出之所在。《采艾编》："少冲为井，少阴心之冲也，冲之为言冲而未盈也，井蒙泉也。"

施术：浅刺 0.1 寸或点刺出血。

主治：热病后期心悸、心痛、胸胁痛、喜怒无常、热病烦满、上肢内侧痉挛、癫狂、中风救急。

临证配穴：

1. 先泻行间，后针此穴，可治疗腋臭症。

2. 配合谷、太冲、人中，治疗狂躁。

3. 配合谷、十宣，救急昏厥。

4. 配风池、曲池，治疗外感头痛发热。

【少府】

流注时间：21～23 时。

日干时辰：乙日丁亥时（庚日丁亥时互用）。

穴性：手少阴心经"所溜为荥"，五行属火。

定位：平四、五掌指关节后凹陷中，与手厥阴劳宫穴（二、三掌指关节后）相平直。

释名：《说文解字注》："府，文书藏也。"引申为聚集义。喻本穴为手少阴脉气汇聚之处。本穴与劳宫相平直，同居掌中，乃掌中之"宫、府"也。

施术：直刺 0.3 寸。

主治：心悸烦满、胸中痛、掌中热、睡中汗出、阴痒阴痛、阴挺、小便不利或遗尿、疟久不愈、振寒、小指挛痛、臂痛。

临证配穴：

1. 配三阴交、关元，治疗遗尿、阴痒。

2. 配三阴交、太冲、曲泉，治妇科阴痛、阴挺。

3. 配内关、大陵，治烦躁、心胸烦闷。

4. 配阴陵泉、足三里，治疗小便不利。

【神门】

流注时间：5～7时。

日干时辰：甲日丁卯时（己日丁卯时互用；丁日辛亥时返本还原）。

穴性：手少阴心经"所注为输"，五行属土。

定位：掌后第一横纹上，豌豆骨桡侧。（其下依次是阴郄、通里、灵道穴，均在尺骨小头，尺侧腕屈肌腱的桡侧边）

释名：神者，心之主，心藏神，出入之处为门。穴在少府下，以示心气出入的门户。本穴是手少阴心经之以输代原穴，为心气所出入之处，故名。

施术：0.3～0.5寸。

主治：心痛、心烦、惊悸、怔忡、胸胁痛，是治疗精神疾患与心脑疾患的要穴，如胸痹、失眠、健忘、痴呆、癫痫，还有喘逆身热、舌肌麻痹、鼻病。

临证配穴：

1. 配上脘、巨阙（任脉穴，心募穴）、大敦，治发狂奔走。

2. 配后溪、鸠尾（任脉穴，上脘上2寸），治疗痫证。

3. 配百会、内关、风池、三阴交，治疗神经衰弱、癔病。

4. 配内关、膻中、心俞，治疗心悸、心绞痛。

5. 配太溪、心俞、百会，治疗老年痴呆。

6. 配支正（小肠经络穴），治疗心与小肠表里相通之病。

现代研究：针刺"神门"有明显的降压作用；针刺癫痫病人的神门、阴郄、通里、百会、大陵等，可使癫痫大发作患者的脑电图趋向规则，使得病理性脑电波电位降低。同时神门针刺用泻法对大脑皮质功能有抑制作用，轻刺激大多可引起兴奋作用。

【灵道】

流注时间：17～19时。

日干时辰：辛日丁酉时（丙日丁酉时互用）。

穴性：手少阴心经"所行为经"，五行属金。

定位：掌后第一横纹上1.5寸，尺侧腕屈肌腱的桡侧。

释名：灵，神灵也，神化则为灵；道，即通路，穴属手少阴心经之所行。犹言心灵出入之通路也，故名。

施术：直刺 0.3 ～ 0.5 寸。

主治：心痛、瘰疬、暴喑（急性舌骨肌麻痹或萎缩）、干呕、肘臂挛急疼痛、悲恐。

临证配穴：

1. 配太溪，治疗虚烦不眠。

2. 配三阴交，治疗月经不调，午后发热。

3. 配合谷、巨阙、人中，治疗癫病发作。

4. 配内关、膻中、心俞，治心脏疾患。

5. 配大陵、太溪、巨阙，治善惊易恐。

【少海】

流注时间：1 ～ 3 时。

日干时辰：庚日丁丑时（乙日丁丑时互用）。

穴性：手少阴心经"所入为合"，五行属水。

定位：屈肘，在肘内侧，肘横纹距肘端五分凹陷中。

释名：少海穴性属水，为手少阴脉气汇聚之处。海为百川之所归，所入为合，其穴处凹陷，合入于海也。因属手少阴，故名少海。

施术：直刺 0.5 ～ 1 寸。

主治：心痛、呕吐、臂部顽麻、手颤肘挛、头风疼痛、项强痛（落枕）腋下痛、瘰疬、健忘、发狂。

临证配穴：

1. 配手三里（曲池下 2 寸，桡骨内侧），治疗两臂顽麻。

2. 配内关透外关、曲池，治疗手臂颤动。

3. 配曲池、天井，治瘰疬。

4. 配后溪、风池、大椎，治外感风寒、头项强痛。

二、手太阳小肠经五输（原）穴流注

【少泽】

流注时间：15～17时。

日干时辰：丙日丙申时（辛日丙申时互用）。

穴性：手太阳小肠经"所出为井"，五行属金。

定位：小指尺侧指甲角旁约0.1寸。

释名：少，小也，穴在手小指之端；泽，润泽，广阔低洼有水之处曰泽；手太阳承接手少阴君火之气，君火有阳刚之性，故手少阴末端名"冲"。小肠得少阴之气，经络相通，心之热出火府于小肠，此其一；其二，本经为太阳寒水之气，火至此化为阴柔之水，是为"泽"，有阴阳互济义。故名。

施术：浅刺0.1寸或点刺出血。

主治：表证寒热无汗、头痛、目翳、喉痹、舌强、项强、鼻衄、乳痈、颈项痉挛、产后乳闭（乳腺炎）瘰疬、中风昏迷救急。

临证配穴：

1. 配肝俞、光明，治疗云翳攀睛、视物昏花。

2. 配乳根、膈俞、肩井，治乳腺炎，乳痛难消。

3. 此穴对乳腺疾患有独特疗效，配乳根、膻中、中脘，治疗缺乳症。

4. 先针少泽，后针中冲，治疗小儿腹泻。

5. 配劳宫，治心痛。

【前谷】

流注时间：23～1时。

日干时辰：乙日丙子时（庚日丙子时互用）。

穴性：手太阳小肠经"所溜为荥"，五行属水。

定位：握拳，第五掌指关节尺侧前横纹头赤白肉际（后为后溪）。

释名：前，手小指本节之前也；谷，其所在处骨肉相会凹陷如谷。为手太阳小肠之荥水穴，故名。

施术：直刺0.3寸。

主治：头项痛、颈肿、目痛、耳鸣、喉痹、热病汗不出、鼻衄、臂痛、手指麻痒或痛、癫痫、乳痈、痎疟。

临证配穴：

1.配后溪、申脉、人中、少商、隐白、丰隆，治疗狂躁症。

2.配阴陵泉、委中，治疗溺赤、小便不利。

3.配中渚、外关，治疗小指麻木、腕臂疼痛。

【后溪】

流注时间：11～13时。

日干时辰：壬日丙午时（丁日丙午时互用）。

穴性：手太阳小肠经"所注为输"，五行属木。

定位：握拳，第五指掌关节后尺侧，横纹头赤白肉际。

释名：溪，水注川曰溪。本穴所注为输，与前谷俱承少泽之"泽"，脉气流行，如走溪谷。此穴较前谷高起，有小肉之会，按之似小溪之曲处，故名。

施术：直刺 0.5 寸。

主治：头项强痛、目赤、耳聋、腰背痛、手指及肘臂挛痛、癫痫（督脉病）、寒热、痎疟。

临证配穴：

1.配申脉、风池，治头项强痛不可以顾。

2.配环跳，治腿痛。

3.配劳宫、至阳，治黄疸。

4.配阴郄、复溜，治盗汗。

5.配合谷、列缺，治头项、胸疾患。

6.配章门、期门，治疗胸胁胀满疼痛。

【腕骨】

流注时间：23～1时。

日干时辰：丁日庚子时。

穴性：手太阳小肠经"所过为原"。

定位：于第五掌骨基底与三角骨之间赤白肉际处。

释名：腕骨，手外侧腕前起骨（豌豆骨），故名。

施术：直刺 0.3 ～ 0.5 寸。

主治：头项强痛、耳鸣、目翳、胁痛、黄疸、热病、寒热疟疾、肘腕部及五指关节痛、热病汗不出。

临证配穴：

1. 配阳池、外关，三焦经原穴、络穴，治肘、腕、指关节痛。

2. 配中脘、胆俞、肝俞，治反胃、呕吐、黄疸。

3. 配腕骨（先针）、通里（后针），为原络相配，治疗手太阳小肠经与手少阴心经表里相通之病。

4. 配胆俞、至阳、公孙、内关，治黄疸。

5. 配申脉、后溪、至阳、外关，治疗伤寒发黄。

【阳谷】

流注时间：19 ～ 21 时。

日干时辰：庚日丙戌时（乙日丙戌时互用）。

穴性：手太阳小肠经"所行为经"，五行属火。

定位：腕背横纹尺侧端，三角骨后。

释名：穴属手太阳经，故曰"阳"；此穴位于尺骨小头凹陷处，其处不如阳池（三焦经）、阳溪（大肠经）之宽深，形似小谷，故名。

施术：直刺 0.3 ～ 0.5 寸。

主治：头痛、目眩、耳鸣耳聋、热病汗不出、癫狂、口疮、牙龈肿痛、颈颔肿、臂外侧痛、腕痛、小儿瘛疭、舌强、疳积。

临证配穴：

1. 配侠溪穴，治疗颔肿口噤。

2. 配听宫穴，治疗耳鸣耳聋。

3. 配合谷、内关，治疗热病，癫痫发作。

4. 配阴郄穴（手少阴心经）通达表里两经，治热病狂妄、汗不出或骨蒸盗汗、暴喑等。

5.配章门、膈俞、足临泣、外关，治疗胁肋胀满疼痛。

【小海】

流注时间：3～5时。

日干时辰：己日丙寅时（甲日丙寅时互用）。

穴性：手太阳小肠经"所入为合"，五行属土。

定位：屈肘，当尺骨鹰嘴与肱骨内上髁之间凹陷处。

释名：海，百川汇合之处。小海合穴，合治内府，其脉下膈抵胃属小肠，胃为水谷之海，小肠与胃相连，为受盛之官，其肘内合穴，为小肠经之海。故名。

施术：直刺0.3～0.5寸。

主治：此穴主治手太阳小肠经脉循行证候，如颈、颔、肩、臑、肘臂外后廉痛，耳聋耳鸣、目赤、颊肿等，还治疗癫痫、多动症（舞蹈病）、小腹痛等。

临证配穴：

1.配尺泽、肩髃、曲池，治疗肘臂拘挛疼痛。

2.配后溪，通督脉，治太阳小肠经脉循行证候，振奋诸阳经气。

现代研究：针刺小海穴，可使降结肠远端的迷走神经过敏现象减弱，因而可治疗过敏性结肠炎。

单志华按　手太阳小肠经天宗穴（肩胛骨中点下缘下1寸），按压此穴，若压痛明显者，右侧可考虑胆囊炎，因单纯性胆囊炎，往往向右肩或右肩胛骨下角部放射。针治取阳陵泉、足三里、胆俞、中脘、胆囊穴（经外奇穴，阳陵泉下1～2寸）；同时还可考虑胰腺炎，若胰头炎症或合并胆道疾患，疼痛可向右腰或右肩放射；病变在胰尾，疼痛可向左腰或左肩放射。然而急性胰腺炎发作一般是波及整个胰腺，疼痛连及整个腰背，所以左右天宗穴均有明显压痛。联系经穴触诊，于足三里下或地机穴（阴陵泉下3寸）有明显压痛点或结节。针治取中脘、梁门（脐上4寸，前正中线旁开2寸）、内关、阳陵泉、地机等。

*** 第四节　膀胱与肾五输穴流注开穴与配穴 ***

一、足太阳膀胱经五输（原）穴流注

【至阴】

流注时间：3 ～ 5 时。

日干时辰：壬日壬寅时（丁日壬寅时互用）。

穴性：足太阳膀胱经"所出为井"，五行属金。

定位：足小趾外侧趾甲角旁约 0.1 寸。

释名：至，谓有尽、到之义；阴，相对阳而言。《会元针灸学》："至阴者，足太阳之根，深通于少阴也，从阳而至于阴分，由独阴斜交于涌泉，故名至阴。"

施术：浅刺 0.1 寸，灸可矫正胎位。

主治：头痛、风寒头重、鼻塞、目痛生翳、麦粒肿（至阴点刺出血）、难产（胎位不正）、小便不利、失精、足痛。

临证配穴：

1. 配屋翳穴（胃经），治皮肤瘙痒。

2. 配足三里，治疗不孕。

3. 配风池、瞳子髎、攒竹，治疗头痛、目痛、眩晕。

4. 配三阴交、心俞、曲泉，治疗梦遗失精。

5. 配肾俞、阳陵泉、环跳，治疗腰腿痛。

现代研究：灸至阴穴尤其对胎儿横位具有良好的转胎效果。可增强子宫活动，使得胎儿活动增强，有助于胎位的自转而得到矫正。机理是内分泌活动的变化，使得皮质类固醇激素数值明显升高，可兴奋垂体－肾上腺皮质系统。

【通谷】

流注时间：11～13时。

日干时辰：庚日壬午时（乙日壬午时互用）。

穴性：足太阳膀胱经"所溜为荥"，五行属水。

定位：第五跖趾关节前缘，赤白肉际。

释名：荥为小水，谷能通行小水也，故名。又，张隐庵谓：本穴脉气"通于足少阴肾经之然谷，故名通谷"。

施术：直刺0.2寸。

主治：头重、项强、目眩、鼻衄、癫狂。

临证配穴：

1. 胃下垂，上取天柱、大杼穴，下取通谷、束骨穴。

2. 配申脉，治疗头痛、目眩。

3. 配窍阴、行间、廉泉，治疗口苦咽干。

【束骨】

流注时间：19～21时。

日干时辰：戊日壬戌时（癸日壬戌时互用）。

穴性：足太阳膀胱经"所注为输"，五行属木。

定位：第五跖骨小头后缘，赤白肉际。

释名：束，收束也。《子午流注说难》谓："前有足小趾本节骨，后有京骨穴上之大骨……"是处骨形似束，如受约束之形，能收束骨节缓纵诸病也。故名。

施术：直刺0.3寸。

主治：头痛、项强、眩晕、耳聋、目内眦赤烂（内眦发炎，泪管狭窄）、颠顶部疼痛、腰背痛、尻如结、踹如裂（腓肠肌痉挛）、肠澼、痔疮、热病恶风寒。

临证配穴：

1. 配天柱穴（膀胱本经），治项强恶风。

2. 配足三里，治项肌收缩不能回顾，腰痛体重。

3. 配膈俞（点刺拔罐），治疗黄褐斑。

4. 本穴五行属木，配肝俞、胆俞、膈俞，治疗黄疸。

5. 配太冲、光明、京骨，治疗目赤肿痛。

【京骨】

流注时间：11 ～ 13 时。

日干时辰：壬日丙午时。

穴性：足太阳膀胱经"所过为原"。

定位：第五跖骨粗隆下，赤白肉际。

释名：京，高大之义。《尔雅·释丘》："绝高为之京。"位于足外侧大骨下，骨穴同名。《经穴释义汇解》："又京作原，古通用，京即原字。穴为是太阳膀胱脉之原。"

施术：直刺 0.3 寸，灸七壮。艾灸此穴可转胎。

主治：头痛如裂、项强、目翳、鼻衄不止、癫痫、腰足髀枢痛、间歇热。

临证配穴：

1. 先针京骨，后取中封、绝骨（髓会），治身体不仁。

2. 配内关、膻中穴，治疗心痛。

3. 配关元、大肠俞（第四腰椎棘突下腰阳关穴旁开 1.5 寸）、肾俞，治疗下寒。

4. 配大钟穴（肾经络穴，太溪下 0.5 寸稍后），治膀胱与肾两经表里相通之病。

5. 配腕骨为太阳经之两原，治疗头痛、项强、发热、恶寒之伤寒表实证。

（注：间歇热，指体温突然上升后持续数小时，又突然降至正常，间歇数小时或数天后，又突然升高，如此反复。如疟疾、结核病等）

【昆仑】

流注时间：3 ～ 5 时。

日干时辰：丁日壬寅时（壬日壬寅时互用）。

穴性：足太阳膀胱经"所行为经"，五行属火。

定位：外踝高点与跟腱之间凹陷中。

释名：昆与仑皆山名，《尔雅·释丘》："三成为昆仑。"成，重也。即丘如山之高大也。《会元针灸学》："昆仑者，上有踝骨，旁有跟骨，下有软骨，高起如山。足太阳之经水，有气质升高促阳而返下之象，故名昆仑。"

施术：直刺 0.5 寸。

主治：头痛项强、目眩、鼻衄、癫痫、难产胞衣不下、肩背拘急、腰痛不能俯仰、足跟痛不能履地、佝偻病（脊椎病）、痔疮出血。

临证配穴：

1. 配承山，治转筋、目眩。

2. 配环跳、委中，治腰痛连背。

3. 配后溪、廉泉，治疗舌强不语。

4. 配肾俞、太溪，治虚性腰痛。

5. 配风池、风府，治疗外感头痛。

6. 配后溪、申脉，治疗风寒感冒之身痛无汗。

注:《针灸大成》："妊妇刺之落胎。"

【委中】

流注时间：11 ～ 13 时。

日干时辰：乙日壬午时（庚日壬午时互用）。

穴性：足太阳膀胱经"所入为合"，五行属土。

定位：腘横纹中央。

释名：委，有曲义。委寄腘窝中央，正当足膝委折之中，委曲而取之，故名；又名血郄，凡太阳经脉所过，腰髋膝关重痛、大风眉落，均可刺委中出血，邪实者泻之。正虚者不可妄刺。《素问》所谓：刺委中大脉，令人仆，脱色。不可不知也。

施术：直刺 1 ～ 1.5 寸，用三棱针点刺腘窝静脉出血，可迅速控制高血压危象（血压 220/120 mmHg 为脑出血的临界血压，症见突然起病，剧烈头痛，伴喷射样呕吐，往往数分钟或 1 小时左右出现意识障碍，甚至昏迷）

主治：腰痛、脚肿、髀枢不利、膝痛不得屈伸、风湿痿痹、热病汗不出、腹中绞痛、吐泻、遗溺、痔疮出血、鼻衄、丹毒。

临证配穴：

1.配白环俞（第四骶椎棘突下旁开 1.5 寸），治脊背连腰疼痛。

2.配关元、气海，治诸虚证。

3.配环跳，治下肢风痛。

4.配命门、肾俞，擅治虚性腰痛。

5.配大肠俞（第四腰椎棘突下，腰阳关旁开 1.5 寸），治疗腰椎间盘突出症，是为必取。

6.配攒竹穴，降逆气治呃逆。

7.委中放血，配合谷（针泻）、曲池（针泻）、膈俞刺络放血，治疗下肢丹毒。

8.救急配尺泽放血，治疗暑厥、上吐下泻急症。

单志华按 腰背委中求，在于膀胱与肾表里两经循行，足少阴肾经循内踝上行至阴谷，折向腘窝中央，与委中相并，脉气上下交并。本穴又名血郄，以其多放血为治也。《铜人腧穴针灸图经》："治腰侠脊沈沈然遗溺，腰重不能举体，风痹髀枢痛，可出血痼疹皆愈。委中者，血郄也，热病汗不出，足热厥逆满，膝不得屈伸，取其经血立愈。"

二、足少阴肾经五输穴流注

【涌泉】

流注时间：21～23 时。

日干时辰：癸日癸亥时（戊日癸亥时互用）。

穴性：足少阴肾经"所出为井"，五行属木。

定位：足底（去趾）前 1/3 处，中间取之。

释名：《穴名选释》："涌，是水腾溢的现象；泉，为水自地出。本穴为足少阴脉气所出之井穴，位在足掌心陷者中。足底位在人体最低处，低者为地，脉气从足底发出，有如地出涌泉之状，故以为名。"张隐庵曰："地下之水泉，天一之所生也。故少阴所出，名曰涌泉。"

施术：直刺 0.5 分，灸五壮。肾为生气之脏，立命之根，此穴针刺不可见血。若刺之血流不止者病危殆矣。

主治：头痛、头昏、失眠、目眩、颜黑、善恐、心惕惕如人将捕之、咽痛、失音、便秘、小便不利、下肢痉挛、小儿惊风、抽搐、癫狂、昏厥，一般救急均可用。

临证配穴：

1. 配三阴交，治脐周腹痛。

2. 配照海、行间，治消渴。

3. 配少商、人中，治小儿惊风。

4. 配少商、合谷、翳风（乳突高点与下颌角连线的中间），治疗咽喉肿痛。

5. 配百会、内关，治疗痫病、阳亢动风之变。

6. 配期门、内关、行间、足临泣，治疗胸胁胀满疼痛。

单志华按　涌泉为肾经根穴，功能壮水制火（阴虚火旺证），釜底抽薪（中风昏迷救急），救急能开关通窍，安神镇静。《针灸穴名解》研究认为："涌泉穴有一定的镇痛作用。针刺涌泉可提高痛阈，使脑组织中 5- 羟色胺升高，去甲肾上腺素降低。而且在一天的不同时辰有节律性变化，其变化规律符合子午流注纳子法规律。"

【然谷】

流注时间：9 ～ 11 时。

日干时辰：辛日癸巳时（丙日癸巳时互用）。

穴性：足少阴肾经"所溜为荥"，五行属火。

定位：足舟骨粗隆下缘凹陷中。

释名：然，即燃烧，穴属荥火，喻如火之燃于骨间。《子午流注说难》："然谷乃肾所溜之荥穴，阴荥为火穴，坎中有一阳无根之少火能生气，其穴亦名龙渊，潜龙在渊之义也，男女精溢，不孕者皆取之，此火能燃于深谷之中，不受水克，故名然谷。"

施术：直刺 0.3 ～ 0.5 寸，灸三壮。

主治：月经不调、阴挺、阴痒、疮毒、阳痿、遗精白浊、睾丸炎、消渴、自汗盗汗、咳血、喉痹、温疟、淋证、小儿脐风口噤、强直痉挛、足跗肿不得履地。

临证配穴：

1. 配承山，治足转筋、目眩。

2. 配太溪、复溜，治热病烦心、足寒多汗。

3. 配合谷、人中，治小儿脐风、强直痉挛、口噤。

4. 配关元、中极、肾俞，治疗阳痿、遗精。

5. 配内关、三阴交、行间，治疗顽固性失眠、善恐。

单志华按　小儿脐风即新生儿破伤风，由断脐不洁感染所致，呈全身强直性痉挛，牙关紧闭，苦笑面容为特征。

【太溪】

流注时间：17～19时。

日干时辰：己日癸酉时（甲日癸酉时互用；甲日丁卯时返本还原）。

穴性：足少阴肾经"所注为输"，五行属土。

定位：足内踝高点与跟腱之间凹陷中。

释名：太者大也，水注川为溪。喻穴处凹陷大如溪。《会元针灸学》："太溪者，山之谷通于溪，溪通于川。肾藏志而喜静，出太深之溪，以养其大志，故名太溪。"按太溪穴，肾脉所注为输土，乃九针十二原之要穴，久病重病，欲知脏气之强弱必诊此脉。金匮脉法，有寸口、趺阳、少阴之分，趺阳脉即胃经原穴冲阳，少阴脉即肾经原穴太溪也。

施术：直刺0.3～0.5寸，灸三壮。

主治：咽肿齿痛、咳嗽唾血、月经不调、遗精、阳痿、寒疝、便秘、尿频、消渴、咳血、喘息、失眠、腰痛、耳聋耳鸣、口疮、伤寒手足厥冷、胸痛、乳痈。

临证配穴：

1. 配昆仑、申脉，治腿足肿痛。

2. 配商阳，治寒热如疟。

3. 配阴都（肾经穴，中脘旁开一横指），治疗眼疾显效。

4. 配膏肓（第四胸椎旁开3寸，厥阴俞旁开1.5寸），主治哮喘。

5.配膀胱俞（第二骶椎棘突下旁开 1.5 寸）、白环俞（第四骶椎棘突下旁开 1.5 寸）、中极，治尿路感染。

6.配复溜、关元、肾俞，治中风偏瘫、口角流涎、语謇等。

7.配水道（胃经），治疗水肿（水湿浸渍型）。

8.配列缺、丰隆，治疗外感痰咳实证。

9.配合督脉穴（如哑门、大椎、神道、至阳、筋缩、命门），可治疗大脑发育不全，症见反应迟钝、有听无说等。

10.先针太溪，后针飞扬，可治足少阴肾经与足太阳膀胱经表里相通之病。

现代研究：据《针灸穴名解》载："针刺太溪穴，对肾功能有调整作用。临床实验表明，针刺肾炎病人的太溪配列缺穴，可使肾泌尿功能增强，酚红排出量增多，尿蛋白减少，高血压下降，浮肿减轻或消失。"

【复溜】

流注时间：1 ～ 3 时。

日干时辰：戊日癸丑时（癸日癸丑时互用）。

穴性：足少阴肾经"所行为经"，五行属金。

定位：太溪穴上 2 寸。

释名：《穴名释义》："复，是返还的意思；溜，《难经》通'流'。本穴位居照海之次，是足少阴所行之经穴。足少阴之脉至照海（内踝下缘凹陷中）而归聚为海，并注输生发为阴跷脉，至本穴复返还而溜行，故名复溜。"《采艾编》："复溜，言汗出不止，溜而可复；水病不渗，复而可溜也。"

施术：直刺 0.6 寸，灸五至七壮。

主治：五淋、肠澼、腹中雷鸣、腹胀、水肿、四肢肿、泄泻、盗汗、热病汗不出、下肢痿痹、睾丸炎、腰脊痛、脉微细。

临证配穴：

1.配合谷，治伤寒无汗，热病汗不出。

2.配郄门（心包经郄穴），治多汗症。

3.配中极、水分（任脉穴，神阙上 1 寸）、膀胱俞，治疗淋证。

4.配水分、阴陵泉，治疗水肿。

5. 配昆仑、肾俞，治疗脊背痛。

6. 配太冲、足三里、梁丘、期门，治疗乳痈。

【阴谷】

流注时间： 9 ～ 11 时。

日干时辰： 丙日癸巳时（辛日癸巳时互用）。

穴性： 足少阴肾经"所入为合"，五行属水。

定位： 屈膝，腘窝内侧，当半腱肌腱与半膜肌腱之间。

释名： 阴，与阳相对，指内侧；谷，深处为谷。穴当两筋间（指半腱肌腱和半膜肌腱之间），其形似谷，故名。

施术： 直刺 1 寸。

主治： 股内廉痛、膝（腘）关节痛、舌纵涎下、阳痿、疝痛、崩漏、小便不利急引阴痛、下腹膨胀。

临证配穴：

1. 配足三里，治胃肠升降逆乱。

2. 配三里、水分穴，可利尿消肿。

3. 配白环俞、三阴交、肾俞、带脉（胆经穴，第十一肋端直下平脐处），治疗带下阴痒。

4. 配气海、中极、复溜、三阴交，治疗尿短赤涩痛。

5. 配三阴交、隐白、脾俞，治疗血崩（实证针泻血海、太冲）。

*** **第五节 心包与三焦五输穴流注开穴与配穴** ***

一、手厥阴心包经五输穴流注

【中冲】

流注时间： 17 ～ 19 时。

日干时辰： 甲日癸酉时（己日癸酉时互用）。

穴性：手厥阴心包经"所出为井"，五行属木。

定位：中指尖端的中央。

释名：中，指穴当中指之端正中处；冲，有要冲义，为心包经脉气所冲出之处。故名。

施术：浅刺 0.1 寸或点刺出血。

主治：心痛烦满、中风昏迷、舌强肿痛、掌中热、热病中暑、热病汗不出、小儿夜啼、疳积病。

临证配穴：

1. 配少泽（小肠经），治疗小儿呕吐。

2. 配合谷、人中、内关，治热病中暑昏厥。

3. 配四缝穴（经外奇穴），治疗小儿夜啼、疳积病。

4. 配内关、廉泉，治疗舌下肿、舌强不语。

【劳宫】

流注时间：13 ～ 15 时。

日干时辰：丙日乙未时（辛日乙未时互用）。

穴性：手厥阴心包经"所溜为荥"，五行属火。

定位：二、三掌指关节后，第三掌骨桡侧边。

释名：《穴名选释》："劳，指劳动；宫，王者所居之室。本穴为手厥阴心包经之荥火穴，位在手掌中央，手为劳动器官，故名劳；心包为心之外围，性属相火，火经火穴是心火的代表，故尊称为宫。"

施术：直刺 0.3 ～ 0.5 寸。

主治：心痛、呕吐、中风昏迷、热病中暑、胸胁痛、癫狂痫证、烦渴、小儿口疮、口臭、鹅掌风、手颤。劳宫五行属火穴，主火热为病。

临证配穴：

1. 配后溪、至阳，治疗黄疸。

2. 配内关、神门，治疗癔病。

3. 配合谷、太冲、人中，治疗实热型中风闭证。

4. 配大陵、内关、太冲，治疗狂躁、喜笑不休。

【大陵】

流注时间：9～11时。

日干时辰：戊日丁巳时（癸日丁巳时互用；甲日丁卯时返本还原）。

穴性：手厥阴心包经"所注为输"，五行属土。

定位：掌后第一横纹中央。

释名：大，指高大；陵，《释名·释山》："大阜曰陵。陵，隆也，体隆高也。"本穴居掌后两骨结点之下，两筋间（掌长肌腱与桡侧腕屈肌腱之间）之始，穴位宽大，故称大陵。

施术：直刺0.3～0.5寸。

主治：心烦心痛、心悬如饥、喜笑不休、善惊易恐、胸胁痛、胃痛、呕逆、喉痹、肘臂挛痛、热病汗不出、腋肿、失眠。

临证配穴：

1.配外关，属心包与三焦原络配穴，治腹中疼痛，并治手厥阴心包经和手少阳三焦经表里相通之病。

2.配人中、承浆，治疗口臭。

3.配郄门（手厥阴心包经郄穴），治疗咳血。

4.配曲池、合谷、委中，治疗风疹瘙痒；入夜痒甚，加血海、膈俞。

5.配心俞、巨阙、足三里，治惊悸、心中憺憺大动。

【间使】

流注时间：5～7时。

日干时辰：庚日己卯时（乙日己卯时互用）。

穴性：手厥阴心包经"所行为经"，五行属金。

定位：腕横纹上3寸，掌长肌腱与桡侧腕屈肌腱之间。

释名：间，空隙也，谓穴在掌后三寸两筋之间；《说文解字》："使，令也。"心者君主之官，心包者臣使之官，代心行令。间有臣使之意，故名。此外，间使穴又是十三鬼穴之一，名"鬼路"，《医宗金鉴》载："有如鬼神行使其间，因名间使。"可治疗精神失常、癫病抽搐疾患。

施术：直刺0.5寸。

主治：心痛（心肌炎）、心悸、善惊易恐、胃痛呕吐、寒中少气、中风涎上气塞、咽中如梗、暗不能言、腋肿肘挛、热病烦心、掌中热、寒热如疟、抑郁症、小儿抽搐、癫狂。

临证配穴：

1. 配天鼎（大肠经，扶突穴下 1 寸），治嗄嚅失音。

2. 配水沟（即人中）、合谷、支沟、丰隆，治癫证（痰蒙心窍）。

3. 配内关、心俞、膻中穴，治疗心痛。

4. 间使透支沟穴，治寒热疟疾；寒多者取复溜，热多者取间使，寒热俱多配大杼穴（骨会，手足太阳经交会穴）。

5. 配公孙、内关、郄门、心俞、厥阴俞，治疗心痛突发。

【曲泽】

流注时间：1 ～ 3 时。

日干时辰：壬日辛丑时（丁日辛丑时互用）。

穴性：手厥阴心包经"所入为合"，五行属水。

定位：肘横纹中，肱二头肌腱尺侧。

释名：曲，弯屈也；《周语》："泽，水之钟也。"钟有归聚之义。本穴乃手厥阴心包经之合水穴，系喻水之归聚，正当肘内，屈肘可得，故名曲泽。

施术：直刺 1 寸，或三棱针点刺出血；灸三壮。

主治：心痛（心肌炎）、心中憺憺大动、善惊、咳喘、气逆呕吐、烦热口干、热病头汗出、上肢挛痛、手腕肘臂时时动摇。

临证配穴：

1. 配少商，治疗口渴。

2. 配内关、巨阙（心募穴）、心俞、大陵，治疗心胸痛，心悸。

3. 配委中放血，治疗急性呕吐泄泻。

4. 配大肠俞、脾俞、长强、三阴交，治疗便血。

现代研究：据《针灸穴名解》记载："针刺正常人和患者曲泽，可明显地抑制冷刺激引起的缩血管反应；针刺高血压病患者的曲泽、太阳、百会、人迎、足三里等穴，可引起明显的舒血管反应，有一定的降压作用。灸曲泽穴可以改善冠心病、心绞痛患者的心搏量、心搏指数、心输出量、心脏指数，而起到治疗作用。"

二、手少阳三焦经五输（原）穴流注

【关冲】

流注时间：23 ～ 1 时。

日干时辰：癸日壬子时（戊日壬子时互用）。

穴性：手少阳三焦经"所出为井"，五行属金。

定位：第四指尺侧指甲角旁约 0.1 寸。

释名：《经穴释义汇解》：穴为少阳之冲，本经之关界，心包至此之关会，故名。《子午流注说难》："关冲乃三焦手少阳所出为井穴，外关、内关别络横通，心包络井穴曰中冲，心本脏之井曰少冲，此穴居少冲、中冲之间，故曰关冲。"

施术：浅刺 0.1 寸，或点刺出血。

主治：头痛、目赤、目翳、耳聋、喉痹、舌干唇裂、热病、心中烦闷、肘臂痛、邪热弥漫三焦。

临证配穴：

1. 配外关、合谷、翳风，治疗腮腺肿痛（三焦经循行部位）。

2. 配少商、曲池，治疗上感咽痛。

3. 配商阳、少泽、大敦、足窍阴井穴点刺，救急小儿热病惊风、角弓反张。

4.《百证赋》："哑门、关冲，舌缓不语而要紧。天鼎、间使，失音嗳嚅而休迟。"

【液门】

流注时间：15 ～ 17 时。

日干时辰：乙日甲申时（庚日甲申时互用）。

穴性：手少阳三焦经"所溜为荥"，五行属水。

定位：握拳，第四、五掌指关节前凹陷中。

释名：《子午流注说难》："液门乃三焦之荥穴，阳荥为水。三焦者，决渎之官，水道出焉。水之精，谓之液，阳受气于四末，故名水穴曰液门。"门，繁体"門"，从二户象形，小指次指间似门，此穴所溜为荥，犹如液泽之门，故名。治疗液所生病之门户。

施术：直刺 0.3 寸。

主治：头痛、目赤、目翳、耳聋、咽喉肿痛、疟疾、肘臂部痉挛。

临证配穴：

1.配鱼际、照海，治喉痛。

2.配合谷、曲池、下关、颊车，治目赤、目翳、耳聋、咽喉肿痛。

3.配二间、太溪、廉泉，治舌卷不语。

4.配风池、听会、耳门，治耳鸣耳聋。

【中渚】

流注时间：11～13 时。

日干时辰：丁日丙午时（壬日丙午时互用）。

穴性：手少阳三焦经"所注为输"，五行属木。

定位：握拳，第四、五掌骨小头后凹陷中。

释名：《说文解字》："如渚者睹丘，水中高者也。"段注："《释水》曰：水中可居者曰洲，小洲曰渚。"《素问·灵兰秘典论》："三焦者，决渎之官，水道出焉。"三焦水道似江，穴居其中如渚，故名中渚。《子午流注说难》所谓："中渚乃三焦所注之输穴，若江之有渚，而居其中。"

施术：直刺 0.3～0.5 寸。

主治：头痛、目赤、目翳、耳鸣耳聋、咽肿、热病汗不出、手指不能屈伸、肘腕部关节痛。

临证配穴：

1.配液门，治疗手臂连腕部红肿疼痛。

2.配耳门（三焦经穴，耳屏上切迹前凹陷中）、听宫（小肠经穴，耳屏前张口呈凹陷处）、翳风，治疗耳鸣耳聋。

3.配合谷、外关，治疗肘腕部关节痛。

4.配后溪、间使、大椎、商丘，治疗疟疾反复发作。

5. 配少商、太溪，治咽喉肿痛。

6. 配风池、合谷、太冲，治疗阳亢型头痛。

【阳池】

流注时间： 11 ～ 13 时。

日干时辰： 壬日丙午时。

穴性： 手少阳三焦经"所过为原"。

定位： 腕背横纹中，指总伸肌腱尺侧缘凹陷中。

释名： 手背为阳，其处凹陷如池，故名阳池。《会元针灸学》："阳池者阳经之质化膏泽注腕骨，与臂骨相接之中，两筋间如池，在手腕中表面属阳，故名阳池。"

施术： 直刺 0.3 寸。

主治： 目赤肿痛、喉痹、耳聋、疟疾寒热、腕关节痛、肩背痛不得举、消渴证。

临证配穴：

1. 配外关、腕骨，治疗腕关节痛。

2. 配肺俞、脾俞、肾俞，治疗消渴病。

3. 先针阳池，后针内关，为原络配穴，治手少阳三焦经与手厥阴心包经表里相通之病。

4. 配大椎、风池、合谷，治疗外感发热头痛，热病汗不出。

5. 配中脘、关元、气海、足三里，治疗内伤劳倦，纳不思食、乏力。

现代研究： 据《针灸穴名解》记载："针刺阳池穴，可使降结肠下部及直肠的蠕动增强。对垂体、性腺功能也有影响，特别是性腺、卵巢的功能影响较明显，有避孕作用。"

【支沟】

流注时间： 7 ～ 9 时。

日干时辰： 己日戊辰时（甲日戊辰时互用）。

穴性： 手少阳三焦经"所行为经"，五行属火。

定位： 阳池上 3 寸，尺、桡骨之间。

释名：《经穴释义汇解》："古时穿地为沟，因其支脉直透于手厥阴之间使穴，谓其脉之所行，犹如水之注于沟中，故名。"《会元针灸学》："支沟者，手臂表面，两筋如沟，肘前曰肢，故名支沟；又名飞虎者，手大指次指张开，自虎口至手表腕，中指尽处是穴。"

施术：直刺 0.8～1 寸。

主治：暴喑、瘰疬、肩臂酸重、胁肋疼痛、心痛、呕吐、习惯性便秘、热病汗不出、目痛、颈嗌处肿。

临证配穴：

1. 配阳陵泉、照海，治大便秘结。

2. 支沟透间使，治疟疾寒热。

3. 配会宗穴（阳池上 3 寸，支沟旁），治胁肋闪挫或岔气，病左取右，病右取左；或针支沟配阳陵泉亦可。

4. 配肝俞、膈俞、章门，治疗胁肋痛。

5. 阳陵泉、肩井、天宗，治疗肩胛疼痛。

【天井】

流注时间：3～5 时。

日干时辰：辛日庚寅时（丙日庚寅时互用）。

穴性：手少阳三焦经"所入为合"，五行属土。

定位：尺骨鹰嘴直上 1 寸陷中。

释名：《会元针灸学》："天井者，肘后叉骨空孔中如井，有阳气相生，故名天井。"天井属土，地出水曰井，穴在上肢为天位，肘外大骨后凹陷如井，边高中凹，又为合穴脉气深入之所在，故名。《子午流注说难》："肘前五寸有穴，曰四渎。沟渎归于下流，而天井独居其上，盖有用之水天一所生，蓄之井里，以备生生化化之用，故曰天井。"

施术：直刺 0.5 寸。

主治：偏头痛、目锐眦痛、耳聋、喉痹、瘰疬、癫痫、瘿疬、颈项肩肘痛。

临证配穴：

1. 配曲池、少海（手少阴经），治瘰疬。

2. 与肩井（足少阳经）、两商、二间、三间相配，治手上诸风。

3. 配丘墟、肝俞、支沟，治两胁疼痛。

单志华按 "肩三针"的使用：手臂不能前伸者针后（肩贞穴手太阳经，腋后纹头上 1 寸处），手臂不能后伸者针前（肩髃穴手阳明经，手臂平伸外展，肩峰前缘下方骨缝处），手臂不能抬举者针侧（肩髎穴手少阳经，手臂平伸，肩峰后缘骨下凹陷处）。王乐亭老先生有个"三肩解凝法"，专治疗"五十肩"，即此三穴。此外，风肩痛透刺肩髎穴，下配绝骨穴，上下手足少阳相配，病左取右，病右取左。

*** 第六节　胆与肝五输穴流注开穴与配穴 ***

一、足少阳胆经五输（原）穴流注

【足窍阴】

流注时间： 19 ～ 21 时。

日干时辰： 甲日甲戌时（己日甲戌时互用）。

穴性： 足少阳胆经"所出为井"，五行属金。

定位： 足四趾外侧趾甲角旁约 0.1 寸。

释名： 窍，即孔窍、空隙义，足少阳脉气根于足部窍阴。《会元针灸学》："窍阴者，从阳交于阴也，足少阳与足厥阴相交通于窍也。内脏肝胆相联系，外部经络相贯通，气脉表里相交，注于阴卵之关窍，故名窍阴。"

施术： 浅刺 0.1 寸，或点刺出血。

主治： 头痛、目赤肿痛、耳聋、喉痹、舌强、热病汗不出、失眠、胁痛、梦魇、五心烦热。

临证配穴：

1. 配大敦（放血），治疗带状疱疹。

2. 配翳风、颊车、合谷，治疗咽喉肿痛。

3. 配郄门、神门、行间，治疗心烦不眠。

【侠溪】

流注时间：7～9时。

日干时辰：壬日甲辰时（丁日甲辰时互用）。

穴性：足少阳胆经"所溜为荥"，五行属水。

定位：足背第四、五趾间缝纹端。

释名：侠，狭窄义；溪，山涧溪水。《会元针灸学》："侠溪，足小趾与次趾相侠经络，如溪水之形，流其中，故名侠溪。"

施术：直刺0.3寸，灸三壮。

主治：目外眦赤痛、头痛目眩、耳聋耳鸣、胁肋疼痛、热病、热病汗不出、下肢麻痹。

临证配穴：

1.配阳谷（手太阳经，腕背横纹尺侧端，尺骨茎突前凹陷处），治疗颔肿、口噤。

2.配外关、听会、翳风，治疗耳鸣耳聋。

3.配少府、太冲、阳辅，治疗腋下肿痛。

【足临泣】

流注时间：15～17时。

日干时辰：庚日甲申时（乙日甲申时互用）。

穴性：足少阳胆经"所注为输"，五行属木。

定位：足背，第四、五跖骨联合部前方，足小趾伸肌腱外侧凹陷中。

释名：临，居高临下；泣，泪下也。穴临于足，其气上通于目，主目疾。《子午流注说难》："足少阳头部有一临泣穴，在目上入发际5分，乃足少阳、太阳、阳维之会，取之治目眩、泪、生翳诸症，居高临下曰临泣；足下有此临泣穴，亦足太阳与足少阳交会处，故同名临泣。此穴上通带脉……因足太阳、少阳之起穴，皆在目内外眦，泪自目出，故曰临泣。"

施术：直刺0.3～0.5寸。

主治：目外眦赤痛、胁肋疼痛、目眩、月经不调、遗溺、瘰疬（胆经脉入缺盆）、腋下马刀、乳痈、间歇热、足跗湿热肿痛。

临证配穴：

1.配太冲、合谷、迎香，治疗目赤。

2.配金门（膀胱经穴，申脉与京骨连线中点）、合谷，治疗耳聋。

3.配颊车、合谷，治疗牙痛面肿。

4.配期门（肝经穴，肝募穴），治疗胁肋疼痛。

5.配太冲、光明，治一切目疾。

6.配申脉、外关、大椎，治疗表证的身痛、腰腿痛、骨节疼痛。

7.配侠溪、梁丘、期门，治疗乳痈。

8.配中极、血海、三阴交，治疗月经不调。

【丘墟】

流注时间：3～5时。

日干时辰：乙日戊寅时。

穴性：足少阳胆经"所过为原"。

定位：外踝前下缘，趾长伸肌腱外侧凹陷中。

释名：丘，四旁高，中央下者曰丘；墟，丘之大者曰墟。丘墟穴位居外踝基底方之凹陷处，如丘如墟，故名。

施术：直刺0.3～0.5寸。

主治：目翳、寒热颈肿、腋肿、胸胁痛、髀枢膝胫酸痛、绕足跟肿痛、疝气、疟疾、下肢痿痹、小腿痉挛等。

临证配穴：

1.配金门（足太阳经）、承山，治疗小腿痉挛。

2.配昆仑、绝骨，治疗腿、踝疼痛。

3.配环跳、阳陵泉、阴陵泉，治疗髀枢、膝、胫酸痛。

4.配阳陵泉、期门（肝经，肝募穴）、胆俞、日月（胆经穴，胆募）、足三里，治疗胆囊炎。

5.配关元、中极、三阴交、大敦，治疗疝气。

现代研究：针刺丘墟、阳陵泉、日月等穴后30分钟，可使得胆总管出现明显的规律性收缩，蠕动明显增强，对慢性胆囊疾患效果良好。

单志华按 贺普仁老中医经验：配照海，治疗肝胆疾患（如胆石症、肋间神经痛）。

【阳辅】

流注时间：23～1时。

日干时辰：己日甲子时（甲日甲子时互用）。

穴性：足少阳胆经"所行为经"，五行属火。

定位：外踝尖上4寸，腓骨前缘。

释名：辅，腓骨为胫骨之辅，穴居辅骨阳侧，故名阳辅。《子午流注说难》："阳辅乃足少阳所行之经穴，阳经为火，胆为阳木，木生火，火曰炎上，辅助其阳经之上升……"

施术：直刺0.5寸。

主治：偏头痛、目外眦痛、喉痹、瘰疬、缺盆中痛、腋下肿痛、马刀夹瘿、胸胁胀痛、髀膝外踝皆痛、筋脉拘挛、百节酸痛。

临证配穴：

1.灸阳辅（腓骨前缘）、绝骨、阳陵泉、风市，治疗下肢沿足少阳胆经顽痹不仁。

2.配足临泣、太冲，治疗马刀夹瘿。

3.本穴功能扶阳抑阴，配环跳、阳陵泉、绝骨，治疗下肢痿痹属阴寒证者。

【阳陵泉】

流注时间：7～9时。

日干时辰：丁日甲辰时（壬日甲辰时互用）。

穴性：足少阳胆经"所入为合"，五行属土，筋之会。

定位：腓骨小头前下方凹陷中。

释名：阳，相对于阴言；陵，大阜也。此喻穴旁之骨隆起如陵；泉，水流自地而出也。犹如阳侧陵下之深泉也，故名阳陵泉。《子午流注说难》："阳陵泉乃足少阳胆经所入之合穴，此穴在膝外突出，陵高于丘，此穴下有外丘，有丘墟，与膝内阴陵泉斜对，故名其穴曰阳陵泉。"

施术：直刺 0.5 ～ 1 寸。

主治：头面肿、胁痛、口苦、呕吐、鹤膝红肿不能屈伸、膝股内外廉不仁、下肢痿痹、半身不遂、习惯性便秘、小儿惊风、多动症。

临证配穴：

1. 配三里、绝骨、阴陵泉、三阴交，治膝肿脚痛。

2. 配环跳，治足痛、胁痛、腋痛。

3. 配环跳（灸）、足三里（灸），治疗风寒湿痹证。

4. 配阴陵泉，治脚气。

5. 阳陵泉透阴陵泉，配绝骨、风市、环跳，治腰椎间盘突出症。

6. 配曲池、足三里、绝骨，治半身不遂恢复期。

7. 配肾俞、膀胱俞、关元、三阴交，治疗遗尿症。

现代研究：用胆囊造影剂研究针刺阳陵泉对胆囊动力的影响，可使 75.7% 的健康人胆囊影像明显缩小，表面针刺能增加胆囊的运动和排空能力，此种作用在针感时即开始，起针后 10 分钟更加明显。

二、足厥阴肝经五输穴流注

【大敦】

流注时间：17 ～ 19 时。

日干时辰：乙日乙酉时（庚日乙酉时互用）。

穴性：足厥阴肝经"所出为井"，五行属木。

定位：足大趾趾甲根外 1/4 处。

释名：大敦，敦者厚也，因喻其趾端最敦厚，形似圆盖之敦器，故名。《会元针灸学》："大敦者，大经气敦厚所生之根本也。足大趾内侧，去爪甲三毛许，锐肉坚中，故名大敦。"《子午流注说难》云："大敦在足大趾端内侧，其肉敦阜。一般认大敦处为隐白，误矣……考正穴法云：大敦足大趾端，去爪甲如韭叶及三毛中。盖三脉动于足大趾，阳明在上，厥阴在中，太阴在下（俗本太阴误作少阴）。阳明多气多血，与肝脾同会于足大趾，故趾上生丛毛，名曰三毛。三毛之间非大敦穴，考足少阳脉交足厥阴，别跗上，入大趾出其端，环贯爪甲，出三毛。可证明经称三毛中，乃由足大趾前之发端处达到三毛。经过大趾侧，肉起如敦状处是穴。穴在趾端及三毛二者之中，名曰大敦。名实相副。"此说不无见地，可作参考。

施术：斜刺 0.1 寸，或点刺出血。孕妇禁灸。

主治：五淋七疝、小儿遗尿、崩漏、阴挺、阴缩、尸厥，擅治淋、疝、崩、厥、阴器诸病。《玉龙歌》："由来七疝病多端，偏坠相间不等闲，不问竖疸（指脐旁有块竖起）并木肾（指阴囊肿而不痛），大敦一泻即时安。"

临证配穴：

1. 配关元，治疝气，气冲攻心。

2. 配照海、太冲，治疗寒疝。

3. 配隐白，治猝然昏扑倒地、意识障碍者。

4. 配长强、阳陵泉，治热秘、气秘。

5. 配神门，治疗肝阳上亢、血压升高者。

6. 配关元、三阴交，治疗经漏。

7. 配中注（神阙穴旁开 0.5 寸是肓俞，肓俞下 1 寸处为中注）、四满（中注下 1 寸处）、三阴交，治疗外阴瘙痒。

8. 配关元、中极、肾俞、膀胱俞、阴陵泉，治疗石淋。

现代研究：《针灸穴名解》载，针刺大敦有明显降压作用，并明显加强降结肠下部及直肠的蠕动。

【行间】

流注时间：1 ～ 3 时。

日干时辰：甲日乙丑时（己日乙丑时互用）。

穴性：足厥阴肝经"所溜为荥"，五行属火。

定位：足背，第一、二趾间缝纹端。

释名：行，行走，《说文解字》："行，人之步趋也。"引申为经过、传布之义。因喻其脉行于两足趾间而入本穴，故名行间。

施术：斜刺 0.3 ～ 0.5 寸。

主治：头痛目眩、目赤肿痛、口喝、胁痛、疝气、茎中痛、遗尿、癃闭、崩漏、月经量多、痛经、带下、中风、癫痫、失眠、盗汗、消渴。

临证配穴：

1. 配涌泉，治疗肾阴虚消渴证。

2. 配环跳、风市，治腰腿疼痛、足痛。

3. 配天容（平下颌角，胸锁乳突肌前缘处），治疗颈项肿痛、咳逆上气。

4. 配膻中、水分、关元、足三里、三阴交，治疗血蛊。

5. 配四神聪、内关，治疗神经衰弱，焦虑症。

6. 配合谷、三阴交，治疗抑郁症。

7. 配太溪、阴都（中脘穴旁开一横指）、睛明，治疗视物昏花。

8. 配气海、三阴交、脾俞、肾俞，治疗月经不调。

单志华按　行间穴治疗精神情志疾病，如焦虑症、抑郁症，临床配穴使用效果很好。（注解：血蛊即血鼓，又称蓄血成胀。乃气血瘀滞，水湿不能运行所致。症见腹部膨大，筋脉青紫，身或手足有红缕赤痕〈蜘蛛痣、肝掌〉，相当于现代医学中门脉性肝硬化、血吸虫性肝硬化等。焦虑症，是个体由于不能达到目标，或不能克服障碍的威胁，致使自尊心和自信心受挫，或使失败感、内疚感增加，而形成一种紧张不安、带有恐惧的情绪状态；抑郁症，是以情绪低落为主的精神状态，内心沉重感，忧虑沮丧悲观失望，生活乏味，甚至生不如死，自我感觉不良，寡欢，闷闷不乐，无精打采）

【太冲】

流注时间：13 ～ 15 时。

日干时辰：辛日乙未时（丙日乙未时互用；丙日己丑时返本还原）。

穴性：足厥阴肝经"所注为输"，五行属土。

定位：足背，第一、二跖骨结合部前凹陷中。

释名：《经穴释义汇解》："太，大也；冲，通道也。比喻本穴为肝经大的通道所在。亦即原气所居之处。"《素问·上古天真论》谓女子"二七而天癸至，任脉通，太冲脉盛，月事以时下，故有子……"王冰释："太冲者，肾脉与冲脉合而盛大，故曰太冲。"本穴属足厥阴原穴，但位在足大趾间，当冲脉支别处，冲为血海，肝主藏血，冲脉与肝，气脉相应，故名肝原为太冲。

施术：直刺 0.5 ～ 0.8 寸。

主治：头痛眩晕、目赤肿痛、口㖞、马刀夹瘿、胁痛、遗溺、癃闭、疝气、崩漏、阴痛、阴缩、淋浊、癫痫、呕逆、小儿惊风、小腹痉挛、足内踝前痛。

临证配穴：

1.配合谷谓之开四关，治疗小儿惊风，手痛及肩、脊疼痛。

2.配足三里、绝骨、阴陵泉、阳陵泉、三阴交，治疗膝肿脚痛。

3.配照海、三阴交，治急性咽喉痛。

4.配中封（内踝尖前1寸，胫骨前肌腱内缘），治步履艰难。

5.配合谷、足临泣、迎香，治疗目赤。

6.巅顶痛针太冲，左偏头痛针临泣加行间穴。

7.配关元、四满、中注、三阴交，针用泻法，治崩漏、血热之月经过多。

8.配合谷、三阴交（针泻）、至阴，治疗难产。

9.先针太冲，后针光明，为原络配穴，可治疗足厥阴肝经与足少阳胆经表里相通之病。

现代研究：据《针灸穴名解》记载："对施行胆囊切除术和胆总管探查术的急性胆道疾病患者皮下注射吗啡，单针太冲即可使胆道内压不仅停止上升，且可迅速下降，该效应优于针刺足三里、阳陵泉。"

【中封】

流注时间：21～23时。

日干时辰：己日乙亥时（甲日乙亥时互用）。

穴性：足厥阴肝经"所行为经"，五行属金。

定位：内踝尖前1寸微下，屈足时有凹陷处，伸踇趾肌腱的内侧。

释名：《子午流注说难》："穴在踝前陷中，两大筋所封闭，故名中封。"取穴时仰足见凹陷，伸足显筋间，穴为内踝中筋肉封聚之处，故名。

施术：直刺0.5寸。

主治：五淋、寒疝、遗精、筋挛、阴缩入腹引痛、小便不利、腰痛、足冷、内踝肿。

临证配穴：

1.配太冲、足三里，治步行艰难。

2.配京骨、绝骨，治痿痹、肢体不仁。

3.配关元、水道、阴陵泉、三阴交为基本针方，治五淋。气淋实证加期门（肝募穴）、肝俞、中极（膀胱募穴）；气淋虚证加气海、中脘、足三里；血淋加膈俞（血会）、血海、膀胱俞；膏淋加肾俞、脾俞、三焦俞、复溜；石淋加委阳、然谷、中极、膀胱俞；劳淋加足三里、脾俞、肾俞、气海。

4.配解溪、商丘（脾经穴，内踝前下方凹陷中），治内踝肿。

5.配关元、大赫、神门、太溪，治虚劳梦遗（加心俞）或滑精（加肾俞）。

【曲泉】

流注时间： 5～7时。

日干时辰： 戊日乙卯时（癸日乙卯时互用）。

穴性： 足厥阴肝经"所入为合"，五行属水。

定位： 屈膝，当膝内侧横纹头上方凹陷中。

释名：《经穴释义汇解》：屈曲其膝可得其穴，穴属合水，喻水之高而有来源者为泉，故名。《会元针灸学》："曲泉者，膝邦辅骨筋间，膝环屈伸之中。合于五脏，滋始于肾，环绕血海，有泉清自然之生发力，养气含其中，故名曲泉。"

施术： 直刺0.5～1寸。

主治： 少腹痛、目眩痛、房劳失精、茎中痛、小便不利、膝股内侧痛或痉挛、膝关节痛、下肢痿痹、阴痒、月经不调、痛经、带下、阴挺等。

临证配穴：

1.配照海、三阴交，治疝气、小腹疼痛。

2.配大杼穴（骨会），治风痹痿厥。

3.配关元、三阴交、足三里、血海、带脉、照海，疗妇科诸疾（如阴痒、痛经、带下、阴肿、阴挺等）。

4.配足三里、委中、承山、绝骨、阳陵泉，治疗行走足痛。

5.配章门（肝经穴，脏会，脾募穴）、京门（胆经穴，肾募穴），治疗附件炎、腹痛。

6.配阴谷、委阳、气海、三焦俞，治疗癃闭。

第七章
子午流注医案举例

单志华按 本章医案（包括下篇中的"灵龟八法医案举例"）需要说明。单老仅存的按时取穴医案主要集中在二十世纪五六十年代。此外，就是大量笔记中零散记录的几则按时取穴验案。从二十世纪六十年代中后期的整整十年里，限于当时的历史背景，完全中断子午流注的临床与研究工作。直至1978年全面落实知识分子政策，由学院立项开始面向全国招收首届子午流注专业研究生为止。但单老终因年迈体弱多病，曾先后五次住院治疗直至病逝。鉴于此种情况，本章有限收录的流注、八法按时取穴医案中，一是录出相对较完整的几则案例，二是零散见于单老手稿、笔记中的案例，本着忠实历史的态度以"单老笔记"形式原貌录出。此外，还包括门生王立早主任1975年和1981年的数则按时取穴病案。门生陈子富教授当年跟随单老出门诊时，保存了老师详细记录的两则病案，见导言《单氏流注要则简介》一文，此处不赘。

案一 痛经、不孕症（子宫后倾、附件炎）

艾某，女，37岁，已婚，辽宁省凤城人。初诊日期：1955年6月20日。

主诉：经临则小腹剧烈疼痛，伴肢冷、自汗、呕吐17年。

自述18岁结婚，婚后20年来从未怀孕生育。于20岁起月经一直不调，经期错后10天左右，行经期5～8天，量中等，色时红时褐，经常腰痛、腰酸、周身不适。每逢临经时小腹剧烈疼痛，伴随冷汗、肢凉、恶心甚至呕吐，以致卧床不能工作，靠口服止痛西药。

查体：营养发育中等，脐右下方有轻度压痛。无其他明显异常。

妇科检查：子宫后倾，子宫颈充血。

诊断：痛经，不孕症（子宫后倾，附件炎）。

治疗：自 1955 年 6 月 20 日（壬子）起，依子午流注按时取穴，壬子日丙午时，"丙午小肠后溪输，返求京骨本原寻"，是时穴与病证相应，故针手太阳小肠经穴后溪、通督脉，配足太阳膀胱经原穴京骨，针用补法，振奋督脉与太阳经气，助下焦气化以散寒通经；冲为血海，任主胞胎，加灸任脉穴关元、小肠募穴，中极、膀胱募穴，至阴、膀胱经井穴，三穴同灸以助阳补火、温暖下元，并可矫正宫位；针刺三阴交、血海、子宫，益肝养血调经。

间日针灸 1 次，流注按时取穴配合病穴，针灸 20 次后，至 1955 年 8 月 5 日，月经来潮时已不腹痛。经妇产科复查，子宫后倾已被矫正，宫颈充血消失，于同年 9 月受孕，于 1956 年 5 月 13 日生育一男孩。

案二　胃脘痛（神经性胃痛）

刘某，女，38 岁，辽宁省凤城县人。初诊日期：1957 年 3 月 1 日。

主诉：间断胃脘痉挛性疼痛 8 年，加重 1 周。

患者自 1949 年冬季以来患胃痉挛症，呈间歇性、发作性疼痛，短则数日，长则数十日或二三月发作 1 次。发作时痛甚，以致昏厥。遂延请西医注射麻醉剂，可暂时缓解疼痛。

此次就诊前，因疼痛发作呼号，惊扰四邻，遂护送至区卫生所，予注射吗啡 1 支，止痛片刻后疼痛再次发作；经诊大夫再次注射吗啡 1 支，痛有缓解；3 小时后疼痛如故，患者又要求注射吗啡止痛，因超过药量，医师未与，采用其他消炎针剂注射无效。且滴水不进，饮食即吐，服药更不能下咽。

待余就诊时，患者已 3 日夜未能正常饮食，呼号断续不停，两手紧握，力屈前身，颜面苍白，四肢厥冷，脉微细数。

体格检查无其他异常所见，类似西医神经性胃痛。

辨证：素体胃中寒冷，触冒寒凉，内外合邪，此其一；阴盛阳虚，血遇寒则凝，日久胃络瘀滞，不通则痛。其疼痛特征当属寒实疼痛。

治疗：散寒温经，活血通络。

初诊时为 3 月 1 日 10 时（壬申日乙巳时），乃闭时闭穴，根据"一四二五三零"规律，闭穴变开穴先针太冲，肝气冲逆犯胃，当抑肝平木；

继而针公孙配内关，疏调胃心胸之升降气机，适度提插捻转配合呼吸补泻法，仲景所谓"阴阳相得，其气乃行；大气一转，其气乃散"即是。配胃募穴中脘、合穴足三里，先针后灸，不料进针后，疼痛立止。

二诊：3月2日10时（癸酉日丁巳时），先针开穴大陵，手厥阴心包络以输代原穴，继而针足阳明胃经荥穴内庭，配膀胱经背俞穴胃俞、脾俞，通经活络，疏调脾胃脏腑功能。针后已能进食。

此后依法日针1次，流注时穴配合病穴，共针7次痊愈。2月后随访，未见复发。

案三　中风（半身不遂）

孙某，男，65岁，辽宁省人。初诊日期：1957年4月18日。

主诉：右侧半身不遂10余天。

现病史：患者于1957年4月5日自认为因受风寒，次日晨起右上肢即不能伸屈，不能持物，且不能站立或步行，曾经中西药及针灸治疗效果不显。经介绍来我院针灸科门诊就诊。

查体：右半侧身体感觉异常，患侧上、下肢不能运动，其他无明显异常所见。

辨证：风中经络，如《金匮要略》所云："夫风之为病，当半身不遂，或但臂不遂者，此为痹。脉微而数，中风使然。"又云："邪在于络，肌肤不仁；邪在于经，即重不胜。"经云："正气存内，邪不可干；邪之所凑，其气必虚。"中风之病，大多正气亏耗，进而气血瘀阻，上犯脑络所致。

治疗：余用子午流注法按时开穴针之。1957年4月18日11：30分（庚申日壬午时），先取患侧委中、通谷开穴，委中乃足太阳膀胱经合穴，合主逆气而泄，点刺放血拔罐，加通谷足太阳膀胱经荥穴，泄经中热邪；二穴应时而针，借助天阳之气疏通太阳经气，为机体恢复创造一个好病的条件。继而辨证选穴针肩髃、曲池、外关、肾俞、中髎、命门等。

4月19日10点钟（辛酉日癸巳时），先针阴谷、然谷开穴，均属足少阴肾经之荥穴与合穴，肾主骨，以维持人体的运动功能与支撑能力；继而对症从三阳经取穴，针环跳、阳陵泉、昆仑、外关、曲池、肩髃、大椎。针治2

次后，患者右侧上下肢麻木感缓解，知觉开始恢复，已能适度活动。

4月20日（壬戌日）10时30分（乙巳时），依旧先针闭时闭穴变开穴之太冲，疏肝调气引热下行以应天时；继而对症针百会、手三里、阳池、合谷、环跳、次髎、肾俞、风市、足三里、绝骨，针治3次后，患侧手可持物、下肢可步行，此后仍依时穴配病穴又针2次而愈。

案四　便血（消化道出血）

张某，男，36岁，机关工作。初诊日期：1956年6月10日。

主诉：上腹部疼痛时痛时休1年余，伴呕恶、泛酸。

患者于1955年3月发病，起病之初是原因不明的上腹部发作性疼痛，症状时好时坏，每次发病数小时或数日不等。发作时呃逆、嗳腐吞酸，近月来发作频繁，屡经区卫生所治疗，服中西药效果不显。后又去县立医院治疗，经该院做胃液分析及钡餐透视，诊断为胃溃疡。经用氢氧化铝凝胶等抑酸西药后缓解一时，但远期效果欠佳。6月10日经介绍来我院针灸科治疗。

查体及检查：体质瘦弱，营养不良，体重89斤，脉搏72次/分，血压120/80 mmHg，全身皮肤干燥，有缺水现象。X线透视：心、肺正常。上腹部有压痛，脾、肝不肿大，肠蠕动力减弱。化验检查：大便潜血阳性（+++），白细胞5400/mm³，中性粒细胞67%，淋巴细胞30%，单核细胞3%。

辨证：上腹部疼痛或经常不适是消化性溃疡的主要症状。其疼痛特点是长期时轻时重的慢性周期性发作，其疼痛的节律性是：十二指肠溃疡常于空腹时疼痛，进餐后消失；胃溃疡则多见疼痛出现较早，而在胃排空时反而感觉舒适。中医不论针灸还是方药辨证分型治疗效果普遍较好。临床当分胃热（为主）、胃阴不足、气滞血瘀和脾胃虚寒等。

治疗：先让患者安静休息并停止工作，给予半流质饮食。每日针灸1次，先针后灸，针灸并用，依子午流注按时取穴法与辨证施针结合。本例6月10日初诊，值戊申日戊午时，先针开穴厉兑，足阳明胃经井穴，井主心下满，心下满即胃部不适，厉兑穴既应其时又恰合其证，点刺出血以清泄胃热（胃酸与胃蛋白酶分泌增加是消化性溃疡的重要因素，多见于素食辛辣肥甘且生活无常，胃内积热者）；继而根据病情配用足三里、胃俞、脾俞、肝俞，主取足阳明经与背俞穴，配合公孙、内关八脉交会穴，针灸 10 次后症状减轻。后改为间日针灸 1 次，时穴配合病穴，共针灸 41 次，临床症状完全消失。经复查大便潜血阴性，后随访未见复发。

案五 喘息无脉症（腋动脉阻塞并发症）

杨某，女，33 岁，初诊日期：1963 年 9 月 12 日，门诊号：111839。

主诉：左上肢麻木无脉近半年，头昏心悸疲乏 3 个月。

患者自诉从 1963 年 4 月间自觉左上肢发胀麻木，晨起尤其明显，手胀不能握固，指尖发木，掐亦不知疼，而且发现左手寸口处无脉。至 7 月间已发展为浑身无力，甚至起立时头目昏眩、心慌气短，伴易惊吓、虚烦不眠、多梦等。问其既往身体状况，回答是每入冬季，则必虚喘。

西医影像检查：腋动脉阻塞并发症状。查血压：80/60mmHg。

辨证：此乃气虚血弱、病在少阴、心肾不交所致。陈修园云："脉之生原始于肾。"张令韶亦云："脉始于足少阴肾，主于手少阴心，生于足阳明胃。"此证无脉、身无力、并发不眠、入冬虚喘，很显然是肾阳虚，不能引火归原，火不生土，中焦虚不能受气取汁，奉心化赤，淫精于脉，脉气流经所致。

治疗：交通心肾，引火归原。

采用流注与八法配合开穴。1963 年 9 月 12 日（戊午日丁巳时），先开八法，取足太阴脾经公孙穴，通冲脉，冲为血海，亦为十二经脉之海，配手厥阴心包经络穴内关，通阴维脉，二穴主客相应，针用补法；继而运用流注纳甲法，"丁巳包络大陵中"，开手厥阴心包经以输代原穴大陵，此已无所生之穴，故要依具体情况配病穴，配足少阴肾经以输代原穴太溪，两原相配，如此上下心肾相交、水火相济，针用补法。结合方药灸甘草汤，重用大枣 30 克、生地黄 30 ～ 50 克。

按时取穴用针每三日 1 次，如此针治 12 次，自觉体能增加，初诊主诉症明显好转，左脉已有徐徐生机，中取可得。

案六 瘟毒丹痧（小儿猩红热）

朱某，女，18 个月。初诊日期：1977 年 5 月 13 日。

据单老笔记 5 月 18 日午后记录：于 1977 年 5 月 10 日，一岁半之外孙女高烧、咽喉肿并有糜烂，遂去当地矿山医院急诊，诊为猩红热，属急性呼吸道传染病。医生注射氨基比林退烧针后，次日病情有加，孩子昏睡、四肢逆冷，当地医生建议速回北京治疗。其父母情急之下搭该厂赴京汽车回京，直接找我诊治。见患儿高热昏睡，全身弥漫红色皮疹，时值春末，此乃瘟毒深伏营血，所谓"温邪上受，首先犯肺，逆传心包"是也。余先以清透之法，速投银翘散加僵蚕、蝉蜕、生石膏、知母、丹皮、玄参等煎汤徐徐灌之，病情大减，热退神识恢复，皮疹色变浅。忽又重感，鼻流清涕、入夜惊吓啼哭，值5月15日下午4时（壬申日、戊申时），按流注纳甲法开解溪穴，配曲池（右曲池、左解溪，交叉取穴），仅两针睡卧即安。翌日午后，见外孙女在院子里手舞足蹈、呀呀唱歌，余见而乐之，执笔书此。

案七　痰喘端坐呼吸（慢阻肺合并心衰）

录单老笔记3则：

1980年4月25日笔记：余患慢性阻塞性肺气肿合并心衰，出现胸闷喘促、端坐呼吸、痰咳、不欲食、大便秘结、癃闭、失眠等，门生杨育普大夫来为我针治。值戊辰日庚申时，流注先开二间穴（双），八法开照海穴（双），配支沟（男左）、中脘、天枢、气海，留针15分钟；后又于风门穴左右埋针（需2周出针）。谓二间是针治"结"的要穴，照海不但治喘咳，且补肾水能治大便秘结。今天值"时穴"，所谓"戊日午时厉兑先，庚申荥穴二间迁"是也。余引《灵枢·本输》篇："少阳属肾（指少阳三焦隶属于肾），肾上连肺，故将两脏。三焦者，中渎之腑也，水道出焉，属膀胱。"此释支沟穴（手少阳三焦经经火穴）可通大小便之故。

1980年5月3日笔记：上次针后排尿尚好，便秘好转，咳喘减轻，仍有痰，元气不足。值丙子日丁酉时，门生杨育普大夫开流注灵道穴，配照海（双）、列缺（左），针百会、中脘、气海、天枢。

1980年5月12日笔记：胸闷喘促、端坐呼吸、痰上不来，学生杨育普大夫午后来为我针之，值乙酉日甲申时，流注开液门穴，配针中脘、天枢、气海、丰隆、照海，约15分钟后，呼吸颇顺畅，痰可咯出。

案八　脑中风（脑栓塞后遗症）

刘某，男，52岁，某局局长。住院号:302，初诊日期:1981年7月12日。

主诉：口眼㖞斜，语言不利，左半身不遂 10 天。

现病史：患者于 10 天前突然昏仆，不省人事，口角歪向左侧，右眼裂开大，右面部知觉异常，咀嚼障碍，左半身不遂，左手不能伸屈持物。左腿不能抬举，瘫软无力。

西医影像学诊断：脑栓塞（中枢性交叉性瘫痪）。

经抢救初步脱险后，于今日来配合针灸治疗。

查体：发育中等，神志清，腹部平坦柔软，肝、脾未触及，胸透心、肺正常，血压 160/110mmHg，其他无异常发现。苔黄腻质红，脉弦滑。

经络测定：气血 20 微安，诸经发现异常者有肝经右 85/ 左 35、胃经右 60/ 左 30、肾经右 20/ 左 10、膀胱右 15/ 左 5、心经右 60/ 左 35 微安。

辨证：《素问·生气通天论》："阳气者，烦劳则张，精绝……大怒则形气绝，而血菀于上，使人薄厥。"本病发生乃肝阳上亢动风，导致气血逆乱。在标为风火交煽，痰气壅塞，形成本虚标实，上实下虚，肝肾阴虚在前，进而肝阳上亢，水不涵木。经络测定为肝经实证，肾经虚证。阴虚阳亢，气怒伤肝，阳亢化风，诱发本病。

治疗：本例为风中脏腑遗留经络病变，治宜祛风化瘀通络。泻肝木，滋肾水，培脾土。先按时开穴，后配病穴，针对虚经补之、实经泻之，采取交经缪刺之法。

1981 年 7 月 12 日，辛酉年，乙未月，辛卯日，上午值壬辰时来诊，乃闭时闭穴，根据"一四二五三零"规律，首开昆仑穴。昆仑乃足太阳膀胱之经穴，借天时之助而调气血。配穴：百会、地仓透颊车、下关透地仓、合谷、曲池、环跳、足三里、太冲、三阴交。

翌日为壬辰日乙巳时，值闭时闭穴，据"一四二五三零"规律，首开太冲，配穴同上。

依法针 4 次，患者手可持物，足能扶杖缓行，口眼㖞斜开始矫正，唯患侧痿软无力。继续按时取穴配合病穴，共针 20 余次而病愈。

王立早按 《素问·调经论》云："血之与气，并走于上，则为大厥，厥则暴死；气复反则生，不反则死。"肾阴亏损则肝阳偏亢，亢则易怒，怒则气上冲脑，或起居无常，烦劳过度，暗耗真阴，使肝阳上亢动风，发为中风。

笔者治疗本病证 30 余例，临床体会，先舍证从时开穴，后配病穴，较之一般针灸对症疗法，具有疗程短、收效快之长。

案九　痿证（小儿麻痹症）

1975 年浑江市（现为白山市）小儿麻痹发病率很高，仅我院针灸科经治 80 余例。凡早期治疗，坚持始终者，有效率在 90% 以上，除一例高某，系极重高位呼吸麻痹，后转通化医院死亡外，均获治愈，很少留后遗症。

王某，男，2 岁。初诊日期 1975 年 5 月 11 日。

主诉：双下肢麻痹并双足痿弱不能任地 4 月余。

现病史：1975 年元旦，患儿高热，误诊为感冒，5 日后发现下肢麻痹，两足痿弱，不能任地，更不能随意行走。经市一院儿科诊断为脊髓前角灰质炎。经中西药、理疗、电兴奋治疗月余不效，逐渐筋肉松弛，面色苍白，纳呆食少，舌质红、苔白，脉细软。

查体：双下肢膝腱反射消失，知觉、痛觉（﹣），筋肉轻度萎缩，两足软弱无力，其余无异常发现。

诊断：痿证（小儿麻痹）。

辨证：肺热熏灼，津伤液耗，筋脉失养。

治疗：初诊日期 1975 年 5 月 11 日，值乙卯年辛巳月丁巳日，甲辰时流注开阳陵泉、侠溪穴，二穴均属足少阳胆经，侠溪为胆经荥穴，阳陵泉为胆经合穴，筋之会，值二穴经气旺盛之时，清热养阴、舒筋通络；配穴选足阳明胃经穴解溪、合穴足三里，针对下肢痿弱无力，取阴陵泉、阳陵泉、三阴交、环跳，柔肝舒筋、益精养血；配合足太阳膀胱经穴昆仑、合穴委中，振奋太阳经气；取背俞穴肾俞、脾俞，补益先后二天；阳化气、阴成形，取督脉穴命门（针后加灸）助阳化气。手法，停针待气行补法。

翌日继针（值戊午日己未时），己未时乃闭时闭穴，根据"一四二五三零"规律，流注先开商丘穴，乃足太阴脾经经穴，调补后天之本；配穴取督脉穴命门，足少阳胆经风市、筋会阳陵泉、髓会悬钟，强筋壮骨、通阳活络；加配脾俞、肾俞强先后天之本。

按时开穴后，配病穴 5 ~ 6 个，各穴轮番使用，10 次为一疗程。共针灸 2 个月，基本治愈。

王立早按 小儿麻痹症属于中医痿证范围，其病源于热邪灼津、筋失濡润，而以肺热伤津为主。一般分为肺热熏灼、肝肾亏损及湿热浸淫三型。病机与脾胃虚弱，津液化生乏源有关，故痿证大多属虚实夹杂。《素问》有"治痿者独取阳明"之说，此即补益后天之本之治也。肺之津液，来源于脾胃；肝肾之精血，亦必赖脾胃化生水谷不断补充。足阳明胃主受纳水谷，化生气血充养周身，为五脏六腑之海，并下润宗筋，主束骨而利关节。由于益胃养阴对本病治疗起主要作用，所以按时开穴调达气血后，配病穴当取脾、胃两经穴为主，肝、肾两经穴为辅。本病早期治疗，贵在坚持很重要，病程三个月内易治，超过三月后治疗难度加大，超过六个月者多不易恢复或留有后遗症。

案十　暴喑（神经性失语）

李某，男，20岁，某厂工人。初诊日期1981年10月6日。门诊号：10531。

其父代诉：10日前因斗殴被击伤头部，住院10余日，伤势虽愈，但遗留失语，伴心悸怔忡、食少、难寝、头晕头痛，经常规对症治疗无效，转来针灸科就诊。

查体：神志清，发育营养中等，胸部透视，心电图、超声波、化验血尿均正常，血压110/70 mmHg。舌边尖红，苔腻而淡，脉象弦滑。

五官科检查：扁桃体无肿大，咽喉部无充血，听力、声带均正常。

经络测定：心经左80/右90微安、肝经左100/右80微安、肾经左60/右40微安、气血20微安。心经、肝经电位升高属实证；肾经电位偏低属虚证。

诊断：暴喑（神经性失语）。

辨证：失语见脉象弦滑，知系大怒伤肝，怒则气上，痰气郁结，蒙蔽清窍所致，气机郁闭是其主因。

治疗：疏肝理气，涤痰降逆，清热降火。

乃针期门、太冲、合谷、廉泉、天突、丰隆，每日1次，针刺10日效果不显。后采用子午流注纳甲法按时取穴，时值1981年10月16日上午10左右（辛酉年戊戌月丁卯日乙巳时），流注乃闭时闭穴，根据单氏"一四二五三零"规律，先开肝经太冲穴（以输代原），平肝降冲泻火；配期门肝经募穴，疏调气机、导肝热下行；加督脉穴百会、哑门、大椎、陶道，通阳开闭宣窍；足临泣配外关，调和少阳枢机；因病位在上焦肺系，取肺经井穴少商点刺出血，清利咽喉，且井主心下满，可调畅气机。

翌日值戊辰日乙卯时，流注开曲泉穴，乃足厥阴肝经合穴，合主逆气而泄，恰逢天时肝经气血条达；配督脉穴风府、大椎、身柱，肝经募穴期门、原穴太冲。

患者此后未再复诊。

某日余值班，巧遇该病人，竟频频点头，意思是病情减轻，要求继针。时值甲日甲戌时，胆经窍阴穴开，急刺井，清降胆火；配手太阴肺经列缺、通任脉，足少阴肾经照海、通阴跷脉，二穴八法主客相应，对肺系咽喉疾患，当疗效确实；局部取督脉穴哑门、大椎、风池，疏风通窍；如此针刺5次能简单说话，10次后表达恢复。

王立早按 肝喜条达而恶抑郁，肝经脉"上贯膈、布胁肋、循喉咙之后"，肾经脉"上贯肝膈、入肺中、循喉咙、夹舌本"。怒伤肝，气机闭阻，肝肾之阴津不得上承而致失语。故治疗值肝经气血旺盛之时，开太冲、曲泉、窍阴（胆井、肝胆互为表里），配以病穴，疏肝化郁、降火生津而收效。

案十一 肩凝症（肩胛关节周围炎）

郑某，男，68岁，市政府职员。初诊日期：1981年10月16日。针灸门诊号：124。

主诉：右肩胛骨处疼痛，右臂不能抬举、后屈1个月。

现病史：右肩胛骨处疼痛月余，无明显外伤史，右肩及上臂部逐渐疼痛，功能活动逐渐变小，直至影响睡眠、生活和工作。经中西药、理疗、电兴奋等疗法，效果均不显著，转来针灸科诊治。

检查：一般情况良好，右肩臂上举仅90度，外展仅70度，外旋、后伸、内收功能均明显受限，昼轻夜重（++），压痛（+++），舌淡，脉象迟紧。

诊断：肩周炎。

治疗：1981年10月16日，值辛酉年戊戌月丁卯日丙午时，流注开中渚、后溪二穴。中渚乃手少阳三焦经输穴，后溪为手太阳小肠经输穴，输主体重节痛，气血流注正当其时又恰合其病，疏利关节，且后溪穴通督脉，振奋诸阳以疏通经络；配病穴条口透承山，运用烧山火手法，针闭后右上肢即刻能抬举、外展145度，病去大半，拍手称奇。

翌日继针，值戊辰日辛酉时，流注为闭时闭穴，根据单氏"一四二五三零"规律，时开尺泽穴，乃肺经合穴，肺朝百脉，活血通脉以应天时；配病穴大椎、风池、天柱，疏风通阳，调和血脉。

己巳日戊辰时，流注开支沟穴，乃手少阳三焦经经穴，配外关、曲池、肩髃、肩髎、肩中俞、肩外俞等穴。

庚午日庚辰时，流注开阳溪穴，乃手阳明大肠所行为经，疏通经络；配穴条口透承山，手法烧山火，令气至，患部有热流感，患肢上部发热为度。

如此连针7次痊愈。

王立早按 本病多发生于四五十岁以上中老年人，西医称冻结肩、肩胛关节组织周围炎。中医称漏肩风、肩凝症，属于痹症范畴。病因不外风寒湿邪袭为患。也可因一次肩胛部外伤后遗留而发病。老年人由于气血不足，筋骨关节退行性改变，代谢障碍，加上外感寒湿侵袭，积久筋凝气聚，肩部韧带、肌腱、腱鞘、滑液囊或关节囊等软组织可出现充血肿胀，局部渗液，组织痉挛，缺血变性或瘢痕化等。病程长短与组织病变成正比。有的患者甚至出现软组织广泛挛缩，导致肩关节的功能严重障碍。笔者临床体会，子午流注按时开穴后，配以条口透承山，用烧山火手法，效果较好；患者局部取穴或配以接近中枢神经之天柱、风池、大椎等，两组轮番使用疗效较为满意。患者平时适度的功能锻炼，牵拉运动，结合按摩等有助于本病恢复。

案十二 突发痉证（热闭心包）

据单老笔记记录：某男，66岁，邻居。初诊日期：1980年6月2日中午。

猝然昏仆倒地，四肢抽搐、牙关紧闭、角弓反张，邻居家属急跑来求救。余见此状，急针人中、承浆穴，不效；继针合谷配太冲，开四关以通窍闭，又不效；病情急迫，刻不容缓，速用流注纳子法，按时取穴，正值午时心经主气，乃热极风动，上蒙清窍，心经气机闭阻，"心先神门后少冲"，先针泻神门，乃心经以输代原穴，继取心经井穴少冲（急刺井），点刺挤压而血出，病人终于目睁苏醒，口气秽浊熏人，问道："我这是在哪儿？"气脉虽通，为安全起见，嘱家属送病人去医院完善检查与治疗。

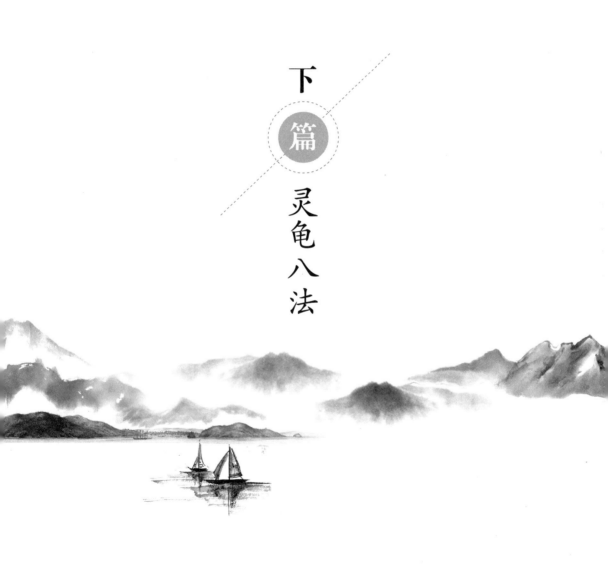

下

篇

灵龟八法

第八章
灵龟八法源流与概念综述

*** 第一节　灵龟八法源流 ***

灵龟八法，又称奇经纳卦法，它是根据洛书九宫数配合文王八卦，结合人体奇经八脉与十二经脉相交会的八个经穴，按照日、时干支推算变化而形成的按时取穴的针刺疗法。它与子午流注针法是相辅相成的。子午流注的纳甲法，是十日一循环，依阳日阳时和阴日阴时在十二经的五输穴，按五行生克制化的道理推算气血流注开阖，按时取穴之针法；而灵龟八法则是六十日一循环，依不同日、时在奇经八脉的交会穴上，推算气血流注开阖进行针治。这里重点谈一谈灵龟八法的源流问题。

考灵龟八法的源流，"灵龟"二字，《尔雅·释鱼》有十龟的记载，即神龟、灵龟、摄龟、宝龟、文龟、筮龟、山龟、泽龟、水龟、火龟。上古人们以龟甲占卜，视龟为灵物，这里汇集了许多龟名。既然用来占卜，其产生必然受《易经》的很大影响。

大约在商周时期，包括上古的伏羲，中古的周文王，还有近古（春秋战国以降）的孔子，是谓"三圣"。伏羲始作八卦，开启我华夏之文明；周文王被商纣王囚于羑里（今河南汤阴县）狱中时，悉心研究古易，演绎出六十四卦，并逐一撰写卦辞；后其子周公又对三百八十四爻撰写了爻辞。迨《易经》传至孔子时，孔子已年至半百，大有相见恨晚之叹！于是虔心研易，对卦辞和爻辞做了进一步的诠释，即《易传》。至此，卦辞、爻辞加上孔子的文字，便成为完整的《周易》。据孔安国《传》曰："天与禹洛出书，神龟负文而出，列于背有数至于九，禹遂因而第之，以成九类。"《易·系辞上》云："河出图，洛出书，圣人则之。"这就是传说中的洛水冒出了神龟，背上有文，大禹取法之（详见第二节）。

阴阳最早见于《易经》卦爻，五行最早出自《尚书》中的《甘誓》《洪范》两篇，作为中医学理论体系的基本框架，阴阳五行学说发展到《内经》时代已经走向融合。

从《灵枢·九宫八风》篇中已明显看到有关《易》卦与洛书九宫的论述，表明古代天文历法对于中医学理论形成的渗透和影响，是为灵龟八法产生的理论基础。如该篇第一次明确了"九宫八风"概念，该篇将九宫的方位，依据乾、坎、艮、震、巽、离、坤、兑八卦的位置来分配。八卦的位置则依五行的属性，如坎卦属水，位居北方；离卦属火，位居南方；震卦属木，位居东方；兑卦属金，位居西方等，将立春、春分、立夏、夏至、立秋、秋分、立冬、冬至八个节气配合八卦，加中宫五，成为一年气候阴阳消长变化的定位。作为中国古代占卜历法的一种公式，九宫图被广泛应用着。借用到医学领域，灵龟八法的基本框架即源于此，亦称"洛书九宫"。洛书中，一三七九奇数占据四正方位；二四六八偶数占据四隅方位；五居中央，此正是"戴九履一，左三右七，二四为肩，六八为足，五居中央"的方位，与九宫图方位完全一致。

从现存中医古籍与出土文物考证，可证明九宫图产生的渊源。二十世纪七十年代，在安徽阜阳双古堆发掘的西汉汝阴侯墓中，出土一件"太乙九宫占盘"（古代占卜时日的工具，也称星盘），据文物简报记载，其太乙九宫占盘的排列，是按照八卦位置和五行属性，其名称与节气日数与《灵枢·九宫八风》篇中的九宫图完全一致，且与洛书的排列分布完全符合。从而确凿地证明，早在西汉初甚至先秦时代，洛书已经存在！

东汉·魏伯阳编撰《周易参同契》，这部书是论"内丹"之旨的，中医的五运六气、脉学、针灸，与《周易参同契》的体系关系密切。书中写道：

"坎戊月精，离己日光，日月为易，刚柔相当，土王四季，罗络始终，青赤白黑，各居一方，皆禀中宫，戊己之功。"强调了戊己中宫土位，则四方木火金水皆禀其气。书中还将卦象、方位、月相与天干结合，举甲以概括其余，名曰"纳甲"。该书写道："三日出为爽，震受庚西方，八日兑受丁，上弦平如绳，十五乾体就，盛满甲东方。"大意是：三日即第一节之中，月生明之时也。盖始受一阳之光，而昏见于西方庚地也。八日为第二节之中，月上弦之时。盖受二阳之光，而昏见于南方丁地也。十五日是第三节之中，月既望之时，全受日光盛满，而昏见于东方之甲地也。

晋·皇甫谧所著《针灸甲乙经》，总结了晋代以前的医学理论和针灸治疗的丰富经验，对中医针灸学的承前启后产生了重大影响。该书卷之十一讨论了"寒气客于经络之中发痈疽风成发厉浸淫"的病患，同时提出"身形应九野"（即九宫）而有"太乙所在之日"，将人身肢体的具体部位与节气干支相对应（九应），并提醒针灸者，"凡此九者，善候八正所在之处，主左右上下身体有痈肿者，欲治之，无以其所值之日溃治之，是谓天忌日也。"其临床价值如何，尚待研究。

迨至唐朝，王焘的《外台秘要·卷三十九》载有人体九部之说"脐、心、肘、咽、口、头、脊、膝、足"，相对应年数为一、二、三、四、五、六、七、八、九……直至八十一、九十。并云："右件九部，人神岁移一部，周而复始，不可灸卤。"书中还以干支推算的方式，论述了推月忌日忌傍通法、十二支人神所在法、十干人神所在法等，内容丰富。此外，孙思邈的《千金要方》亦载有相似的内容。

灵龟八法进入大的发展阶段当是在金元时期，作为一项可操作性的按时取穴针刺技术已经趋于成熟。

代表性论著是元·窦汉卿的《针经指南》，书中"定八穴所在"篇专论八脉交会穴，两两相对，公孙通冲脉，内关通阴维脉，两脉合于胃、心、胸；足临泣通带脉，外关通阳维脉，两脉合于目锐眦、颈项、耳、肩膊；列缺通任脉，照海通阴跷脉，两脉合于肺系、咽喉、胸膈；后溪通督脉，申脉通阳跷脉，两脉合于目内眦、颈项、腰、脊背。并详细论述了八脉所主八穴每一穴主治病候，内容丰富而实用。后人据此而称"窦氏八穴"，但窦汉卿在《流注八穴序》中明确道："交经八穴者，针道之要也。然不知孰氏之所述，但序云：乃少室隐者之所传也，近代往往用之弥验。予少时尝得其本于山人宋子华，以此术行于河淮间四十一年。起危笃患，随手应者，岂胜数哉！"这段话表达了两个意思：一是八法流注在窦氏之前早已有之，最早的传人是"少室隐者"，精于此道的是"山人宋子华"，且运用此术"于河淮间四十一年"；二是此八穴属于临证治病的高效穴，"起危笃患，随手应者"。同时窦氏结合自己丰富的治疗经验，对每一个穴位的主治做了恰当的拓展和发挥，非常实用，堪为后世垂范。如《针经标幽赋》就充分显示了窦氏精深的针灸学造诣，是一篇指导性，实践性俱佳的重要针灸文献。"标幽"顾名思义，就是将针灸理论与实践中幽微、深奥、隐晦的旨意发掘标举出来。其云："八脉始终连八会，本是纪纲；十二经络十二原，是为枢要。"八脉指奇经八脉，所言"八会"，联系前后语境，当是指八脉交会穴，即奇经八脉与十二经脉相交会的八个腧穴。又云："但用八法五门，分主客而针无不效。"八法指流注八法，五门指五门十变法则。具体是八脉交会穴公孙、内关、临泣、外关、后溪、申脉、列缺、照海，分别配合着八卦，并依五行生成数，按照十干顺序逢五相合，即甲与己合化土，乙与庚合化金，丙与辛合化水，丁与壬合化木，戊与癸合化火，是为"五门十变"。此外，在实际运用时，八法八穴存在一种主客关系：公孙与内关，临泣与外关，申脉与后溪，照海与列缺，四穴在手，四穴在足，手足上下配穴，主客相应。验之临证，效果显著。

观明朝针灸学著作，大部分是收录前代有关灵龟八法流注论述，如朱橚等编撰的《普济方》(卷409至426针灸部分)《琼瑶发明神书》，徐凤的《针灸大全》，高武的《针灸聚英》，李梴的《医学入门》《秘传常山杨敬斋针灸全书》，杨继洲《针灸大成》等。

其中以徐凤的《针灸大全》为代表。徐凤在《针灸大全》中对灵龟八法多有发挥，既有对前人的传承，也有徐氏本人的创造。如将八脉交会穴与八卦九宫之数配合，绘制九宫图，取名"灵龟取法飞腾针图"(见本章第二节灵龟八法九宫图)，并对灵龟八法在运用推算取穴方面做了许多卓有成效的努力。徐氏根据八脉配八卦及九宫数而得出"八法歌":"坎一联申脉,照海坤二五,震三属外关,巽四临泣数,乾六是公孙,兑七后溪府,艮八系内关,离九列缺主。"此歌对后世灵龟八法在临床的运用影响深远。在按时推算取穴上,徐凤提出的"八法逐日干支歌"与"八法临时干支歌",一直被后世遵循沿用至今。徐氏还明确出八脉交会配穴,对此深信不疑:"公孙偏与内关合,列缺能消照海疴,临泣外关分主客,后溪申脉正相合。左针右病知高下,以意通经广按摩,补泻迎随分逆顺,五门八法是真科。""以上八脉(八穴)主治诸症,用之无不捷效。但临时看证,先取主治之穴,次取随证各穴而应之。"此外,徐氏对飞腾八法也有发挥,他是以奇经八脉八穴与八卦为基础,按照天干时辰开穴,而不以干支九宫数计数推算(此与灵龟八法取穴不同),配穴内容和原则依"飞腾八法歌"而定。徐氏云:"愚谓奇经八脉之法各有不同,前灵龟八法,有阳九阴六、十干十变开阖之理,用之得时,无不捷效。后飞腾八法,亦名师所授,故不敢弃,亦载于此,以示后之学者。"总之,由于徐凤的努力,拓展了灵龟八法八脉交会穴的使用,并在窦氏"定八穴所在"主治证基础上丰富了按时取穴配合辨证取穴的内容。

明朝另一位医家李梴,所著《医学入门》从子午流注与灵龟八法的关系入手,提出"今以素难为主,子者阳也,午者阴也。不曰阴阳而曰子午者,正以见人身任督与天地子午相为流通,故地理南针不离子午,乃阴阳自然之妙用也。八法者,奇经八穴为要,乃十二经之大会也。言子午八法者,子午流注兼奇经八法也。"进而对全身经穴做了提纲挈领的概括:"周身三百六十穴,统于手足六十六穴;六十六穴又统于八穴,故谓之奇经。"李梴对流注八法之关系体会深刻,每发精妙之论:"用穴则先主而后客,用时则弃主而从宾。假如甲日胆经为主,他穴为客,针必先主后客……愚反复思玩乃悟,徐氏诸书未尝明言。按日起时,循经寻穴,时上有穴,穴上有时,分明实落,不必数上衍数。此所以宁守子午而舍尔灵龟也。灵龟八法专为奇经八穴而设,其法具载徐氏针灸,乃宝文真公之妙悟也。但子午法自上古其理易明,其八穴亦肘膝内穴,又皆以阴应阴,以阳应阳,又岂能子午之流注哉?"

其后,杨继洲的《针灸大成》对有关灵龟八法的文献多有收录,杨氏收录的八法内容主要来自徐凤的《针灸大全》。他尤其重视对八法的临床运用，经验丰富，体会颇多。在奇经八脉八穴主病系列方面，杨氏是继窦氏、徐氏之后，又一位很有心得的针灸家。

清朝末年，中医学开始整体衰落，八法流注研习者寥寥。清同治年间，廖润鸣撰《针灸集成》，仅将李梴《医学入门》有关八法流注内容收录书中，未见发挥。

民国时期社会动荡，八法流注一道随着中医学整体衰落已完全陷入停滞状态，相应的著述未之闻也。直至新中国成立后，这种局面才开始扭转，中医学在党和政府的号召下，终于枯木逢春！

*** 第二节　灵龟八法的几个概念 ***

一、灵龟浅释

经详细查阅有关史料及本人的思考，"灵龟"与"八法"的关系可以初步归纳出两点。

一是关于灵龟的称谓。从史料分析，当是古代龟卜文化的遗迹。考《礼记·礼运》，就有关于"四灵"动物崇拜的记载。古代先民把龟、麟、凤、龙称为四灵，龟乃四灵之首，为至灵之物。另据孔安国《传》曰："天与禹洛出书，神龟负文而出，列于背有数至于九，禹遂因而第之，以成九类。"《易·系辞上》云："河出图，洛出书，圣人则之。"这就是传说中的洛水冒出了神龟，背上有文，大禹取法之。不难看出，神龟之龟背与占卜关系密切，这自然涉及与八卦的配合，于此，灵龟八法与八卦自然存在一种"数"的联系。古代针灸家托"灵龟"之名（或者将九宫八卦等图刻于龟甲上），意在重视此种推算八法开穴作用之大、疗效之神，故有"灵龟八法"之称。伏羲先天八卦分阴阳之体用，言天合之象，河图顺而左转依次五行相生；文王后天八卦，阐五行之精微，明气候之详，洛书逆而右转，五行依次相克。

二是"灵龟"有没有更深一层的含义？因灵龟八法研究的是与奇经八脉相通的八个经穴按时取穴的临床意义，这就自然涉及"灵龟"与八脉究竟是什么关系？明·李时珍《奇经八脉考》指出："凡人有此八脉，俱属阴神，闭而不开，惟神仙以阳气冲开，故能得道。八脉者，先天大道之根，一气之祖。采之惟在阴跷为先，此脉才动，诸脉皆通。次督、任、冲三脉，总为经脉造化之源。"在这里，李时珍强调了奇经八脉乃先天元真之气脉。特别是他下文写道："要知西南之乡乃坤地，尾闾之前，膀胱之后，小肠之下，灵龟之上，此乃天地逐日所生气根，产铅之地也，医家不知有此。"原来"灵龟"正是产生元真之气的所在！古人隐而不彰，却被深通道家修炼之术又强调实践精神的李时珍数语道破！由此启发我们排除"灵龟"的神秘色彩，进而探究其元真之气（灵龟）在奇经八脉中的实质性变化。从这个层面来看八脉交会穴，再联系按时取穴，则临床意义非同一般。

灵龟八法是古人根据"洛书九宫图"与《灵枢·九宫八风》篇的方位，结合生成数算定人体与自然界有相互通应的周期，其生理机能活动有畅旺聚会之时，求得生成的余数，利用这种余数储备的力量，配用某穴，令其主客相应，是为人类与疾病做斗争之一法也。某种意义上，与张仲景"经络府俞，阴阳会通"之论颇为吻合。所以，要了解生成数，就必须了解河图。

二、河图浅释

河图的天地阴阳，十数化生五行：一水居北，二火在南，三木居东，四金在西，五土位于中央，显示出一年的阴阳变化，由北而东而南而中央而西，是为水生木、木生火、火生土、土生金、金生水，即天一生水，地六成之于北；地二生火，天七成之于南；天三生木，地八成之于东；地四生金，天九成之于西；天五生土，地十成之于中。至于六七八九十的成数，以水火木金四行均成于土数五使然。水数一，得土数五而为六，故以六为水之成数；火数二，得土数五而为七，故以七为火之成数；木数三，得土数五而为八，故以八为木之成数；金数四，得土数五而为九，故以九为金之成数；土数本五，再加五为十，故以十为土之成数。联想《素问》中"土常以生……土旺四季"的道理，河图大概是其原型吧。于是便有了"天一生水，地六成之；地二生火，天七成之；天三生木，地八成之；地四生金，天九成之；天五生土，地十成之"。知道了河图之数，即天地阴阳生成五行之数也。一二三四五为五行的阴阳生数，六七八九十为五行的阴阳成数。十数中一三五七九为奇数，属阳；二四六八十为偶数，属阴。（见图 10）

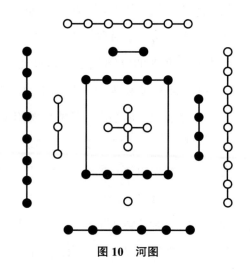

图 10　河图

三、洛书浅释

灵龟八法与文王八卦密切相关，文王八卦即是源于洛书。洛书的方位是一二三四和六七八九相合。因而从图上看出六数与一数相邻，七数与二数相邻，八数与三数相邻，九数与四数相邻，五数居中。正含有一得五而成六，二得五而成七，三得五而成八，四得五而成九的道理。一与六相合而为水，二与七相合而为火，三与八相合而为木，四与九相合而为金，五数居中为土。

洛书中，一三七九奇数占据四正方位；二四六八偶数占据四隅方位；五居中央，此正是戴九履一，左三右七，二四为肩，六八为足，五居中央的方位图。四正相对与中央的数相加，或四偶相对与中央的数相加，或上下纵排的数字相加，或左右横排的数字相加，均为十五。应了解四正四偶，对待相生。在下方的一数，与在上方的九数相对，一为水而九为金；右下角的六数与左上角的四数相对，六为水四为金，便成为金生水之数。右上角的二数与左下角的八数相对，二为火而八为木；在左方的三数与在右方的七数相对，七为火而三为木，便成为木生火之数。洛书的相克含义反映在方位上是逆向右转：一六之水克二七之火→四九之金→三八之木→五之土→一六之水。而四正与其相邻的四隅的生成数和它相对的方位则寓有相生之妙：四九之金与一六之水，为金水相生；三八之木与二七之火，为木火相生。可见洛书的阴阳配合构成了五行及其生克制化的哲理，这是文王作八卦的依据，也是阴阳五行学说的根据。（见图11）

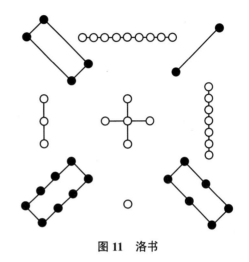

图 11　洛书

注：

1. 伏羲先天八卦，分阴阳之体用，言六合之象。河图顺向左转，五行依次相生：水生木→生火→生土→生金→生水。

2. 文王后天八卦（见后），阐五行之精微，明气候之详。洛书逆向右转，五行依次相克：水克火→克金→克木→克土→克水。

河图数与洛书数，有阴阳异同。要而言之，河图之数五十五，洛书之数四十五，相合为一百之数均穷于此矣。本来天地之数，始于一而终于九，一百之数则又见其一数之始生，因而天地之数无穷无尽。

清·尤在泾对此做了精妙的阐述，其云："河图左旋相生，而其对待则皆相克；洛书右转相克，而其对待则皆相生。是以生机恒寓于消落之中，而生气每藏于盛长之内。生而无克，则有进无退而气易尽；克而无生，则消者不长而机以穷。生也，克也，天地自然之理。莫知其然，则不得不然者也。"（见《医学读书记·五行问答》）

转载灵龟八法九宫图如下（见图12）：

图中的数字代表了年周期四季气候的变化和日周期每天光热强弱的不同。在《灵枢·九宫八风》篇中，以季节分作八方，对八方所来之风与季节是否适宜，而测知人体正常或异常，并加以预防，借以说明方向与气候变化对人体的影响。所以这些数字的位置不是偶然的，数字的错综相加和相乘都是有着阴阳相间的排列。阳数居于四正，阴数居于四偶，中五立极，临制四方。戴九履一，左三右七，二四为肩，六八为足，阳数象天，阴数象地。阳数左转，从北方起，一在正北，三在正东，九在正南，七在正西，而复还一为一周；阴数右转，从西南方起，二在西南，四在东南，八在东北，六在西北，以对待计之则为十，以纵横计之则为十五。十五者天地相合之数，万物之根柢，即太极之功用也。故"五"可作为一切数字演变的根源。正如《素问·天元纪大论》云："所以欲知天地之阴阳者，应天之气，动而不息，故五岁而右迁。"依据此图，将与奇经八脉相通的八个经穴配合九宫，其配属关系是：坎一联申脉，照海坤二五，震三属外关，巽四临泣数，乾六是公孙，兑七后溪府，艮八系内关，离九列缺主。此八穴代表的数字，在灵龟八法的推算中极为重要。当牢记。

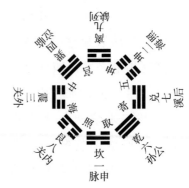

图 12　灵龟八法九宫图

四、文王八卦浅释

八卦有两种：一种依河图而作的伏羲八卦，一种依洛书而作的文王八卦。灵龟八法与文王八卦密切相关，浅释如下：

前已述及，灵龟八法是将与奇经八脉相通的八个经穴配合在文王八卦的九个不同方位上，并配合洛书同一方位的数字，按不同的日、时取穴治病的一种针法，故灵龟八法与洛书文王八卦有极密切的关系，内寓阴阳变化与五行生克的奥妙。

文王八卦依据洛书之数作图，内寓阴阳五行之义而定五行生克方位。每一方位与洛书的同一方位定数是一致的。如南方离为九，北方坎为一等。四正加四隅再加中央则构成九宫图形：离在南属火，震在东属木，坎在北属水，兑在西属金，这是四个正方向；四隅则以坤在西南、艮在东北皆属土，乾在西北属金，巽在东南属木。由于它们的方向和属性，表示着五行的配合与寒热温凉和日月昼夜气候的变化，所以对于人体健康、疾病预防和治疗均关系密切，这在《灵枢·九宫八风》篇中已有详细的论述。从文王八卦图（见图12）中可以看出，由东→南→中→西→北，构成五行相生之象；四正和四隅的相对位置，除坤艮属土外，均是五行相克之象。

八卦被借用到中医学是古人用以说明天时气候的规律，是指一年或一日内气候的寒热、昼夜长短的阴阳消长与对人体的气血运行有着密切关系。如《素问·八正神明论》云："法天则地，合以天光……凡刺之法，必候日月星辰四时八正之气，气定，乃刺之。是故天温日明，则人血淖液，而卫气浮，故血易泻，气易行；天寒日阴，则人血凝泣，而卫气沉。"这里明确指出天时的阴晴、寒热和八方之风气对人的冷暖、气血循行有着重要影响。又如《标幽赋》云："望不补而晦不泻，弦不夺而朔不济。"表明人体气血与每月月相的朔、上弦、望、下弦、晦的周期性的盛衰时间相呼应。故用针补泻必须考虑到这一因素，顺天时而调气血。子午流注与灵龟八法，就是以阴阳、五行、生克、补泻为八纲，以开、阖、顺、逆为四柱的。转载文王后天八卦图如下（见图13）：

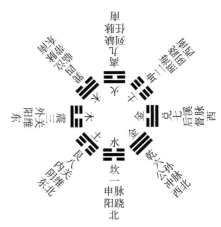

图 13　文王后天八卦图

第九章
灵龟八法的组成与临床应用

❦

✱✱✱ 第一节　灵龟八法的组成 ✱✱✱

灵龟八法的组成，就是将奇经八脉八穴纳于八卦与九宫相通，然后再结合干支，运用阳日除九、阴日除六的规则来按时取穴。简单说，就是按日、按时、按卦开穴并加以配合的一种针法。

要运用灵龟八法必须首先了解其组成。具体包括九宫八卦、八脉交会，以及五虎建元、逐日干支、临时干支等法。

一、八脉八穴和八卦配合

歌 1

乾属公孙艮内关，巽临震位外关还，

离居列缺坤照海，后溪兑坎申脉联。

释义　此是八卦与八脉相通的八穴配属。即乾卦配公孙，艮卦配内关；巽卦配足临泣，震卦配外关；离卦配列缺，坤卦配照海；兑卦配后溪，坎卦配申脉。这样八卦配属八穴，各有其不同的意义。

歌 2

坎一联申脉，照海坤二五，

震三属外关，巽四临泣数，

乾六是公孙，兑七后溪府，

艮八系内关，离九列缺主。

释义 此是八卦与八穴各有各的代表数字。它来源于八脉交会穴配合八卦和洛书数。奇经八脉交会穴与八卦的方位各有配属，如坎卦☵定数一，配阳跷脉的申脉穴；离卦☲定数九，配任脉的列缺穴；震卦☳定数三，配阳维脉的外关穴；兑卦☱定数七，配督脉的后溪穴；坤卦☷定数二，配阴跷脉的照海穴；巽卦☴定数四，配带脉的足临泣穴；乾卦☰定数六，配冲脉的公孙穴；艮卦☶定数八，配阴维脉的内关穴；中宫坤☷属土代表数二与五，配阴跷脉的照海穴。这样八卦配八脉八穴各有所属。

八卦每一卦都有代表的数字，这个数字的来源就是洛书图。其数是按"戴九履一,左三右七,二四为肩,六八为足,而五居中"的定位分布；以上南、下北、左东、右西的方位制定的。

注：戴，指头；履，指足；九宫，古算术名（称九宫图全文）；伏羲，古帝名；大禹，古代夏国之王；河图：传为伏羲王天下，龙马出河，遂以其文画八卦，故名河图；洛书：即九畴（九种分类法），后演为九宫。

二、八脉八穴交会的关系

在十二经络中有阴阳表里的配合，奇经八脉中也有父母、夫妻、男女和主客的配合，明·刘纯《医经小学》载有八法交会八穴歌（原名"经穴交会八穴歌"）。

歌3

公孙冲脉胃心胸，内关阴维下总同，

临泣胆经连带脉，阳维目锐外关逢，

后溪督脉内眦颈，申脉阳跷络亦通，

列缺任脉行肺系，阴跷照海膈喉咙。

释义 李时珍《奇经八脉考》指出："盖正经犹夫沟渠，奇经犹夫湖泽，正经之脉隆盛，则溢于奇经。"说明了解奇经脉气的盈亏，可知正经经气的虚实。所以灵龟八法是据十二正经与奇经八脉相通的八个穴位的主客相配，用来按时取穴的一种针灸治疗方法。八脉八穴的交会分为四组：取通冲脉的足太阴脾经公孙穴与通阴维脉的手厥阴心包络内关穴相配；取通带脉的足少阳胆经足临泣穴与通阳维脉的手少阳三焦经外关穴相配；取通督脉的手太阳小肠经后溪穴与通阳跷脉的足太阳膀胱经申脉穴相配；取通任脉的手太阴肺经列缺穴与通阴跷脉的足少阴肾经照海穴相配。这种配合是由脉络联系而成，治疗上能起相互辅助的作用。如蛔厥证，值庚申日壬午时公孙穴开，即先针公孙，而以内关应之；又如咽喉痛，值乙丑日庚辰时照海穴开，即先针照海，而应以列缺为是。

八脉分别交会，不是偶然的巧合，这是由于它和八卦相配的位置自然形成的。对照"灵龟八法九宫图"来看，如正东方的震卦和东南角的巽卦相应，即阳维和带脉，外关和临泣相交会；正南方的离卦和西南角的坤卦相应，即任脉和阴跷，列缺和照海相交会；这是自东至南的方位从左旋顺时针，即前者的位置，正面和角是紧贴的。然后者的位置（自西至北的方位），正面和角是间隔的，如正西方的兑卦和正北方的坎卦相应，即督脉和阳跷、后溪和申脉相交会；西北角的乾卦和东北角的艮卦相应，即冲脉和阴维，公孙和内关相交会。由于前后交会方向的不同，也就表示了八卦中阴阳的盛衰变化。前者的相应，将八卦九宫的数相加都是奇数，属阳。如震三加巽四是七，离九加坤二是十一，因为从东到南，或由春至夏，是表示阳气上升的。后者的相应，将八卦九宫数相加都是偶数属阴。如兑七加坎一是八，乾六加艮八是十四，从西至北旋转，或自秋到冬，是表示阳气下降的。所以说八卦的方位可以代表气候和光热的升降和强弱。从八卦相配的位置与八脉的相互交会，其中含有深刻的意义。明朝徐凤《针灸大全》载有八穴配合歌诀。

歌4

公孙偏与内关合，列缺能消照海疴，

临泣外关分主客，后溪申脉正相合，

左针右病知高下，以意通经广按摩，

补泻迎随分逆顺，五门八法是真科。

释义 奇经八脉的八个穴位彼此间有着密切的联系贯通，具有父母、夫妻、男女和主客的配合，从而使八脉八穴分为四组，相互结合，其主治范围一致，以表示其交会关系。而八穴的交会部位，都各自分布在手足而上下相配的。配合的理由是脉络连接而成，在治疗上则起相互辅助的作用，兹述如下：

1. 冲脉与阴维（公孙与内关）的交会

冲脉起于少腹内胞中，向上行脊柱内，经气冲（足阳明经）与足少阴经交会，沿肾经夹脐上行，上达咽喉，环绕口唇；阴维脉发于足少阴筑宾穴，沿下肢内侧上行入腹，过胸膈，与任脉会于颈部廉泉。二脉走的方向相近，合于心胸胃，主病相似。因在八卦中乾为父、艮为母，故冲脉与阴维具有父母的关系。

2. 带脉与阳维（临泣与外关）的交会

带脉起于季胁，斜向下行到带脉、五枢、维道穴，横行绕身一周；阳维脉起于足跟外侧金门，沿下肢胆经上行，过外踝、髋关节，经胁肋后、腋后、上肩，至前额，至项后哑门与督脉合。临泣穴是胆经，通带脉；外关穴属三焦经，通阳维脉。两穴同属少阳经，经气相通，交会之点在目锐眦、耳后、颊、颈肩，主治相似。因在八卦中，震为长男、巽为长女，故带脉与阳维具有男女的关系。

3. 督脉与阳跷（后溪与申脉）的交会

督脉起于小腹内，下出会阴部，由长强沿脊柱正中上行，达项后风府入脑内，上行巅顶，沿前额下行鼻柱；阳跷脉起于申脉，沿下肢膀胱经上行，过外踝，股外侧，腋窝后，过颈部上夹口角，入目内眦（与阴跷脉会合），上额，与足少阳经合于风池；后溪与申脉两穴同属于太阳经，两经交会在目内眦、颈项、耳、肩膊、小肠、膀胱，主治相似。因在八卦中兑为夫、坎为妻，故督脉与阳跷脉具有夫妻关系，小肠经为丙火（阳），膀胱经为壬水（阴），一阳一阴故称夫妻。

4. 任脉与阴跷（列缺与照海）的交会

任脉起于会阴，沿腹内中线上行，过脐，到达咽部，上行环绕口唇至承浆，沿面部入目眶下；阴跷脉起于照海，沿下肢肾经上行，沿下肢肾经上行，过会阴，向上沿胸部内侧，入锁骨上窝，结喉至目内眦。列缺乃手太阴肺经络穴，通任脉；照海为肾经穴，通阴跷脉，自足至喉与肺经之循行相同，合于肺系咽喉、胸膈，故二穴主治相似。任脉总主一身之阴是为主，阴跷沿少阴肾经上行是为客，故称为主客。

三、八法逐日干支代数

灵龟八法的组成，除八卦、八脉、八穴外，用日干支和时干支所代表的数字求得开穴方法同样是重要依据。

天干的生克与化合：十天干有五行相生和相克的变化规律，相生如：甲乙（木）生丙丁（火）、生戊己（土）、生庚辛（金）、生壬癸（水）、生甲乙（木）；相克如：甲乙（木）克戊己（土）、克壬癸（水）、克丙丁（火）、克庚辛（金）、克甲乙（木）。为了使十天干中的阴干和阳干达到相对平衡，便产生了十天干的化合变化。即将所胜的阴干配合其所不胜的阳干以期达到相对的平衡，如将戊己（土）中的阴干己配于其所不胜的甲乙（木）中的阳干甲，化合为甲己（土），以期阴阳的平衡。将所不胜的庚辛（金）中的阳干庚配于其所胜的甲乙（木）中的阴干乙，化合为乙庚（金），以期阴阳平衡等。

八脉八法注重于日、时干支数字的计算，它不但用九宫数代表了八脉八穴，而且要知道八脉八穴的时间，更需要将这一天的日时通过加减乘除的计算，才能求得一个答案。所以每一天干都有代表它的数字，八法的开穴就是依据这些数字计算出来的，是为计算灵龟八法穴位的基本数字。日干支代数，《针灸大成》载有八法逐日干支歌。

歌5

> 甲己辰戌丑未十，乙庚申酉九为期，
> 丁壬寅卯八成数，戊癸巳午七相宜，
> 丙辛亥子亦七数，逐日干支即得知。

归纳如下（见表48）：

表48　八法逐日干支数字表

10		9		8		7		7	
天干	地支	天干	地支	天干	地支	天干	地支	天干	地支
甲己	辰戌丑未	乙庚	申酉	丁壬	寅卯	戊癸	巳午	丙辛	亥子

释义　在河图五行生成数中，五行的成数是：水六、火七、木八、金九、土十。八法代表逐日干支的数字，就是应用了五行的成数；天干以相合所化的五行，地支以其原来所属的五行，用来和五行的成数相配，如天干的甲、己合而化土，地支的辰、戌、丑、未属于中央之土，土的成数是十，十就代表了甲、己、辰、戌、丑、未六个干支，是谓"甲己辰戌丑未十"；因天干的乙、庚合而化金，地支的申、酉属于西方金，金的成数是九，所以九就代表了乙、庚、申、酉四个干支，是谓"乙庚申酉九为期"；天干的丁、壬合而化木，地支的寅、卯属于东方之木，木的成数是八，所以八就代表了丁、壬、寅、卯四个干支，是谓"丁壬寅卯八成数"；因天干的戊、癸合而化火，地支的巳、午属于南方之火，火的成数是七，七就代表了戊、癸、巳、午四个干支，是谓"戊癸巳午七相宜"；至于天干的丙、辛合而化水，地支的亥、子属于北方之水，水的成数是六，丙、辛、亥、子四个干支，原应以六代表，但由于水火被称为同属于先天始生之物，八卦中属于火的离卦，名为离中虚，中虚即火中藏有真水，日中有月精之意，所以例外的以丙、辛、亥、子并不用水的成数六，而仍用火的成数七，以七代表了丙、辛、亥、子四个干支，故歌诀中说："丙辛亥子亦七数。"

日支配数：十二地支，即子丑寅卯辰巳午未申酉戌亥。其中卯为东，酉为西，子为北，午为南。而一日之中又分四时（季），辰戌丑未旺于四时，属土性其数十。其余地支则按其顺序归属五行，如寅卯（木）居东其数八，巳午（火）居南其数七，申酉（金）居西其数九，亥子（水）居北其数七（南北对应，水火相射）。

四、八法临时干支代数

此是将每日各时辰的干支，也用一个数字来代表，代时的干支数是按照干支顺序的阴阳而定的。《针灸大成》载八法临时干支歌。

歌 6

> 甲己子午九宜用，乙庚丑未八无疑，
>
> 丙辛寅申七作数，丁壬卯酉六顺知，
>
> 戊癸辰戌各有五，巳亥单加四共齐，
>
> 阳日除九阴除六，不及零余穴下推。

归纳如下（见表 49）：

表 49　八法临时干支数字表

9		8		7		6		5		4
天干	地支	天干	地支	天干	地支	天干	地支	天干	地支	地支
甲己	子午	乙庚	丑未	丙辛	寅申	丁壬	卯酉	戊癸	辰戌	巳亥

释义　代表时辰的干支数，是以相合的干支和相冲的地支并在一起，以表示干支阴阳的变化。天干以甲为首，甲己逢五结合，自甲按天干顺数到壬是九数。地支以子为首，子午逢，自子按地支的顺数到申是九数，所以甲己和子午四个干支都是九数，即歌中所谓"甲己子午九宜用"；天干乙庚相合，从乙到壬是八，地支丑未相冲，从丑到申也是八，故称"乙庚丑未八无疑"，就是乙庚丑未四个干支都是八数；天干丙辛相合，从丙到申是七，地支寅申相冲，从寅到申是七，而丙、辛、寅、申四个干支都是七数，即所谓"丙辛寅申七作数"；天干丁壬相合，地支卯酉相冲，自丁至壬和自卯到申都是六数，所以丁壬卯酉的四个干支都是六，即所谓"丁壬卯酉六顺知"；天干戊癸相合，地支辰戌相冲，自戊到壬和自辰到申都是五数，所以代表戊癸辰戌的数字都是五，故称"戊癸辰戌各有五"；但到了第六个天干是己，因为甲己相合，己干巳合并于甲干之内，无须单独数到壬干，而地支的巳亥还没有数过，巳亥相冲，从巳到申是四，所以四仅是单独的代

表了巳亥两字。

在歌诀中"阳日除九阴数六，不及零余穴下推"，这两句话是推算八法开穴的公式。须先知十天干有阴干和阳干的不同，甲丙戊庚壬为阳干，乙丁己辛癸为阴干，凡以阳干纪日的一天称为阳日；凡以阴干纪日的一天称为阴日。阳日定数取用九，阴日定数取用六。这是因为六七八九是五行的成数，而六为老阴之数，九为老阳之数，所以阴日取用六，阳日取用九。

*** 第二节　灵龟八法的临床应用 ***

一、灵龟八法开穴公式应用

就是把日、时的干支四个数字相加之和，然后按照阳日用9除，阴日用6除的公式，去除干支的和数而取余数，求得八卦所配属的某穴之数，即为该时要开的穴位。

公式：

（日干＋日支＋时干＋时支）÷9（阳）或6（阴）＝商……（余数）

关于余数：余数为1～9时，均可对照文王八卦的方位数取用八脉交会穴的开穴。如果日干支和时干支数的和被定数整除后，余数为零时，又如何取开穴呢？此时当取除数的六（或九）的开穴公孙（或列缺）。

例一　甲寅日庚午时，日干支甲为10，寅为8，时干支庚为8，午为9，共为35。阳日以9除之，得3余8，即知开穴为内关。用算式表示：

甲10+ 寅8+ 庚8+ 午9=35

35÷9=3余8

例二　乙丑日庚辰时，日干支乙为9，丑为10，时干支庚为8，辰为5，相加为32。阴日以6除之，余数为2，则知开穴为照海。用算式表示：

乙9+ 丑10+ 庚8+ 辰5=32

32÷6=5余2

如无余数，阳日为列缺（列缺为9），阴日为公孙（公孙为6）。

二、灵龟八法临床取穴方法

1. 按时取穴法

首先，按照患者该日就诊时间（时辰），查知应开何穴而先针之，再按照患者病症相应，采取循经配穴（病穴）等方法加以针灸。如甲子日甲子时内关穴开，患者胸胁痛，腹胀便秘等，先针内关，再配以病穴支沟、阳陵泉等；又如乙丑日庚辰时照海穴开，患者咽喉肿痛、牙痛、头痛，先针照海，而以列缺应之，继而循经加刺少商、合谷、商阳等穴。

2. 定时取穴法

定时取穴法是指按照患者病情，查何时能开与病情相适应的穴，则通知患者，预约按时来诊。依据病情，可每日或间日，或五日十日针灸1次，灵活运用。如对患有慢性胃、心、胸病患者，可值内关，或公孙开穴之时辰定时来针灸，并加循经配穴。这种取穴方法，适用于某些慢性病。

3. 上下呼应，主客相配

根据病理变化，循经取穴。如：太阳病见头项强痛，或已发热，或未发热，必恶寒，体痛，呕逆，脉阴阳俱紧者，针后溪为主，而以申脉为客；或申脉为主，而以后溪为客。

又如少阳病见寒热往来，口苦咽干目眩，胸胁痞硬或痛，郁郁微烦，默默不欲饮食，或偏头痛等，先针外关为主，而应以足临泣为客；或先针足临泣为主，而应以外关为客。

又如太阴病见腹满而吐，食不下，自利益甚，时腹自痛，或误下致胸下结硬等虚性消化系统病证，宜先针内关为主，而以公孙应之为客；或先针公孙为主，而以内关应之为客。

又如太阳病桂枝证见头痛，汗出，恶风，啬啬恶寒，翕翕发热，鼻鸣干呕等，先针列缺为主，而以照海应之为客；或以照海为主，而应之以列缺为客等。

现将文王八卦与奇经八脉配属系列归纳如下（见表50）：

表50　文王八卦与奇经八脉配属系列表

卦名	卦象代号	五行	方位	比类取象	阴阳	男女	方位代数	奇经	穴名
乾	☰	金	西北	天	阳	父	6	冲脉	公孙
震	☳	木	东	雷	阳	长男	3	阳维	外关
坎	☵	水	北	水	阳	次男	1	阳跷	申脉
艮	☶	土	东北	山	阳	少男	8	阴维	内关
坤	☷	土	西南	地	阴	母	2–5	阴跷	照海
巽	☴	木	东南	风	阴	长女	4	带脉	足临泣
离	☲	火	南	火	阴	次女	9	任脉	列缺
兑	☱	金	西	泽	阴	少女	7	督脉	后溪
说明	八卦分阴阳，而每卦又分天、人、地三爻。天是混然一体，故以一画标阳；地分水陆二处，故以二画标阴。乾为阳，以三阳爻☰标之，统震、坎、艮，有长男、次男、少男之分。坤为阴，以三阴爻☷标之，统巽、离、兑，有长女、次女、少女之分。 　　在《易经》里将八卦比喻八个人，父（乾）、母（坤）、少男（艮）、少女（兑）、次男（坎）、次女（离）、长男（震）、长女（巽）。								

第三节 灵龟八法六十甲子日时开穴一览

一、六十甲子日时数字开穴一览

表 51 灵龟八法六十甲子日时开穴数字表

日\时	甲子	乙丑	丙寅	丁卯	戊辰	己巳	庚午	辛未	壬申	癸酉	甲戌	乙亥	丙子	丁丑	戊寅	己卯	庚辰	辛巳	壬午	癸未	甲申	乙酉	丙戌	丁亥	戊子	己丑	庚寅	辛卯	壬辰	癸巳
寅3~5	4	1	3	5	6	1	1	2	3	2	7	4	2	1	4	2	4	5	1	3	6	6	5	4	3	4	2	6	4	6
卯5~7	2	4	1	3	4	5	4	6	4	6	5	1	9	5	2	6	7	3	8	1	4	3	3	2	1	2	5	4	2	4
辰7~9	9	2	8	6	2	3	2	4	2	4	3	5	7	2	9	4	5	1	2	5	2	1	1	9	8	6	3	2	5	2
巳9~11	3	6	6	4	9	6	9	2	2	2	6	3	5	6	7	1	3	5	9	3	5	5	8	3	6	3	1	1	3	6
午11~13	7	4	6	2	4	4	4	5	6	6	9	1	3	4	2	5	7	6	4	1	9	3	8	1	1	1	5	3	7	4
未13~15	5	2	4	4	7	5	5	3	3	3	7	5	5	2	5	3	5	4	2	4	7	1	6	5	4	5	3	1	5	1
申15~17	3	5	2	1	5	3	3	1	2	1	5	2	1	6	3	1	8	2	9	2	5	4	4	3	2	3	6	5	3	5
酉17~19	1	3	9	5	3	1	3	5	4	5	3	6	8	3	1	5	6	4	3	6	3	2	4	2	9	1	4	3	6	3
戌19~21	4	1	7	3	1	5	5	3	2	3	5	4	6	3	8	3	4	2	6	4	5	6	4	2	7	4	2	1	7	1
亥21~23	2	5	1	5	8	2	5	6	1	1	9	2	4	2	5	6	2	3	1	2	1	4	3	2	5	2	9	4	2	5
子23~1	8	5	2	3	5	2	5	1	7	1	2	2	2	5	3	6	8	4	8	6	8	4	4	2	2	2	6	5	8	5
丑1~3	6	3	5	1	3	4	3	4	5	5	9	6	6	3	1	4	6	1	3	6	9	2	7	6	9	6	4	2	6	3

续表

时\日	甲午	乙未	丙申	丁酉	戊戌	己亥	庚子	辛丑	壬寅	癸卯	甲辰	乙巳	丙午	丁未	戊申	己酉	庚戌	辛亥	壬子	癸丑	甲寅	乙卯	丙辰	丁巳	戊午	己未	庚申	辛酉	壬戌	癸亥
寅3~5	4	1	4	6	6	1	1	2	2	1	7	4	2	1	5	3	4	5	1	3	5	5	5	4	3	4	3	1	4	6
卯5~7	2	4	2	4	4	5	4	6	9	5	5	1	9	5	3	1	7	3	8	1	3	2	3	2	1	2	6	5	2	4
辰7~9	9	2	9	1	2	3	2	2	3	3	3	5	7	2	1	5	5	1	2	5	1	6	1	5	8	6	4	3	5	2
巳9~11	3	6	7	5	9	6	9	2	1	1	6	3	5	6	8	2	3	5	9	3	4	4	8	3	6	3	2	1	3	6
午11~13	7	4	7	3	4	4	4	5	5	5	1	1	5	4	3	6	7	6	4	1	8	2	8	1	1	1	6	4	7	4
未13~15	5	2	5	1	7	2	2	3	3	2	8	5	3	2	6	4	5	6	2	4	6	6	6	5	4	5	4	2	5	1
申15~17	3	5	3	5	5	6	5	1	1	6	4	2	1	6	4	2	8	4	9	2	4	3	4	3	2	3	7	6	3	5
酉17~19	1	3	1	2	5	4	3	5	4	4	4	6	8	7	2	6	6	2	3	6	6	1	2	6	9	1	5	4	6	3
戌19~21	4	1	8	6	1	1	1	3	2	2	7	4	6	1	9	3	4	6	1	4	5	5	9	4	7	1	3	2	4	1
亥21~23	2	5	2	4	8	5	8	6	5	6	5	2	9	5	7	1	2	8	8	2	3	3	3	2	5	2	1	5	2	5
子23~1	8	5	3	4	5	5	5	1	6	6	2	2	1	4	4	2	8	4	7	5	9	3	3	2	2	2	5	3	8	5
丑1~3	6	3	6	2	3	3	3	4	4	4	9	6	4	3	2	5	6	1	3	6	7	1	7	6	6	6	6	5	6	3

注：上表数字，是指代八穴的穴名：1（申脉），2（照海），3（外关），4（足临泣），5（照海），6（公孙），7（后溪），8（内关），9（列缺）

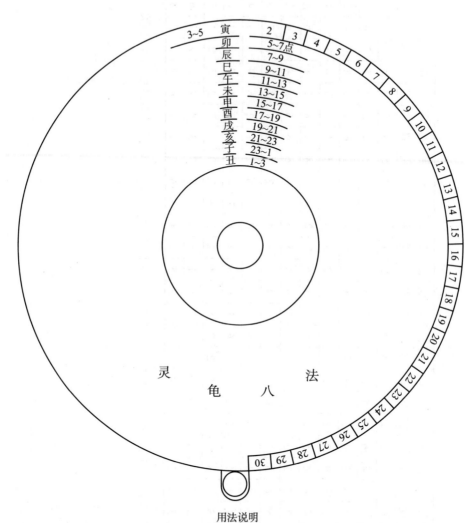

第一图较第二图略小，附于第二图上，露出第二图的干支名称。如须查对开穴时间，只要将第一图裂缝对准要查的那一天，按第一图时辰去对第二图的数字，即可知道所开的穴名。

图 14　灵龟八法按时取穴转盘图一

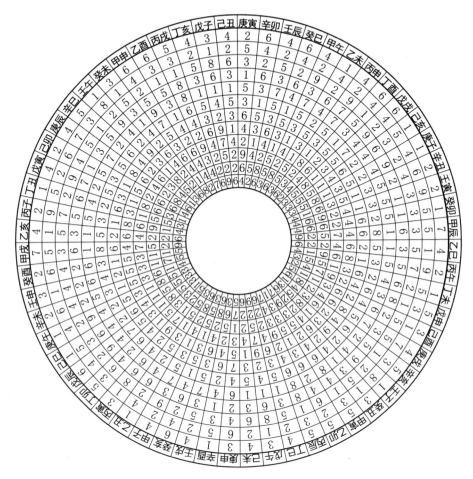

用法说明

第二图的数字是代表着八穴的穴名：1申脉；2照海；3外关；4临泣；5照海；6公孙；7后溪；8内关；9列缺。

知道了某月初一的日干，全月每日天干皆可在盘上推出。知道了当日天干，将第一图开口处对正，即得出本日各时开穴。

图15　灵龟八法按时取穴转盘图二

二、六十甲子日时干支开穴一览

甲子日

甲子内关	乙丑公孙	丙寅临泣	丁卯照海	戊辰列缺	己巳外关
庚午后溪	辛未照海	壬申外关	癸酉申脉	甲戌临泣	乙亥照海

乙丑日

丙子照海	丁丑外关	戊寅申脉	己卯临泣	庚辰照海	辛巳公孙
壬午临泣	癸未照海	甲申照海	乙酉外关	丙戌申脉	丁亥照海

丙寅日

戊子照海	己丑照海	庚寅外关	辛卯申脉	壬辰内关	癸巳公孙
甲午公孙	乙未临泣	丙申照海	丁酉列缺	戊戌后溪	己亥申脉

丁卯日

庚子外关	辛丑申脉	壬寅照海	癸卯外关	甲辰公孙	乙巳临泣
丙午照海	丁未公孙	戊申临泣	己酉申脉	庚戌照海	辛亥外关

戊辰日

壬子照海	癸丑外关	甲寅公孙	乙卯临泣	丙辰照海	丁巳列缺
戊午临泣	己未后溪	庚申照海	辛酉外关	壬戌申脉	癸亥内关

己巳日

甲子照海	乙丑外关	丙寅申脉	丁卯照海	戊辰外关	己巳公孙
庚午临泣	辛未照海	壬申公孙	癸酉临泣	甲戌申脉	乙亥照海

庚午日

丙子照海	丁丑外关	戊寅申脉	己卯临泣	庚辰照海	辛巳列缺
壬午临泣	癸未照海	甲申照海	乙酉外关	丙戌申脉	丁亥内关

辛未日

戊子申脉	己丑临泣	庚寅照海	辛卯公孙	壬辰临泣	癸巳照海
甲午照海	乙未外关	丙申申脉	丁酉照海	戊戌外关	己亥公孙

壬申日

| 庚子后溪 | 辛丑照海 | 壬寅外关 | 癸卯申脉 | 甲辰临泣 | 乙巳照海 |
| 丙午公孙 | 丁未临泣 | 戊申照海 | 己酉照海 | 庚戌外关 | 辛亥申脉 |

癸酉日

| 壬子申脉 | 癸丑照海 | 甲寅照海 | 乙卯公孙 | 丙辰临泣 | 丁巳照海 |
| 戊午公孙 | 己未外关 | 庚申申脉 | 辛酉照海 | 壬戌外关 | 癸亥申脉 |

甲戌日

| 甲子照海 | 乙丑列缺 | 丙寅后溪 | 丁卯照海 | 戊辰外关 | 己巳公孙 |
| 庚午申脉 | 辛未内关 | 壬甲公孙 | 癸酉临泣 | 甲戌后溪 | 乙亥照海 |

乙亥日

| 丙子照海 | 丁丑公孙 | 戊寅临泣 | 己卯申脉 | 庚辰照海 | 辛巳外关 |
| 壬午申脉 | 癸未照海 | 甲申照海 | 乙酉公孙 | 丙戌临泣 | 丁亥照海 |

丙子日

| 戊子申脉 | 己丑临泣 | 庚寅照海 | 辛卯列缺 | 壬辰后溪 | 癸巳照海 |
| 甲午照海 | 乙未外关 | 丙申申脉 | 丁酉内关 | 戊戌公孙 | 己亥列缺 |

丁丑日

| 庚子照海 | 辛丑外关 | 壬寅申脉 | 癸卯照海 | 甲辰照海 | 乙巳公孙 |
| 丙午临泣 | 丁未照海 | 戊申公孙 | 己酉外关 | 庚戌申脉 | 辛亥照海 |

戊寅日

| 壬子外关 | 癸丑申脉 | 甲寅临泣 | 乙卯照海 | 丙辰列缺 | 丁巳后溪 |
| 戊午照海 | 己未照海 | 庚申外关 | 辛酉申脉 | 壬戌内关 | 癸亥公孙 |

己卯日

| 甲子公孙 | 乙丑临泣 | 丙寅照海 | 丁卯公孙 | 戊辰临泣 | 己巳申脉 |
| 庚午照海 | 辛未外关 | 壬申申脉 | 癸酉照海 | 甲戌照海 | 乙亥公孙 |

庚辰日

| 丙子内关 | 丁丑公孙 | 戊寅临泣 | 己卯后溪 | 庚辰照海 | 辛巳外关 |
| 壬午后溪 | 癸未照海 | 甲申内关 | 乙酉公孙 | 丙戌临泣 | 丁亥照海 |

辛巳日

戊子临泣	己丑申脉	庚寅照海	辛卯外关	壬辰申脉	癸巳照海
甲午照海	乙未公孙	丙申临泣	丁酉照海	戊戌公孙	己亥外关

壬午日

庚子照海	辛丑外关	壬寅申脉	癸卯内关	甲辰照海	乙巳列缺
丙午临泣	丁未照海	戊申列缺	己酉外关	庚戌申脉	辛亥内关

癸未日

壬子照海	癸丑公孙	甲寅外关	乙卯申脉	丙辰照海	丁巳外关
戊午申脉	己未临泣	庚申照海	辛酉公孙	壬戌临泣	癸亥照海

甲申日

甲子申脉	乙丑内关	丙寅公孙	丁卯临泣	戊辰照海	己巳照海
庚午列缺	辛未后溪	壬申照海	癸酉外关	甲戌公孙	乙亥临泣

乙酉日

丙子临泣	丁丑照海	戊寅公孙	己卯外关	庚辰申脉	辛巳照海
壬午外关	癸未申脉	甲申临泣	乙酉照海	丙戌公孙	丁亥临泣

丙戌日

戊子临泣	己丑后溪	庚寅照海	辛卯外关	壬辰申脉	癸巳内关
甲午内关	乙未公孙	丙申临泣	丁酉照海	戊戌列缺	己亥外关

丁亥日

庚子照海	辛丑公孙	壬寅临泣	癸卯照海	甲辰照海	乙巳外关
丙午申脉	丁未照海	戊申外关	己酉公孙	庚戌临泣	辛亥照海

戊子日

壬子照海	癸丑列缺	甲寅外关	乙卯申脉	丙辰内关	丁巳公孙
戊午申脉	己未临泣	庚申照海	辛酉列缺	壬戌后溪	癸亥照海

己丑日

甲子照海	乙丑公孙	丙寅临泣	丁卯照海	戊辰公孙	己巳外关
庚午申脉	辛未照海	壬申外关	癸酉申脉	甲戌临泣	乙亥照海

庚寅日

| 丙子公孙 | 丁丑临泣 | 戊寅照海 | 己卯照海 | 庚辰外关 | 辛巳申脉 |
| 壬午照海 | 癸未外关 | 甲申公孙 | 乙酉临泣 | 丙戌照海 | 丁亥列缺 |

辛卯日

| 戊子照海 | 己丑照海 | 庚寅公孙 | 辛卯临泣 | 壬辰照海 | 癸巳公孙 |
| 甲午外关 | 乙未申脉 | 丙申照海 | 丁酉外关 | 戊戌申脉 | 己亥临泣 |

壬辰日

| 庚子内关 | 辛丑公孙 | 壬寅临泣 | 癸卯照海 | 甲辰照海 | 乙巳外关 |
| 丙午后溪 | 丁未照海 | 戊申外关 | 己酉公孙 | 庚戌临泣 | 辛亥照海 |

癸巳日

| 壬子照海 | 癸丑外关 | 甲寅公孙 | 乙卯临泣 | 丙辰照海 | 丁巳公孙 |
| 戊午临泣 | 己未申脉 | 庚申照海 | 辛酉外关 | 壬戌申脉 | 癸亥照海 |

甲午日

| 甲子内关 | 乙丑公孙 | 丙寅临泣 | 丁卯照海 | 戊辰列缺 | 己巳外关 |
| 庚午后溪 | 辛未照海 | 壬申外关 | 癸酉申脉 | 甲戌临泣 | 乙亥照海 |

乙未日

| 丙子照海 | 丁丑外关 | 戊寅申脉 | 己卯临泣 | 庚辰照海 | 辛巳公孙 |
| 壬午临泣 | 癸未照海 | 甲申照海 | 乙酉外关 | 丙戌申脉 | 丁亥照海 |

丙申日

| 戊子外关 | 己丑公孙 | 庚寅临泣 | 辛卯照海 | 壬辰列缺 | 癸巳后溪 |
| 甲午后溪 | 乙未照海 | 丙申外关 | 丁酉申脉 | 戊戌内关 | 己亥照海 |

丁酉日

| 庚子临泣 | 辛丑照海 | 壬寅公孙 | 癸卯临泣 | 甲辰申脉 | 乙巳照海 |
| 丙午外关 | 丁未申脉 | 戊申照海 | 己酉照海 | 庚戌公孙 | 辛亥临泣 |

戊戌日

| 壬子照海 | 癸丑外关 | 甲寅公孙 | 乙卯临泣 | 丙辰照海 | 丁巳列缺 |
| 戊午临泣 | 己未后溪 | 庚申照海 | 辛酉外关 | 壬戌申脉 | 癸亥内关 |

己亥日

| 甲子照海 | 乙丑外关 | 丙寅申脉 | 丁卯照海 | 戊辰外关 | 己巳公孙 |
| 庚午临泣 | 辛未照海 | 壬申公孙 | 癸酉临泣 | 甲戌申脉 | 乙亥照海 |

庚子日

| 丙子照海 | 丁丑外关 | 戊寅申脉 | 己卯临泣 | 庚辰照海 | 辛巳列缺 |
| 壬午临泣 | 癸未照海 | 甲申照海 | 乙酉外关 | 丙戌申脉 | 丁亥内关 |

辛丑日

| 戊子申脉 | 己丑临泣 | 庚寅照海 | 辛卯公孙 | 壬辰临泣 | 癸巳照海 |
| 甲午照海 | 乙未外关 | 丙申申脉 | 丁酉照海 | 戊戌外关 | 己亥公孙 |

壬寅日

| 庚子公孙 | 辛丑临泣 | 壬寅照海 | 癸卯列缺 | 甲辰外关 | 乙巳申脉 |
| 丙午照海 | 丁未外关 | 戊申申脉 | 己酉临泣 | 庚戌照海 | 辛亥列缺 |

癸卯日

| 壬子公孙 | 癸丑临泣 | 甲寅申脉 | 乙卯照海 | 丙辰外关 | 丁巳申脉 |
| 戊午照海 | 己未照海 | 庚申公孙 | 辛酉临泣 | 壬戌照海 | 癸亥公孙 |

甲辰日

| 甲子照海 | 乙丑列缺 | 丙寅后溪 | 丁卯照海 | 戊辰外关 | 己巳公孙 |
| 庚午申脉 | 辛未内关 | 壬申公孙 | 癸酉临泣 | 甲戌后溪 | 乙亥照海 |

乙巳日

| 丙子照海 | 丁丑公孙 | 戊寅临泣 | 己卯申脉 | 庚辰照海 | 辛巳外关 |
| 壬午申脉 | 癸未照海 | 甲申照海 | 乙酉公孙 | 丙戌临泣 | 丁亥照海 |

丙午日

| 戊子申脉 | 己丑临泣 | 庚寅照海 | 辛卯列缺 | 壬辰后溪 | 癸巳照海 |
| 甲午照海 | 乙未外关 | 丙申申脉 | 丁酉内关 | 戊戌公孙 | 己亥列缺 |

丁未日

| 庚子照海 | 辛丑外关 | 壬寅申脉 | 癸卯照海 | 甲辰照海 | 乙巳公孙 |
| 丙午临泣 | 丁未照海 | 戊申公孙 | 己酉外关 | 庚戌申脉 | 辛亥照海 |

戊申日

壬子临泣	癸丑照海	甲寅照海	乙卯外关	丙辰申脉	丁巳内关
戊午外关	己未公孙	庚申临泣	辛酉照海	壬戌列缺	癸亥后溪

己酉日

甲子申脉	乙丑照海	丙寅外关	丁卯申脉	戊辰照海	己巳照海
庚午公孙	辛未临泣	壬申照海	癸酉公孙	甲戌外关	乙亥申脉

庚戌日

丙子内关	丁丑公孙	戊寅临泣	己卯后溪	庚辰照海	辛巳外关
壬午后溪	癸未照海	甲申内关	乙酉公孙	丙戌临泣	丁亥照海

辛亥日

戊子临泣	己丑申脉	庚寅照海	辛卯外关	壬辰申脉	癸巳照海
甲午照海	乙未公孙	丙申临泣	丁酉照海	戊戌公孙	己亥外关

壬子日

庚子照海	辛丑外关	壬寅申脉	癸卯内关	甲辰照海	乙巳列缺
丙午临泣	丁未照海	戊申列缺	己酉外关	庚戌申脉	辛亥内关

癸丑日

壬子照海	癸丑公孙	甲寅外关	乙卯申脉	丙辰照海	丁巳外关
戊午申脉	己未临泣	庚申照海	辛酉公孙	壬戌临泣	癸亥照海

甲寅日

甲子列缺	乙丑后溪	丙寅照海	丁卯外关	戊辰申脉	己巳临泣
庚午内关	辛未公孙	壬申临泣	癸酉照海	甲戌照海	乙亥外关

乙卯日

丙子外关	丁丑申脉	戊寅照海	己卯照海	庚辰公孙	辛巳临泣
壬午照海	癸未公孙	甲申外关	乙酉申脉	丙戌照海	丁亥外关

丙辰日

戊子临泣	己丑后溪	庚寅照海	辛卯外关	壬辰申脉	癸巳内关
甲午内关	乙未公孙	丙申临泣	丁酉照海	戊戌列缺	己亥外关

丁巳日

| 庚子照海 | 辛丑公孙 | 壬寅临泣 | 癸卯照海 | 甲辰照海 | 乙巳外关 |
| 丙午申脉 | 丁未照海 | 戊申外关 | 己酉公孙 | 庚戌临泣 | 辛亥照海 |

戊午日

| 壬子照海 | 癸丑列缺 | 甲寅外关 | 乙卯申脉 | 丙辰内关 | 丁巳公孙 |
| 戊午申脉 | 己未临泣 | 庚申照海 | 辛酉列缺 | 壬戌后溪 | 癸亥照海 |

己未日

| 甲子照海 | 乙丑公孙 | 丙寅临泣 | 丁卯照海 | 戊辰公孙 | 己巳外关 |
| 庚午申脉 | 辛未照海 | 壬申外关 | 癸酉申脉 | 甲戌临泣 | 乙亥照海 |

庚申日

| 丙子后溪 | 丁丑照海 | 戊寅外关 | 己卯公孙 | 庚辰临泣 | 辛巳照海 |
| 壬午公孙 | 癸未临泣 | 甲申后溪 | 乙酉照海 | 丙戌外关 | 丁亥申脉 |

辛酉日

| 戊子公孙 | 己丑外关 | 庚寅申脉 | 辛卯照海 | 壬辰外关 | 癸巳申脉 |
| 甲午临泣 | 乙未照海 | 丙申公孙 | 丁酉临泣 | 戊戌照海 | 己亥照海 |

壬戌日

| 庚子内关 | 辛丑公孙 | 壬寅临泣 | 癸卯照海 | 甲辰照海 | 乙巳外关 |
| 丙午后溪 | 丁未照海 | 戊申外关 | 己酉公孙 | 庚戌临泣 | 辛亥照海 |

癸亥日

| 壬子照海 | 癸丑外关 | 甲寅公孙 | 乙卯临泣 | 丙辰照海 | 丁巳公孙 |
| 戊午临泣 | 己未申脉 | 庚申照海 | 辛酉外关 | 壬戌申脉 | 癸亥照海 |

✳✳✳ 第四节　八脉交会穴主病与传统配穴 ✳✳✳

　　此八脉交会穴主病与传统配穴内容主要出自明·徐凤《针灸大全》。此内容最早源于窦汉卿的《针经指南》，该书中"定八穴所在"一节，将八脉交会穴按其"主治证"分八大类，并逐一做了脏腑定位，涉及213症之多。窦氏指出："交经八穴者，针道之要也。"并在书中详细论述了"流注八穴"：记载公孙穴主治27症、内关穴主治25症、临泣穴主治25症、外关穴主治27症、后溪穴主治24症、申脉穴主治25症、列缺穴主治31症、照海穴主治29症。可见其广泛用于临床。明朝徐凤在《针灸大全》中，积极采纳了窦氏这一成果，并在此基础上发挥出八脉交会穴的配穴法，即先取八脉交会穴作为主治之穴，次取随症各穴而应之。其后，杨继洲将这一内容载入《针灸大成》中，同时把个人总结的经验即"杨氏治症"（计37症）一并纳入。至此，对于八脉交会穴主病系列，窦氏首开其端，徐氏紧步其后，杨氏促其大成。奇经八脉正是通过这关键的八个交会穴有效地调节、平衡十二经脉的功能，并明显加强了经脉与脏腑间的气血循环。正如明·李梴《医学入门》所说："周身三百六十穴，统于手足六十六穴，六十六穴又统于八穴。"实践证明，前人这些宝贵的配穴经验很值得继承，对于用八脉交会穴统领辨证取穴，进一步灵活运用八脉交会穴具有很大的指导作用，兹分述如下。

一、冲脉——公孙穴主病与传统配穴

凡治疗以下诸症，必先取公孙穴为主，次取各穴应之。

1. 九种心疼，一切冷气——大陵、中脘、隐白。

2. 痰膈涎闷、胸中隐痛——劳宫、膻中、间使。

3. 气膈五噎，饮食不下——膻中、足三里、太白。

4. 脐腹胀满，食不消化——天枢、水分、内庭。

5. 胁肋下痛，起止艰难——支沟、章门、阳陵泉。

6. 泄泻不止，里急后重——下脘、天枢、照海。

7. 胸中刺痛，隐隐不乐——内关、大陵、彧中。

8. 两胁胀满，气攻疼痛——阳陵泉、章门、绝骨。

9. 中满不快，反胃吐食——中脘、太白、中魁。

10. 胃脘停痰，口吐清水——巨阙、厉兑、中脘。

11. 中脘停食，刺痛不已——解溪、中脘、足三里。

12. 呕吐痰涎，眩晕不已——丰隆、中魁、膻中。

13. 心疟，令人心内怔忡——神门、心俞、百劳。

14. 脾疟，令人怕寒，腹中痛——商丘、脾俞、足三里。

15. 肝疟，令人气色苍苍，恶寒发热——中封、肝俞、绝骨。

16. 肺疟，令人心寒怕惊——列缺、肺俞、合谷。

17. 肾疟，令人洒热，腰脊强痛——大钟、肾俞、申脉。

18. 疟疾大热不退——间使、百劳、绝骨。

19. 疟疾先寒后热——后溪、曲池、劳宫。

20. 疟疾先热后寒——曲池、百劳、绝骨。

21. 疟疾心胸疼痛——内关、上脘、大陵。

22. 疟疾头痛眩晕，吐痰不已——合谷、中脘、列缺。

23. 疟疾骨节酸痛——魄户、百劳、然谷。

24. 疟疾口渴不已——关冲、人中、间使。

25. 胃疟，令人善饥而不能食——厉兑、胃俞、大都。

26. 胆疟，令人恶寒怕惊，睡卧不安——临泣、胆俞、期门。

27. 黄疸，四肢俱肿，汗出染衣——至阳、百劳、腕骨、中脘、足三里。

28. 黄疸，遍身皮肤及面目、小便俱黄——脾俞、隐白、百劳、至阳、足三里、腕骨。

29. 谷疸，食毕则头眩，心中怫郁，遍身发黄——胃俞、内庭、至阳、足三里、腕骨、阴谷。

30. 酒疸，身目俱黄，心中俱痛，面发赤斑，小便黄——胆俞、至阳、委中、腕骨。

31. 女痨疸，身目俱黄，发热恶寒，小便不利——关元、肾俞、然谷、至阳。

杨氏治症：

（1）月事不调——关元、气海、天枢、三阴交。

（2）胸中满痛——劳宫、通里、大陵、膻中。

（3）痰热结胸——列缺、大陵、涌泉。

（4）四肢风痛——曲池、风市、外关、阳陵泉、三阴交、手三里。

（5）咽喉闭塞——少商、风池、照海、颊车。

二、阴维脉——内关穴主病与传统配穴

凡治疗以下诸症，必先取内关穴为主，次取各穴应之。

1. 中满不快，胃脘伤寒——中脘、大陵、足三里。

2. 中焦痞满，两胁刺痛——支沟、章门、膻中。

3. 脾胃虚冷，呕吐不已——内庭、中脘、气海、公孙。

4. 脾胃气虚，心腹胀满——太白、足三里、气海、水分。

5. 胁肋下疼，心脘刺痛——气海、行间、阳陵泉。

6. 痞块不散，心中闷痛——大陵、中脘、三阴交。

7. 食症不散，人渐羸瘦——腕骨、脾俞、公孙。

8. 食积血瘕，腹中隐痛——胃俞、行间、气海。

9. 五积气块、血积血癖——膈俞、肝俞、大敦、照海。

10. 脏腑虚冷，两胁疼痛——支沟、建里、章门、阳陵泉。

11. 风壅气滞，心腹刺痛——风门、膻中、劳宫、足三里。

12. 大肠虚冷，脱肛不收——百会、命门、长强、承山。

13. 大便艰难，用力脱肛——照海、百会、支沟。

14. 脏毒肿痛，便血不止——承山、肝俞、膈俞、长强。

15. 五种痔疾，攻痛不已——合阳、长强、承山。

16. 五痫等证，口中吐沫——后溪、神门、心俞、鬼眼。

17. 心情呆痴，悲泣不已——通里、后溪、神门、大钟。

18. 心惊发狂，不识亲疏——少冲、心俞、中脘、十宣。

19. 健忘易失，言语不记——心俞、通里、少冲。

20. 心气虚损，或歌或笑——灵道、心俞、通里。

21. 心中惊悸，言语错乱——少海、少府、心俞、后溪。

22. 心中虚惕，神思不安——乳根、通里、胆俞、心俞。

23. 心惊中风，不省人事——中冲、百会、大敦。

24. 心脏诸虚，心怔惊悸——阴郄、心俞、通里。

25.心虚胆寒，四肢颤掉——胆俞、通里、临泣。

三、督脉——后溪穴主病与传统配穴

凡治疗以下诸症，必先取后溪穴为主，次取各穴应之。

1.手足挛急，屈伸艰难——足三里、曲池、尺泽、合谷、行间、阳陵泉。

2.手足俱颤，不能行步、握物——阳溪、曲池、腕骨、阳陵泉、绝骨、公孙、太冲。

3.颈项强痛，不能回顾——承浆、风池、风府。

4.两腮颊痛红肿——大迎、颊车、合谷。

5.咽喉闭塞，水粒不下——天突、商阳、照海、十宣。

6.双鹅风，喉闭不通，心肺二经热——少商、金津、玉液、十宣。

7.单鹅风，喉中肿痛，肺三焦经热——关冲、天突、合谷。

8.偏正头风及两颐角痛——头临泣、丝竹空、太阳紫脉、列缺、合谷。

9.两眉角痛不已——攒竹、阳白、印堂、合谷、头维。

10.头目昏沉，太阳痛——合谷、太阳紫脉、头维。

11.头顶拘急、引肩背痛——承浆、百会、肩井、中渚。

12.醉头风、呕吐不止，恶闻人言——涌泉、列缺、百劳、合谷。

13.眼赤痛肿，风泪下不已——攒竹、合谷、小骨空、临泣。

14.破伤风、因他事撮发、浑身发热颠强——大敦、合谷、行间、十宣、太阳紫脉。

杨氏治症：

（1）咳嗽寒热——列缺、涌泉、申脉、肺俞、天突、丝竹空。

（2）头目眩晕——风池、命门、合谷。

（3）头项强硬——承浆、风府、风池、合谷。

（4）牙齿疼痛——列缺、人中、颊车、吕细（太溪）、太渊、合谷。

（5）耳不闻声——听会、商阳、少冲、中冲。

（6）破伤风证——承浆、合谷、八邪、后溪、外关、四关。

四、阳跷脉——申脉穴主病与传统配穴

凡治疗以下诸症，必先取申脉穴为主，次取各穴应之。

1. 腰背强，不可俯仰——腰俞、膏肓、委中（刺紫脉出血）。

2. 肢节烦痛，牵引腰脚疼——肩髃、曲池、昆仑、阳陵泉。

3. 中风不省人事——中冲、百会、大敦、印堂。

4. 中风不语——少商、前顶、人中、膻中、合谷、哑门。

5. 中风半身瘫痪——手三里、腕骨、合谷、绝骨、行间、风市、三阴交。

6. 中风偏枯，疼痛无时——绝骨、太渊、曲池、肩髃、足三里、昆仑。

7. 中风四肢麻木不仁——肘髎、上廉、鱼际、风市、膝关、三阴交。

8. 中风手足瘙痒，不能握物——膈会、腕骨、合谷、行间、风市、阳陵泉。

9. 中风口眼㖞斜，牵连不已——颊车（针刺入一分，沿皮内透地仓穴，㖞左泻右，㖞右泻左，可灸二七壮）、人中、合谷、太渊、十宣、瞳子髎。

10. 中风角弓反张，眼目盲视——百会、百劳、合谷、曲池、行间、十宣、阳陵泉。

11. 中风口噤不开、言语謇涩——地仓（宜针透）、颊车、人中、合谷。

12. 腰脊项背疼痛——肾俞、人中、肩井、委中。

13. 腰疼头项强，不得回顾——承浆、腰俞、肾俞、委中。

14. 腰痛，起止艰难——然谷、膏肓、委中、肾俞。

15. 足背生疮，名曰背发——内庭、侠溪、行间、委中。

16. 手背生毒，名曰附筋——液门、中渚、合谷、外关。

17. 手臂背生毒，名曰附骨疽——天府、曲池、委中。

杨氏治症：

（1）背胛生痈——委中、侠溪、十宣、曲池、液门、内关、外关。

（2）遍体疼痛——太渊、足三里、曲池。

（3）鬓髭发毒——太阳、申脉、太溪、合谷、外关。

（4）项脑攻疮——百劳、合谷、申脉、强间、委中。

（5）头痛难低——申脉、金门、承浆。

（6）颈项难转——后溪、合谷、承浆。

五、带脉——临泣穴主病与传统配穴

凡治疗以下诸症，必先取临泣穴为主，次取各穴应之。

1. 足跗肿痛，久不能消——行间、申脉。

2. 手足麻痹，不知痒痛——太冲、曲池、大陵、合谷、足三里、中渚。

3. 两足颤掉，不能移步——太冲、昆仑、阳陵泉。

4. 两手颤掉，不能握物——曲泽、腕骨、合谷、中渚。

5. 足趾拘挛，筋紧不开——丘墟、公孙、阳陵泉。

6. 手指拘挛，伸缩疼痛——尺泽、阳溪、中渚、五处。

7. 足底下发热，名曰湿热——涌泉、京骨、合谷。

8. 足外踝红肿，名曰穿踝风——昆仑、丘墟、照海。

9. 足跗发热，五趾节痛——冲阳、侠溪、足十宣。

10. 两手发热，五指疼痛——阳池、液门、合谷。

11. 两膝红肿疼痛，名曰鹤膝风——膝关、行间、鹤顶、阳陵泉。

12. 手腕起骨痛，名曰绕踝风——太渊、腕骨、大陵。

13. 腰胯疼痛，名曰寒疝——五枢、委中、三阴交。

14. 臂膊痛连肩背——肩井、曲池、中渚。

15. 腿胯疼痛，名曰腿叉风——环跳、委中、阳陵泉。

16. 白虎历节风疼痛——肩井、足三里、曲池、委中、合谷、行间、天应，遇痛处针，强针出血。

17. 走注风游走，四肢疼痛——天应、曲池、足三里、委中。

18. 浮风，浑身瘙痒——百会、太阳紫脉、百劳、命门、风市、绝骨、水分、气海、血海、委中、曲池。

19. 头项红肿强痛——承浆、风池、肩井、风府。

20. 肾虚腰痛，举动艰难——肾俞、脊中、委中。

21. 闪挫腰痛，起止艰难——脊中、腰俞、肾俞、委中。

22. 虚损湿滞，腰痛，行动无力——脊中、腰俞、肾俞、委中。

23. 诸虚百损，四肢无力——百劳、心俞、足三里、关元、膏肓俞。

24. 胁下肝积，气块刺痛——章门、支沟、阳陵泉、中脘、大陵。

杨氏治症：

（1）手足拘挛——中渚、尺泽、绝骨、八邪、阳溪、阳陵泉。

（2）四肢走注——足三里、委中、命门、天应、曲池、外关。

（3）膝胫酸痛——行间、绝骨、太冲、膝眼、足三里、阳陵泉。

（4）腿寒痹痛——四关、绝骨、风市、环跳、三阴交。

（5）臂冷痹痛——肩井、曲池、外关、足三里。

（6）百节酸痛——魂门、绝骨、命门、外关。

六、阳维脉——外关穴主病与传统配穴

凡治疗以下诸症，必先取外关穴为主，次取各穴应之。

1. 臂膊红肿，肢节疼痛——肘髎、肩髃、腕骨。

2. 足内踝骨红肿痛，名曰绕踝风——太溪、丘墟、临泣、昆仑。

3. 手指节痛，不能伸屈——阳谷、五处、腕骨、合谷。

4. 足趾节痛，不能行步——内庭、太冲、昆仑。

5. 五脏结热，吐血不已，取五脏俞穴，并血会治之——心俞、肝俞、脾俞、肺俞、肾俞、膈俞。

6. 六腑结热，血妄行不已，取六腑俞穴，并血会治之——胆俞、胃俞、小肠俞、膀胱俞、三焦俞、大肠俞、膈俞。

7. 鼻衄不止，名血妄行——少泽、心俞、膈俞、涌泉。

8. 吐血昏晕，不省人事——肝俞、膈俞、通里、大敦。

9. 虚损气逆，吐血不已——膏肓、膈俞、丹田、肝俞。

10. 吐血衄血，阳乘于阴，血热妄行——中冲、肝俞、膈俞、足三里、三阴交。

11. 血寒亦吐，阴乘于阳，名心肺二经呕血——少商、心俞、神门、肺俞、膈俞、三阴交。

12. 舌强难言及生白苔——关冲、中冲、承浆、廉泉。

13. 重舌肿胀，热极难言——十宣、海泉、金津、玉液。

14. 口内生疮，名曰枯槽风——兑端、支沟、承浆、十宣。

15. 舌吐不收，名曰阳强——涌泉、兑端、少冲、神门。

16. 舌缩不能言，名曰阴强——心俞、膻中、海泉。

17. 唇吻裂破，血出干痛——承浆、少商、关冲。

18. 项生瘰疬，绕颈起核，名曰蟠蛇疬——天井、风池、肘尖、缺盆、十宣。

19. 瘰疬延生胸前，连腋下者，名曰瓜藤疬——肩井、膻中、大陵、支沟、阳陵泉。

20. 左耳根肿核者，名曰惠袋疬——翳风、后溪、肘尖。

21. 右耳根肿核者，名曰蜂巢疬——翳风、颊车、后溪、合谷。

22. 耳根红肿痛——合谷、翳风、颊车。

23. 颈项红肿不消，名曰项疽——风府、肩井、承浆。

24. 目生翳膜，隐涩难开——睛明、合谷、肝俞、鱼尾。

25. 风沿烂眼，迎风冷泪——攒竹、丝竹空、二间、小骨空。

26. 目风肿痛，胬肉攀睛——禾髎、睛明、攒竹、肝俞、委中、合谷、肘尖、照海、列缺、十宣。

27. 牙齿两颔肿痛——人中、合谷、吕细。

28. 上片牙痛及牙关紧急不开——太渊、颊车、合谷、吕细。

29. 下片牙痛及颊项红肿痛——阳溪、承浆、颊车、太溪。

30. 耳聋气痞疼痛——听会、肾俞、足三里、翳风。

31. 耳内或鸣或痒或痛——客主人、合谷、听会。

32. 雷头风晕，呕吐痰涎——百会、中脘、太渊、风门。

33. 肾虚头痛，头重不举——肾俞、百会、太溪、列缺。

34. 痰厥头晕及头目昏沉——大敦、肝俞、百会。

35. 头顶痛，名曰正头风——上星、百会、脑空、涌泉、合谷。

36. 目暴赤肿及疼痛——攒竹、合谷、迎香。

杨氏治症：

中风拘挛——中渚、阳池、曲池、八邪。

七、任脉——列缺穴主病与传统配穴

凡治疗以下诸症，必先取列缺穴为主，次取各穴应之。

1. 鼻流浊涕臭，名曰鼻渊——曲差、上星、百会、风门、迎香。

2. 鼻生息肉，闭塞不通——印堂、迎香、上星、风门。

3. 伤风面赤，发热头痛——通里、曲池、绝骨、合谷。

4. 伤风感寒，咳嗽胀满——膻中、风门、合谷、风府。

5. 伤风四肢烦热，头痛——经渠、曲池、合谷、委中。

6. 腹中肠痛，下利不已——内庭、天枢、三阴交。

7. 赤白痢疾，腹中冷痛——水道、气海、外陵、天枢、足三里、三阴交。

8. 胸前两乳红肿痛——少泽、大陵、膻中。

9. 乳痈红肿痛，小儿吹乳——中府、膻中、少泽、大敦。

10. 腹中寒痛，泄泻不止——天枢、中脘、关元、三阴交。

11. 妇人血积痛，败血不止——肝俞、肾俞、膈俞、三阴交。

12. 咳嗽寒痰，胸膈闭痛——肺俞、膻中、足三里。

13. 久咳不愈、咳唾血痰——风门、太渊、膻中。

14. 哮喘气促，痰气壅盛——丰隆、俞府、膻中、足三里。

15. 哮喘胸膈急痛——彧中、天突、肺俞、足三里。

16. 喘逆上气，肺胀不得卧——俞府、风门、太渊、膻中、中府、足三里。

17. 鼻塞不知香臭——迎香、上星、风门。

18. 鼻流清涕，腠理不密——神庭、肺俞、太渊、足三里。

19. 妇人血沥，乳汁不通——少泽、大陵、膻中、关冲。

20. 乳头生疮，名曰妬乳——乳根、少泽、肩井、膻中。

21. 胸中噎塞痛——大陵、内关、膻中、足三里。

22. 五瘿等证（项瘿之证有五：一曰石瘿，如石之硬；二曰气瘿，如绵之软；三曰血瘿，如赤脉纽丝；四曰筋瘿，如无骨；五曰肉瘿，如袋之状；此乃五瘿之形也）——扶突、天突、天窗、缺盆、俞府、膺俞（喉上）、膻中、合谷、十宣（出血）。

23. 口内生疮，臭秽不可近——十宣、人中、金津、玉液、承浆、合谷。

24. 三焦热极，舌上生疮——关冲、外关、人中、迎香、金津、玉液、地仓。

25. 口气冲人，臭不可近——少冲、通里、人中、十宣、金津、玉液。

26. 冒暑大热，霍乱吐泻——委中、百劳（大椎）、中脘、曲池、十宣、足三里、合谷。

27. 中暑自热，小便不利——阴谷、百劳、中脘、委中、气海、阴陵泉。

28. 小儿急惊风，手足搐搦——印堂、百会、人中、中冲、大敦、太冲、合谷。

29. 小儿慢脾风，目直视，手足搐，口吐沫——百会、上星、人中、大敦、脾俞。

30. 消渴等证（三消其证不同，消脾、消中、消肾。《素问》云：胃府虚，饮食斗不能充饥；肾脏渴，饮百林不能止渴及房劳不称心意；此为三消也。乃土燥承渴，不能克化，故成此病）——人中、公孙、脾俞、中脘、照海（治饮不止渴）、足三里（治食不充饥）、太溪（治房劳不称心）、关冲。

31. 黑痧（腹痛头疼，发热恶寒，腰背强痛，不得睡卧）——百劳、天府、委中、十宣。

32. 白痧（腹痛吐泻，四肢厥冷，十指甲黑，不得卧）——大陵、百劳（大椎）、大敦、十宣。

33. 黑白痧（腹痛头痛，发汗口渴，大便泄泻，恶寒，四肢厥冷，不得睡卧，名曰绞肠砂。或肠鸣腹响）——委中、膻中、百会、丹田、大敦、窍阴、十宣。

杨氏治症：

（1）血迷血晕——人中。

（2）胸膈痞结——涌泉、少商、膻中、内关。

（3）脐腹疼痛——膻中、大敦、中府、少泽、太渊、三阴交。

（4）心中烦闷——阴陵泉、内关。

（5）耳内蝉鸣——少冲、听会、中冲、商阳。

（6）鼻流浊污——上星、内关、列缺、曲池、合谷。

（7）伤寒发热——曲差、内关、列缺、经渠、合谷。

八、阴跷脉——照海穴主病与传统配穴

凡治疗以下诸症，必先取照海穴为主，次取各穴应之。

1. 小便淋沥不通——阴陵泉、三阴交、关冲、合谷。

2. 小腹冷痛，小便频数——气海、关元、三阴交、肾俞。

3. 膀胱七疝，奔豚等证——大敦、阑门、丹田、三阴交、涌泉、章门、大陵。

4. 偏坠水肾，肿大如升——大敦、曲泉、然谷、三阴交、归来、阑门（在曲骨两旁各三寸脉中）、膀胱俞、肾俞（横纹可灸七壮）。

5. 乳绞（悬）疝气，发时冲心痛——带脉、涌泉、太溪、大敦。

6. 小便淋血不止，阴器痛——阴谷、涌泉、三阴交。

7. 遗精白浊，小便频数——关元、白环俞、太溪、三阴交。

8. 夜梦鬼交，遗精不禁——中极、膏肓、心俞、然谷、肾俞。

9. 妇女难产，子掬母心不能下——巨阙、合谷、三阴交、至阴（灸效）。

10. 女人大便不通——申脉、阴陵泉、三阴交、太溪。

11. 妇人产后脐腹痛，恶露不已——水分、关元、膏肓、三阴交。

12. 妇人脾气、血蛊、水蛊、气蛊、石蛊——膻中、水分（治水）、关元、气海、足三里、行间（治血）、公孙（治气）、内庭（治石）、支沟、三阴交。

13. 女人血分，单腹气喘——下脘、膻中、气海、足三里、行间。

14. 女人血气劳倦，五心烦热，肢体皆痛，头目昏沉——百会、膏肓、曲池、合谷、绝骨、肾俞。

15. 老人虚损，手足转筋，不能举动——承山、阳陵泉、临泣、太冲、尺泽、合谷。

16. 霍乱吐泻，手足转筋——京骨、足三里、承山、曲池、腕骨、尺泽、

阳陵泉。

17. 寒湿脚气，发热大痛——太冲、委中、三阴交。

18. 肾虚脚气红肿，大热不退——气冲、血海、太溪、公孙、委中、三阴交。

19. 干脚气，膝头并内踝及五趾疼痛——膝关、昆仑、绝骨、委中、阳陵泉、三阴交。

20. 浑身胀满，浮肿生水——气海、足三里、曲池、合谷、内庭、行间、三阴交。

21. 单腹蛊胀，气喘不息——膻中、气海、水分、足三里、行间、三阴交。

22. 心腹胀大如盆——中脘、膻中、水分、行间、三阴交。

23. 四肢面目浮肿，大热不退——人中、合谷、足三里、临泣、曲池、三阴交。

24. 妇人虚损形瘦，赤白带下——百会、肾俞、关元、三阴交。

25. 女人子宫久冷，不受胎孕——中极、三阴交、子宫。

26. 女人经水正行，头晕小腹痛——阴交、内庭、合谷。

27. 室女月水不调，脐腹疼痛——天枢、气海、三阴交。

28. 室女月水不调，淋沥不断，腰腹痛——肾俞、关元、三阴交。

29. 妇人产难，不能分娩——三阴交、合谷、独阴（灸）。

杨氏治症：

（1）气血两蛊——行间、关元、水分、公孙、气海、临泣。

（2）五心烦热——内关、涌泉、十宣、大陵、合谷、四花。

（3）气攻胸痛——通里、大陵。

（4）心内怔忡——心俞、内火、神门。

（5）咽喉闭塞——少商、风池、照海。

（6）虚阳自脱——心俞、然谷、肾俞、中极、三阴交。

明·李梴《医学入门》云："天时胜，则舍人之病而从天之时；人病胜，则舍天之时而从人之病。"又云："用穴则先主而后宾，用时则舍主而从宾。"夫妻、子母互用，必适其病为贵耳。故灵龟八法配穴除开八法外，亦须应以病穴。以上所录八脉交会穴主病与传统配穴，不难看出是"时穴配合病穴"指导临证的很实际的教案，当积极借鉴，为我所用。

附　灵龟八法有关问题的解释

（一）对九宫八卦数字的解释

九宫的四方位置是左东、上南、右西、下北；从东向左顺数，是左3（一三得三）、上9（三三得九）、右7（三九二十七）、下1（三七二十一）。这些都是单数，即奇数，亦称为阳数。天为阳，天左旋，故阳数从3转到9，转到7，转到1，再转到3（回复）。

相反，四隅是西南、东南、东北、西北；从西向右逆转，从西南角2起（一二得二）、东南角4（二二得四）、东北角8（二四得八）、西北角为6（二八一十六），回复到西南角的数字是2（二六一十二）。这些都是双数，即偶数，亦称阴数。阴为地，地右转，故阴数向右循环，从2转到4，转到8，转到6，再转到2（回复）。

中央的五数很重要，它是一切数字演变的根源。如阴数的起点二乘五等于十，所以四方和交叉的数字相加都是十，上9下1是10，左3右7是10，4与6交叉相加是10，2与8交叉相加也是10。又如阳数的起点三乘五等于十五，所以数字纵横相加都是十五，纵的如东面直线4、3、8相加是15，正中的9、5、1相加是15，西面的2、7、6相加是15，横的如将上面的横线2、9、4相加等于15，当中横线的7、5、3相加等于15，下面横线的6、1、8相加也等于15。同时如将各阴数相加乘五，即2、4、6、8之和乘5等于100；各阳数相加，即1、3、5、7、9的和数乘4也等于1000。再如将各种数字反复相加相乘，可以演变出许多相等的数字，虽分列在四方四隅，却是有着一个统一性，构成阴阳变化的规律。

（二）对八卦、八脉、八穴交会的解释

《易·系辞》曰："古者包牺氏之王天下，仰则观象于天，俯则观法于地。

观鸟兽之文，与地之宜，近取诸身，远取诸物，于是始作八卦，以通神明之德，以类万物之情。"说明早在六七千年前的渔猎时代，始祖伏羲氏通过仰观俯察，创造了八卦与六十四卦系统。乾为天，配公孙穴；艮为山，配内关穴；巽为风，配临泣穴；震为雷，配外关穴；离为火，配列缺穴；坤为地，配照海穴；兑为泽，配后溪穴；坎为水，配申脉穴。

将此八脉八穴分为四组，而构成八脉交会：一是冲脉公孙和阴维脉内关相交会；二是带脉临泣和阳维脉外关相交会；三是督脉后溪和阳跷脉申脉相交会；四是任脉列缺和阴跷脉照海相交会。

这八脉分别的交会，是和八卦方位互相关联的。如东方震卦和东南角巽卦相应，即阳维脉和带脉，外关和临泣相交会；南方离卦和西南角的坤卦相应，即任脉和阴跷脉，列缺和照海相交会；但这是从左旋，顺时自东到南的方位来说的。而自西到北的方位，两卦相应就不同了。前者的位置，正面和角是紧贴的；后者的位置，正面和角是间隔的。如西方的兑卦，和北方的坎卦相应，即督脉和阳跷脉，后溪和申脉相交会；西北角的乾卦和东北角的艮卦相应，即冲脉和阴维脉，公孙和内关相交会。

（三）对九宫中央属土的解释

"九宫"是依据乾、坎、艮、震、巽、离、坤、兑八卦的方位来分配的，而八卦位置是按照五行属性排列于四面八方。九宫的每一宫各有一个数字，称为洛书九宫数。其排列顺序按东南西北方位环转，即左三上九右七下一，为奇数属阳；而四角自西南角二、东南角四、东北角八、西北角六反向环转，为偶数属阴。如此阴阳相合，代表四季气候变化与光照强弱。五是位居中央，是一切数字演变的根源。因中央属土，坤为土，故将中央的五数同属于坤卦。

（四）对八法逐日干支数字的解释

《针灸大成》载八法逐日干支歌曰："甲己辰戌丑未十，乙庚申酉九为期，丁壬寅卯八成数，戊癸巳午七相宜，丙辛亥子亦七数，逐日干支即得知。"

代日的干支数是依据五行的生成数而来的。五行的生数是：水一、火二、木三、金四、土五；五行的成数是：水六、火七、木八、金九、土十。因此逐日干支的数字，就是应用了五行的成数，天干以相合所化的五运，地支以其原来所属的五行，来和五行的成数相配。如天干的甲己合而化土，地支的辰、戊、丑、未属于中央土，土的成数是十，因而十就代表了甲、己、辰、戊、丑、未六个字，故这六个干支数字是十。他如乙庚申酉，丁壬寅卯，戊癸巳午的数字，都是依此演化而成。但丙辛亥子，原应用六（丙辛化水）代表，由于水火被称为同属先天始生之物，八卦中属于火的离卦，名为离中虚，中虚即火中藏有真水、日中有月精之意，故丙辛亥子并不用水六的成数，而仍用火七的成数。这就是逐日干支数字的来源。

（五）对八法临时干支数字的解释

《针灸大成》载八法临时干支歌曰："甲己子午九宜用，乙庚丑未八无疑，丙辛寅申七作数，丁壬卯酉六顺知，戊癸辰戊各有五，巳亥单加四共齐，阳日除九阴除六，不及零余穴下推。"

代时的干支数是按照干支顺序的阴阳而定。奇数为阳，偶数为阴。阳数以九为终，所以九称为老阳。以此配合干支顺序，天干甲为第一数，甲、乙、丙、丁、戊、己、庚、辛、壬，壬是第九数；地支子为第一数，子、丑、寅、卯、辰、巳、午、未、申，申是第九数。因此，干支中的壬、申，就作为往来推算的基础，而时辰的干支中，尤其着重于五、六两个数字的演变。

"五"位于一、三、七、九数字之中，天为阳，天干逢五相合，故甲己、乙庚、丙辛、丁壬、戊癸都是相合的。"六"位于二、四、八、十数字之中，地为阴，地支逢六相冲，即子午、丑未、寅申、卯酉、辰戊、巳亥，都是相冲的。五居天中，为生数之主，六居地中，为成数之主，五虽是阳数，实统乎阴之六；六虽为阴数，实节于阳之五。所以五、六两个数字，可以作为代表诸多现象演变的因素。因此，八法临时干支，就是用天干逢五相合、地支逢六相冲的原则，来配合九之老阳，即天干壬、地支申，从而定出代表时辰干支的数字。如：甲己逢五相合，自甲按天干顺序至壬是九数；地支以子为首，子午逢六相冲，自子按地支顺序至申是九数，所以甲己和子午四个字都是九数。他如乙庚、丑未、丙辛、寅申、丁壬、卯酉、戊癸、辰戊，都是依此而演成。然到了第六个天干——己，由于甲己相合，己干已经合并于甲干之内，无须单独数到壬干。可是地支的巳亥还没有数过，巳亥相冲，从巳到申是四，所以四仅仅是代表了巳亥两个字。这就是临时干支数字的来源。

（六）对灵龟八法"照海坤二五"的解释

《针灸大成·卷五》载"八法歌"云："坎一联申脉，照海坤二五，震三属外关，巽四临泣数，乾六是公孙，兑七后溪府，艮八系内关，离九列缺主。"根据八法歌九宫数中每个数字，只代表一个穴位。按照一脉一卦一穴之规则，坤卦已经分配有"二"，为何又加上"五"？这是因为"五"位居中，中央属土，坤为土，故"五"同属于坤卦。

*** 第五节　子午流注与灵龟八法的联合应用 ***

前已述及，子午流注临床运用主要分"纳甲"与"纳子"两法，纳甲主日，纳子主时，二者可以相互为用。灵龟八法的用法有四种：阳日与阳时配合；阳日与阴时配合；阴日与阴时配合；阴日与阳时配合。流注与八法两种针法都是圆机活法，不是单纯数量的增减与位置的移动。八法、流注皆以"循经开穴，按时取气"为主，所异者，流注针法是根据十二经组成，八法是根据奇经八脉组成。李时珍《奇经八脉考》谓"十二正经犹夫江河，奇经八脉犹夫湖泊，奇经之盈亏可以诊知正经之虚实。"是以针灸治疗当分两大类：一是根据病理变化所形成的症候群"按经取穴"，一是照顾整体，通其经脉"按时取穴"；子午流注与灵龟八法就是按时取穴的两大法门。然两者合用当以何者为先？根据我个人的临床经验，若一般常见病、慢性病，当照顾整体机能，扶正祛邪，调和气血，先开八法，继开流注，并根据病情需要选配他穴；若病情急迫或标证明显，宜先用流注治其标，并配病穴缓急，继开八法以善其后。现归纳如下十个方面。

一、八法与纳甲原穴配合

八法与纳甲原穴配合，就是据患者病情表现分经辨证后，符合八脉交会穴所开时穴之主治范围者，先开八法，继而配流注纳甲法各经之原穴，组成按时取穴针灸处方。

如甲子日己巳时，开八法外关与足临泣主客相应，继而取足少阳胆经原穴丘墟，可治疗少阳病往来寒热、胸胁苦满、默默不欲饮食、心烦喜呕等症。

又如乙丑日辛巳时，开八法公孙与内关主客相应，继而取足太阴脾经以输代原穴太白，配手太阴肺经之经渠（闭时开穴），可治疗太阴病腹满而吐、食不下、自利益甚、时腹自痛，与胸下痞硬等。

再如厥阴病见下利，脉数而渴者，今自愈；设不瘥，必清脓血，以有热故也。值乙酉日乙酉时，先开八法照海与列缺二穴主客相配，继而取足厥阴肝经以输代原穴太冲针刺以泄热。

二、八法与纳甲井穴配合

八法与纳甲井穴配合，即针对患者病情分经辨证后，符合八脉交会穴所开时穴之主治范围者，先开八法，继而配流注纳甲法所开时穴之井穴，组成按时取穴针灸处方。

如乙酉日乙酉时，开八法照海与列缺主客相应，继而针肝经井穴大敦，治疗厥阴病先厥后发热，下利必自止，而反汗出，咽中痛，其喉为痹，发热无汗而利必自止；若不止，必便脓血，便脓血者其喉不痹等。

又如甲戌日甲戌时开八法后溪与申脉主客相应，继而取足少阳胆经井穴窍阴点刺出血，治疗太阳少阳并病症见恶寒发热、头痛项强、鼻鸣干呕、口苦咽干、目眩耳鸣等。

三、八法与纳子法配合

八法与纳子法配合，即根据病情需要，时值先开八法穴后，再配用流注纳子法，根据"虚则补其母，实则泻其子"原则，补母泻子取穴。

如甲子日丁卯时先开八法照海与列缺主客相应；戊辰时宜开列缺与照海二穴主客相应；再以卯时泻手阳明大肠经荥穴二间（荥水穴），辰时补手阳明大肠经合穴曲池（合土穴）。主治大肠经病候如齿痛颈肿、主津液所生病如口干、鼻衄、喉痹、目黄、肩前臑痛等。

如遇病肺胀满、膨膨然喘咳、上气、胸满烦心，或见咳逆倚息、洒淅恶寒、少气不足以息等，值甲子日丙寅时，先开八法足临泣与外关二穴主客相应；或值甲寅日丁卯时，先开八法之外关与足临泣二穴主客相应；继而于寅时针泻手太阴肺经合穴尺泽，以降肺气；卯时补手太阴肺经原穴太渊，又为脉会，以补肺气定喘。因手太阴肺经属辛金，起于中府，终于少商，为多气少血之经。肺虚取太渊，盖太渊为本经输土，土生金为母；肺经实证，治疗宜在寅时取尺泽迎而夺之，盖尺泽为合水，金生水为子，实则泻其子是也。

四、八法与纳甲五输穴主病配穴

八法与纳甲五输穴主病配穴，即根据患者病情需要，先开八法时穴后，继而配合流注纳甲法之井、荥、输、经、合五输穴，按照五输穴之穴性主治来配穴。如甲戌日甲戌时，先开八法后溪与申脉二穴主客相应，治疗表证脉浮、洒淅恶寒、咳喘、脐下有动气、按之牢痛等。若兼见心下满者，配流注手太阴肺经井穴少商、足太阴脾经井穴隐白；兼见身热者，配手太阴肺经荥穴鱼际、足太阴脾经荥穴大都；若兼见体重节痛者，配手太阴肺经原穴太渊、足太阴脾经原穴太白；兼见喘咳寒热者，配手太阴肺经经穴经渠、足太阴脾经之经穴商丘；兼见逆气而泄者，配手太阴肺经合穴尺泽、足太阴脾经之合穴阴陵泉。他经五输穴性之配穴仿此。

五、八法与纳甲纳穴配合

八法与纳甲纳穴配合，即据患者病情需要，先开八法时穴后，再配合流注纳甲法之纳穴。《针灸大成》有云："三焦为阳气之父，阳日注腑，气引血行；包络为阴血之母，阴日注脏，血引气行。"三焦、包络二经，虽寄于壬癸，亦分派于十干。故阳经甲、丙、戊、庚、壬而重见者，气纳三焦；阴经乙、丁、己、辛、癸而重见者，血纳包络。

是以乙丑日甲申时，先开八法照海与列缺二穴主客相应，继而开流注三焦经之纳穴液门，主治少阳病证如口苦、面青、易怒、舌红脉弦等。

又如辛卯日乙未时，先开八法申脉与后溪二穴主客相应，继而开流注心包经之纳穴劳宫，针刺治疗溺赤便难、转筋、肢体肿胀、脐左有动气、脉弦等厥阴病证。

六、八法与纳甲阴交阳、阳交阴配穴

八法与纳甲阴交阳、阳交阴配穴，即据患者病情需要，先开八法时穴，继而用流注纳甲法按时开穴，配合开纳穴之后，还可取与纳穴相交之穴。即阴经纳穴后，同时取阳经井穴；阳经纳穴后，同时取阴经井穴；所谓"阴交阳、阳交阴"配穴。

如症见少阴病，始得之、反发热、脉沉者，仲景麻黄附子细辛汤证，若用针法，时值丁丑日丙午时，宜先开八法临泣与外关二穴主客相应，继而用流注针法纳三焦之中渚穴应之，至丁未时遂点刺手少阴心经井穴少冲（丙午交丁未），以期表里通畅、营卫和谐。是为开八法后又运用流注阳交阴法配穴也。

又如戊午日丁巳时，症见腹满时痛、自利不渴等太阴病，宜先开八法公孙与内关二穴主客相应，继而再针心包络原穴大陵，而又点刺足阳明胃经井穴厉兑（丁巳交戊午），可迅速缓解以上病症。是以大陵为心包经在丁巳时所纳包络之输土穴，而戊午时为阳明之井金厉兑应开之穴，与大陵属土生金，于流注为阴交阳之配穴也。

七、八法与纳甲合日互用配穴

八法与纳甲合日互用配穴，即根据患者病情之需要，先开八法时穴后，若阳日遇阴时或者阴日遇阳时，则前穴已闭。当依据纳甲法合日互用（甲与己合、乙与庚合、丙与辛合、丁与壬合、戊与癸合）之规律，选取相合之穴组成配方。

如仲景之白头翁汤证，见热利下重，或下利欲饮水者，以有热故也。若当乙丑日庚辰时，宜先开八法照海与列缺二穴主客相应，继而运用"乙与庚合"之法：取手阳明大肠经合穴曲池、足厥阴肝经以输代原穴太冲，或配手阳明大肠经原穴合谷、足厥阴肝经合穴曲泉，是为恰当之配穴。

又如少阴病下利，若利自止，恶寒而蜷卧，手足温者，乃阳气渐复是也。值癸亥日戊午时，先开八法足临泣与外关二穴主客相应，继而取足少阴肾经以输代原穴太溪，配足阳明胃经输穴陷谷；或取足少阴肾经合穴阴谷，配足阳明胃经合穴足三里，即为戊与癸合之治，补益后天而养先天。

八、八法与纳甲返本还原配穴

八法与纳甲返本还原配穴，即根据患者病情需要，先开八法时穴后，继而流注开阳经的输穴，但阳经有原，要遇输过原，则开穴时间必与输穴所开时间相同，因开输穴的时候适当主经的原穴脉气所过（返本还原），所谓"本"是指值日首开的井穴经脉所属。则开时值阳经输穴的同时开值日井穴经脉所属的原穴。

如仲景小柴胡汤证有"胁下硬满，不大便而呕，舌上白苔者"，值乙亥日戊寅时，宜先开八法足临泣与外关二穴主客相应，疏解少阳以清胆；继而更以流注开足阳明胃经输穴陷谷（戊寅陷谷阳明输），配足少阳胆经之原穴丘墟（返本丘墟木在寅），两穴同用，清胆和胃，令其"上焦得通，津液得下，胃气因和"。

九、八法与纳甲时穴病穴配合

八法与纳甲时穴病穴配合，即诊得患者病情之需要，先开八法时穴之后，继而用流注纳甲法开穴，然后据辨证选择一或两个特效病穴，如此组成针灸配方。

如太阳病桂枝加葛根汤证，见项背强几几、反汗出恶风者，值甲子日庚午时，宜先开八法后溪与申脉二穴主客相应，继而根据流注纳甲法开手阳明大肠经火穴阳溪，控制病传；再配病穴督脉大椎（七阳之会），疏风清热解表。

又如病少阴热化证，见咽中伤、生疮、不能言语、声不出者，值甲子日丁卯时，先开八法照海与列缺二穴主客相配，既是开穴又恰合病机；再配用流注纳甲法所开之神门穴，手少阴心经以输代原，清心火利小肠，加配病穴取手太阴肺经井穴少商，点刺出血立效。

再如"厥阴之为病，消渴，气上撞心，心中疼热，饥而不欲食，食则吐蛔，下之利不止"等症，若用针治疗，先定乙未日辛巳时，开八法公孙与内关二穴主客相应，调运胃心胸气机之升降，且清包络之相火，此开八法既是时穴（公孙）又是病穴（内关）。

十、八法与纳甲闭变开穴配合

八法与纳甲闭变开穴配合，即根据诊得患者之病情需要，先开八法后，继而用流注纳甲法值开穴与病情不符，《针灸大成》所谓："阳日阳时或阴日阴时，遇有急症奈何？曰夫妻、子母，必适其病为贵耳。"采用夫妻互用配穴法于时于病恰合为治。

如患腹中急痛、小便不利、下利不止、便脓血等症，时值甲日，但甲戌时已过，正值乙亥时，开八法照海与列缺相配，继而用流注纳甲法，此时中封穴（乙肝经金穴）开，与病情不相符合。于是可选择"闭变开穴"，取阳溪穴（大肠经火穴），火生土。其理在于乙与庚合，夫妻互用，始与病情符合。继而配以委中（膀胱经合土穴），与阳溪母子相生，且委中乃足太阳膀胱经合穴，是为治逆气而泄的要穴。若病情化热循经上扰，症见忽然目赤肿痛、牙痛、身热、面色缘缘正赤、脉洪大等阳明经热证，时值庚辰，速开八法照海与列缺主客相应，同时开流注纳甲法，取商阳穴，三棱针点刺出血，继以二间（大肠经水穴）配太溪（肾经输土穴），是为土生金（庚金属大肠）生水，壮水以制火；或以合谷（大肠经原火穴）配行间（肝经荥火穴）清热降火。

总之，灵龟八法与子午流注联合应用，先开八法后，运用流注各经母子相生之补泻法，或纳甲开穴法按时按病之不同配穴，遵循徐凤氏惯用之经与经相生、穴与穴相生之义。如甲日开胆经窍阴穴治疗少阳胆经病证，丙子时开前谷穴以治疗太阳小肠经病候，或利用日干时穴，取其相生之穴配用，均是十分灵活而丰富的。

人体十二经脉、奇经八脉气血的周流，运用刚柔相配、阴阳相合的原则，明确了每天气血盛衰开阖的时间，如潮水定期之涨退，气血当盛如潮汛之涨，气血渐衰如潮汛之退。子午流注、灵龟八法（包括飞腾八法）就是恰当地把握了人体气血之开阖来按时治疗，顺其势而导之，因而疗效显著。正如《灵枢·官针》篇中说："故用针者不知年之所加，气之盛衰，虚实之所起，不可以为工也。"《素问·五常政大论》也说："故治病者，必明天道之理，阴阳更胜，气之先后，人之寿夭，生化之期，乃可知人之形气矣。"人体不但具有适应外界一切自然变化的本能，而且人体内部的经络脏腑也是互相依存、制约，并且互相影响、相互联系的。自然的大气候往往决定着个体的小气候，所以古代针灸医家用针施穴，对于人体经络脉气的盛衰、气血流注的开阖，必须结合气候、季节等时间周期因素，按时取穴，辨证施治。所以，严格按照配穴规则用针施术，效果自然如《灵枢经》所谓："效之信若风之吹云，明乎若见苍天。"

第十章
灵龟八法医案举例

案一　郁证（癔病）

单某，女，50岁，农民。初诊日期：1980年5月4日。

根据单老笔记记录：平素心情抑郁、多疑、善太息，动辄喜悲伤欲哭、善惊易恐，于1980年5月4日晚（丁丑日庚戌时），突发胸闷憋气、心下胀满、惊悸不安，伴腹痛、手足厥冷、右手臂疼痛不得屈伸。诊其脉沉紧而涩。此乃气血骤然闭阻不通之象，先急用三棱针点刺右手左足之阳井穴（井主心下满），继开八法，值丁丑日庚戌时，开申脉穴，通阳跷脉；配后溪，通督脉，是为八法主客相应配穴，加曲池手阳明大肠经合穴（合主逆气而泄），留针一刻钟，诸症悉除。

案二　发狂（精神分裂症）

刘某，男，29岁，工人。初诊日期：1981年7月25日，门诊号：（针字）84号。

主诉：精神失常2个月。

现病史：平素性情急躁，常与妻争吵，意愿不遂即多饮烧酒。酒酣后醉态如狂，语言妄乱，哭笑无常，喉中沥沥有声。近2个月来病情加重，飞走詈骂，不避亲疏。伴便秘溺赤，苔黄厚腻，脉弦滑有力。

精神病院诊断为：精神分裂症。

中西药治疗不效，转来针灸科就诊。

证候分析：此人平素心肝火盛，加之嗜酒恣食肥甘厚味，聚湿化火生痰。心火扰神，肝火冲逆，痰壅膈上，蒙蔽清窍。故本案情志抑郁在先，继则痰火郁结，流窜心脉上扰神明，乃至肝热攻冲犯脑，扰乱"元神之府"而见诸症。

治疗：1981年7月25日为甲辰日壬申时，值八法按时开穴公孙，以内关应之。公孙足太阴脾经穴、通冲脉，内关手厥阴心包之络穴、通阴维脉，二穴主客相应，针泻重捣，宽胸利膈而降冲逆，清心降火以安神定志；配穴针哑门、大椎、陶道，清热安神、醒脑开窍；十宣点刺出血，泻火开窍通闭。嘱隔日一针。

丙午日癸巳时，八法值照海穴开而以列缺穴应之，"列缺任脉行肺系，阴跷照海膈喉咙"，补水制火兼清利上焦邪热；加刺风府、身柱、陶道、百会、上星、间使，一为督脉，一为厥阴经，是为清热醒脑、镇心安神常用之穴。

针2次病情减轻些。如此共针3个疗程（2个月），灵龟八法为主，症状小有反复时，流注与八法配合使用，并辨证加配病穴。生活能自理而病情稳定。

案三　乳蛾（急性扁桃体炎）

阎某，男，22岁，已婚。初诊日期：1981年7月19日，门诊号：432。

主诉：发热伴咽喉肿痛3日。

现病史：于3天前发热恶寒、咽喉肿痛，发声及吞咽时疼痛加剧，伴周身酸楚不舒，舌质红苔厚，脉浮数。

查体：体温38.9℃；胸透示心、肺正常，肝、脾不肿大，腹部平坦柔软。

辅助检查：白细胞总数11000/mm³，中性粒细胞75%。

五官科检查：咽喉部充血，扁桃体Ⅲ度肿大，上有扁豆大之白色斑点（伪膜，可以剥离）。体格检查无其他异常发现。

五官科诊断：急性扁桃体炎。

治疗：1981年7月19日，值辛酉年乙未月戊戌日丙辰时，八法时值照海开穴，而以列缺应之。照海为足少阴肾经穴、通阴跷脉，主治咽喉疾患，生津润肺而利咽喉；配合手太阴肺经络穴列缺，通任脉，任脉乃阴脉之海，如此水升火降是为应时之治；同时对症针泻合谷，手阳明大肠经原穴，少商、商阳点刺出血，针刺后患者顿觉咽喉部疼痛大减。约 2 小时后体温降至 36.8℃；至翌日（己亥）复诊，咽喉部充血减半，两侧扁桃体显著缩小，白细胞计数 6920/mm³，中性粒细胞 65%。

己亥日辛未时，八法仍值照海开穴，而以列缺应之；加刺天突，耳针（对耳屏三针），诸症消失，饮食如常。共针 3 次痊愈。

案四　暴发火眼（急性结膜炎）

李某，男，34 岁。初诊日期：1981 年 8 月 3 日，门诊号：（针字）31 号。

主诉：两眼疼痛流泪 3 天，伴有脓样分泌物。

现病史：3 天前觉两眼发酸，流泪，继有黏性脓样分泌物于睑缘及睫毛中，觉有砂石样异物感，眼球疼痛、羞明畏光，牵连至头，昏蒙不舒。自点沃古林眼药水、四环素眼膏不效。舌质红，脉弦。

查体：体温 37℃，体检无异常发现。

眼科检查：结膜充血、发炎，尤以穹窿部充血为甚，眼球血管翳扩大，呈弥漫性潮红。

眼科诊断：急性结膜炎。

治疗：1981 年 8 月 3 日值癸丑日己未时，八法按时开足临泣穴，而应之以外关，"临泣胆经连带脉，阳维目锐外关逢"。足少阳胆经起于目锐眦（瞳子髎穴），手少阳三焦经至目锐眦，故针刺二穴清降胆火、清利三焦，清热明目，乃恰逢其时，恰逢其治。辨证配穴多取足少阳与足太阳为主，针至阴、窍阴、光明、翳风、睛明、丝竹空，针后次日结膜充血减半，眼痛减轻。

翌日值甲寅日丁卯时，八法按时取穴，先开外关穴，而以足临泣应之；继而辨证选穴加刺攒竹、瞳子髎、鱼腰、至阴、窍阴等穴。共针 2 次痊愈。

案五　蛔厥（胆道蛔虫症）

刘某，女，23 岁。初诊日期：1981 年 7 月 4 日。门诊号：（针字）87 号。

主诉：右上腹剧痛频发，吐蛔 2 日。

现病史：患者于 7 月 2 日右上腹突发剧痛，呈阵发性加剧，翻转不宁，难以忍受，遂吐出蛔虫一条。伴口苦、溲黄溺赤、大便 2 日未解。急去某医院治疗，诊断为"胆道蛔虫症"。注射度冷丁后疼痛缓解。第二天剧痛又作，注射硫酸阿托品、度冷丁等，痛不止，彻夜未能安枕，于翌日来我院门诊，转针灸病房治疗。

症见呻吟不已，两手捧腹，右上腹阵发剧痛，发则痛不可忍，约 1～2 小时发作一次。伴见呕吐清水，口苦，不思饮食，面色灰黄，舌苔薄白，脉弦长而紧。

查体：肝脾不肿大，余无异常发现。

辅助检查：白细胞计数 11000/mm³，中性粒细胞 70%。

辨证：本例患者平素体弱，脾虚失运，宿食停滞，日久蕴湿生热，蛔不得食而上觅，侵扰于胃，气血聚阻而痛；胃气上逆则呕吐；诸症皆蛔虫肆虐之故也。仲景以上热下寒而用乌梅丸，后世皆尊以为法。然而，痛甚呕吐，药不能进，注麻醉药止痛副作用很大。唯针灸救急稳妥有效。

治疗：1981 年 7 月 4 日时值辛酉年乙未月癸未日辛酉时，八法值公孙开穴，而以内关应之。"公孙冲脉胃心胸"，取足太阴脾经公孙穴，通冲脉，协调胃心胸气机升降，且降冲逆而安蛔止呕，是为主穴；内关为手厥阴心包络穴，心胸乃相火游行之地，针泻内关清包络相火以除烦；二穴八法主客相应，既合天时，又合病机。配针期门肝经募穴、章门脾经募穴、中脘胃经募穴，募穴均在胸腹部，是脏腑经气结聚之处，加足三里胃经合穴、胃俞乃胃之经气输注的孔穴，针刺气至痛止。

翌日（甲申日）夜半乙丑时又发生腹痛（较昨日轻），余病房值班，遂先开八法以内关开穴，而以公孙应之；加刺巨阙心经募穴、中脘胃经募穴、日月胆经募穴，配脾俞、肝俞、胆俞，此属俞募配穴法，针用泻法，气至痛止。至寅时大便，排出蛔虫数条，诸症消失而愈。

案六　小儿急惊风

车某，男，4 岁。初诊日期：1981 年 5 月 11 日，门诊号：2979。

主诉：发热伴咳嗽 3 日，并惊厥、四肢抽搐 1 日。

现病史：患儿于 3 天前发热，畏寒咳嗽，呼吸困难，恶心，呕吐，便干溺赤。经儿科诊断为流感并发上呼吸道感染。遂注射抗生素，体温不降，于昨日出现四肢抽搐，牙关紧闭，昏睡，食水不入。

查体：发育中等，营养欠佳，体温39.8℃。四肢痉挛，两眼闭合角膜反射存在，角弓反张（－），项强（－），腹部平坦柔软，肝脾扪不到。舌质红，苔黄腻，脉数。

辅助检查：白细胞计数21600/mm³，中性粒细胞70%。胸透示上呼吸道感染。

诊断：小儿急惊风。

辨证：感受邪毒，热极化火生风，风火相煽，逆传心包。

治疗：疏风清热降火，开窍镇痉安神。

1981年5月11日时值辛酉年癸巳月己丑日己巳时，先开八法外关穴，而以足临泣应之。外关乃手少阳三焦经穴、通阳维脉；足临泣乃足少阳胆经俞穴、通带脉，二穴疏解少阳风热、清泻肝胆相火以息风定惊；继而辨证选穴针人中、内关、太冲、涌泉，镇肝息风、开窍醒脑，针感中强刺激。

12日庚寅日壬午时，先开八法针照海穴，而以列缺应之。照海属足少阴肾经穴、通阴跷脉，列缺为手太阴肺经络穴、通任脉；二穴清热润肺、滋水涵木；继而辨证选穴针合谷、曲池、风池、大椎、百会，息风定惊厥；加十宣穴点刺出血，以期迅速退热。

针2次而惊厥止，体温降至38℃以下。针第3次后诸症消失，体温正常而愈。

王立早按 惊厥多发生于小儿，病因多由高热、颅内感染、中毒、代谢紊乱等引起。急惊风分为外感型、瘟毒型及疫痢型。若急惊风治不及时，热病迁延或吐泻之后，脾胃受损，津伤液耗，肝血不足，筋失濡养，虚风内动可演变成慢惊风。慢惊风又分脾虚、脾肾两虚与气阴两虚三种类型。治疗应根据证型的不同，辨证施治。

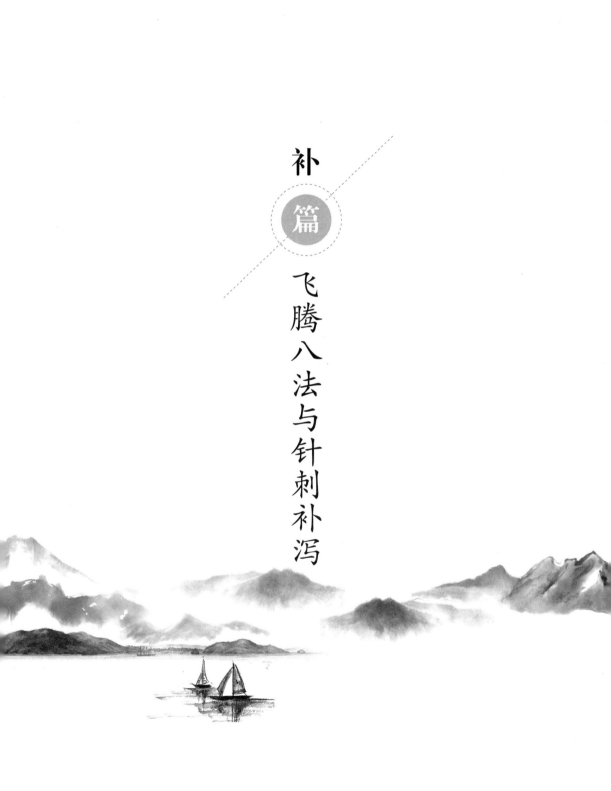

补

篇

飞腾八法与针刺补泻

第十一章
飞腾八法原理、组合及应用

*** 第一节　飞腾八法的原理 ***

"飞"指飞黄，亦名"乘黄"，传说中的神马名。《淮南子·览冥训》曰："青龙进驾，飞黄伏皂。""腾"指腾达，形容马的飞驰，多比喻骤然贵显得志。如唐·韩愈《符读书城南》诗："飞黄腾踏去，不能顾蟾蜍。"可见，飞腾中的神马与灵龟中的神龟，属同一意象，古代针灸家借用此种意象，不外是强调开穴作用之大、疗效之神。此外，"飞腾"亦有快速、快捷义，例如珠算归除的简捷算法称"飞归"。飞腾八法也是以八脉、八穴、八卦为基础，按天干时辰开穴的一种方法，应用起来简便、快捷，只要掌握纳甲之法，取象月之盈亏，配在卦上，取八法穴来应用，直截了当，简便易行。

飞腾八法是古人运用纳甲法，应合月廓之盈亏，掌握六十甲子周期性，配以奇经八脉八穴，并结合卦象的一种快捷针法。它是以"六六"学说（见后）进行推算，来顺应阴阳、调和气血。此法与子午流注、灵龟八法有异曲同工之妙。"飞腾八法"的提出，始见于元·王国瑞撰《扁鹊神应针灸玉龙经》，至明·徐凤著《针灸大全》中将此法做了改进，以天干配合八卦八穴，较王氏干支配合九宫数用零余之法简便易行。所以徐凤氏逢天干时开穴的飞腾八法比较流行，杨继洲《针灸大成》亦转载此法。

《素问·八正神明论》云："凡刺之法，必候日月星辰四时八正之气，气定乃刺之。是故天温日明，则人血淖液而卫气浮，故血易泻，气易行；天寒日阴，则人血凝泣，而卫气沉。月始生，则血气始精，卫气始行；月郭满，则血气实，肌肉坚；月郭空，则肌肉减，经络虚，卫气去，形独居。是以因天时而调血气也。是以天寒无刺，天温无疑，月生无泻，月满无补，月郭空无治，是谓得时而调之。"又云："月生而泻，是谓脏虚；月满而补，血气扬溢，络有留血，命曰重实；月郭空而治，是谓乱经。阴阳相错，真邪不别，沉以留止，外虚内乱，淫邪乃起。"据此，凡用针治病，若不讲阴阳寒温，经络盛衰，气血虚实，月廓盈亏，时穴开阖，顺逆迎随，无论其手法如何娴熟，终不免是盲针瞎刺，其害非小。是以古人用针于循经按穴之外，更偏重时穴开阖。《针灸甲乙经·卷之一·第九》同样强调"按时取穴"的重要。其曰："卫气之在身也，上下往来无已，其候气而刺之奈何？曰：分有多少，日有长短，春秋冬夏，各有分理，然后当以平旦为纪，夜尽为始……随日之长短，各以为纪。谨候气之所在而刺之，是谓逢时。病在于阳分，必先候其气之加在于阳分而刺之；病在于阴分，必先候其气之加在于阴分而刺之。谨候其时，病可与期，失时反候，百病不除。"

*** 第二节　飞腾八法的组合 ***

飞腾八法的组成和灵龟八法略有不同。灵龟八法的运用是按日干支与时干支相加之和数，以阳日除九、阴日除六，得出零余之数，再对应相关的卦、穴，形式上比较麻烦。飞腾八法只要掌握纳甲之法，按时辰之天干配卦开穴即可。要运用飞腾八法，首先应了解天干、阴阳、八卦及八穴的配合，以及五虎建元，这是掌握它的关键。

前已论述，甲、丙、戊、庚、壬为阳干，乙、丁、己、辛、癸为阴干。将十天干与八卦依次排列起来，便成为甲配乾、乙配坤、丙配艮、丁配兑、戊配坎、己配离、庚配震、辛配巽。最后余出壬癸两个天干，如何与八卦配合？据《易经》将八卦比喻八个人：父乾、母坤、少男艮、少女兑、次男坎、次女离、长男震、长女巽。则乾为纯阳，男性之父；坤为纯阴，女性之母。壬属阳与乾配合，癸属阴与坤配合，依据上述天干与八卦排列的顺序循环，甲乙壬癸为十干阴阳之始终，则壬与甲重复于乾，癸与乙重复于坤（见表52、53）。

表52　飞腾八法天干与八卦八穴系列关系表

八卦	乾	坤	艮	兑	坎	离	震	巽
天干	甲壬	乙癸	丙	丁	戊	己	庚	辛
阴阳	阳	阴	阳	阴	阳	阴	阳	阴
比喻	父	母	少男	少女	次男	次女	长男	长女
八脉	冲脉	阳跷	阴维	阴跷	带脉	任脉	阳维	督脉
八穴	公孙	申脉	内关	照海	临泣	列缺	外关	后溪
五行	金	土	土	金	水	火	木	木
方位	西北	西南	东北	西	北	南	东	东南

表53　天干与八卦八穴对应表

天干	甲壬	丙	戊	庚	辛	乙癸	己	丁
穴名	公孙	内关	临泣	外关	后溪	申脉	列缺	照海
八卦	乾	艮	坎	震	巽	坤	离	兑

徐凤《针灸大全》载歌曰：

> 壬甲公孙即是乾，丙居艮上内关然，
>
> 戊午临泣生坎水，庚属外关震相连，
>
> 辛上后溪装巽卦，乙癸申脉到坤传，
>
> 己土列缺南离上，丁居照海兑金全。

此歌十干与八卦的对应关系是根据"月体纳甲图"（见《周易参同契》）而来。具体是：乾卦☰纳甲壬，坤卦☷纳乙癸，艮卦☶纳丙，坎卦☵纳戊，震卦☳纳庚，巽卦☴纳辛，离卦☲纳己，兑卦☱纳丁。"纳甲"是举十干之首以概括其余，故名。乾坤两卦已纳甲乙，为何还要纳壬癸？此表示阴阳始终之意，甲乙为十干开始，壬癸为十干终结，故曰乾纳壬甲（阳干），坤纳乙癸（阴干）。古人把月的晦朔弦望与出现的方位相配合，揣摩其意，旨在说明炼丹家身体中火候的方位。歌诀释义如下：

壬甲公孙即是乾：乾纳壬甲，括十日阳干之始终。因在阴历十五日黄昏时，一轮满月现于东方，故曰乾纳甲壬。公孙乃脾经络穴，通冲脉。冲脉起于小腹内，下出会阴，后行脊柱，经气冲与足少阴经交会，上咽绕口。为十二经脉之冲要，故称血海。则与乾卦之盛满有同样之象征。故配以乾卦，值甲时或壬时开穴。此外，乾为天，纯阳，五行属金，公孙为脾土穴，与乾金自具相生之义。

丙居艮上内关然：艮纳丙。因在阴历二十三日早晨，下弦月现于南方，故曰艮纳丙。内关，手厥阴心包之络穴，穴性属火，通阴维脉，阴维脉起于小腿内侧，交会于足少阴之筑宾穴，上行入腹，循胁肋上胸膈，与任脉会于颈部。艮为山，五行属土，内关火穴，与艮土自具相生之义。值丙时取之与艮卦相应。

戊午临泣生坎水：坎纳戊。阴历五月为午，戊是天干第五数，故戊午都有"五"的涵义。按纳甲法，盖坎戊离己皆居中宫土位，四方四行皆禀其气。临泣为足少阳胆经输穴，穴性属木，通带脉；坎卦为水，自具水生木（卦生经）之义。带脉起于季胁部，斜向下行至带脉、五枢、维道穴，横行绕身一周，前垂至胞中，束任经心小肠之脐中，后束督经肾系之中。人身惟脾主中州，交合水火带脉，故女科带下证皆归于脾也。临泣值戊时取之，又有木能疏土调和脾胃之功。

庚属外关震相连：震纳庚。因在阴历初三日黄昏时，一弯新月现于西方，故曰震纳庚。外关，三焦经之络穴，别走手厥阴心包络，通阳维脉。李时珍所谓"阳维起于诸阳之会，其脉与手足三阳相维，而足太阳、少阳则始终相联附。"震为雷，五行属木。值庚时纳震卦，取木火相生义。

辛上后溪装巽卦：巽纳辛。因在阴历十六日早晨，微缺的月亮现于西方，故曰巽纳辛。后溪，小肠经之输木穴，通督脉，督脉起于小腹部，下出会阴，向后行于脊里（脊柱正中），上至风府，入脑，上巅，循额，至鼻柱。以天干配之，小肠属丙火，丙与辛合，刚柔相济，巽为风，五行属木，值辛时取之与巽卦相应，同气相求。

乙癸申脉到坤传：坤纳乙癸，括十日阴干之始终。因在阴历三十日早晨，一轮晦月现于东方，故曰坤纳乙癸。坤为地，纯阴，五行属土。申脉，膀胱经穴，性属阳水，通阳跷脉。乙为阴木，癸为阴水，所以值乙时或癸时取申脉，有阴阳调和之义。

己土列缺南离上：离纳己，盖坎戊离己皆居中土，而四方四行皆禀其气，唐容川所谓"居中央者以运四旁"。离为火，见于南方离地。列缺肺经络穴，穴性属金，通任脉。值己时取列缺穴开，正是火生土、土生金，若配合肾经照海穴主客相生，又具金生水层层相生义。

丁居照海兑金全：兑纳丁。因在阴历初八日黄昏时，上弦月现于南方，故曰兑纳丁。兑为泽，五行属金。照海，肾经穴，性属水，通阴跷脉。自具金生水义（卦生经）。故值丁时开肾经照海穴。

具体见下图（图16）：

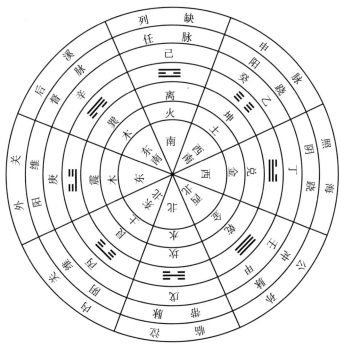

图16 奇经纳卦图

飞腾八法是根据"六六"学说（见《素问·六节藏象论》）之纳甲法产生的，所以时天干不论是甲子、甲寅、甲辰、甲午、甲申、甲戌时，只要是见甲，即开公孙穴，见壬亦开公孙穴。因壬、甲同纳于乾卦。同理，不论时天干是乙亥、乙丑、乙卯、乙巳、乙未、乙酉时，只要见乙，即开申脉穴，见癸亦开申脉穴。因乙、癸均纳于坤卦，故所开之穴亦同。在任何时间内，只要按照当时的时辰之天干，依据歌诀取穴即可。他如，甲己之日起丙寅，丙寅取内关穴（因丙配艮卦内关），其丙申、丙戌、丙子、丙辰、丙午皆同。戊辰时取临泣，己巳时取列缺等，余皆同。又因为凡是甲日的每个时辰的天干，都与己日的每个时辰之天干完全相同（即甲日寅时为"丙寅"时，己日寅时亦为"丙寅"时；甲日卯时为"丁卯"时，己日卯时亦为"丁卯"时等），按照五虎建元法推算，所以甲与己合，乙与庚合，丙与辛合，丁与壬合，戊与癸合。由此构成"一六共宗"之规律。

✳✳✳ 第三节　飞腾八法的临床应用 ✳✳✳

一、掌握定时取穴规律来用针

掌握定时取穴规律是指流注开穴时间，如果当时要治疗的疾病并非该穴的主治证，为提高疗效，在不影响病情治疗的原则下，可以采用"定时取穴"的办法，与患者约定好时间——选用适合病情需要的流注时间开穴，定时进行治疗，此法对慢性病和年久宿疾最为适宜。

二、掌握按时取穴规律来用针

即用针时必先掌握普遍规律，测定气血旺盛之时以求开穴。开穴之后，再根据病情需要配穴用针，始能扶正祛邪，邪去而正不伤，以达阴阳平衡、调和气血之目的。就是说，除掌握按时取穴方法外，还应配合病穴来用针，这是操作八法的关键之一。例如，有人患心绞痛而遇丙申时，据飞腾八法即开内关穴，而以公孙主客应之，再辨证加刺神门、心俞、中脘、巨阙、章门等穴。又如患胆道蛔虫症（蛔厥），值壬午时，据飞腾八法即先开公孙穴，而以内关主客应之，辨证加刺阳纲、肝俞、胆俞、中脘、上脘、章门等。此即开穴与病穴合用之法。

三、按时取穴三法的灵活应用

上述所谈定时取穴的规律，可适合于一般病情。若遇急性病需及时治疗者，则要运用按时取穴以增强疗效。可采用子午流注、灵龟八法、飞腾八法开穴的方法，或三法相辅为用。例如，丙子日戊戌时，遇急性阑尾炎（肠痈）患者，腹痛剧烈，呕吐不止，药不能入口。用飞腾八法开临泣穴恐与病情不适，则可用灵龟八法开公孙穴，配内关上下呼应，重泻阑尾穴（即克氏压痛点），加刺内庭、中脘、天枢、大肠俞，每日施针数次，2～5日可愈。又如，丙日乙未时，遇有猝然昏仆倒地、不省人事，按飞腾八法推算应开申脉穴，恐与病情不适，则可取子午流注纳甲法开劳宫、太冲二穴，加刺合谷、内关、足三里、三阴交；或刺人中、百会、承浆、素髎，或酌情选取十宣、十二井点刺出血，以求速效。

具体取穴方法可参见下表（表 54）。

表 54　飞腾八法按时开穴表

时辰	子		丑		寅		卯		辰		巳		午		未		申		酉		戌		亥	
时间	23—1		1—3		3—5		5—7		7—9		9—11		11—13		13—15		15—17		17—19		19—21		21—23	
天干	时辰	开穴	时辰	开穴	时辰	开穴	时辰	开穴	时辰	开穴	时辰	开穴	时辰	开穴	时辰	开穴	时辰	开穴	时辰	开穴	时辰	开穴	时辰	开穴
甲日与己日	甲子	公孙	乙丑	申脉	丙寅	内关	丁卯	照海	戊辰	临泣	己巳	列缺	庚午	外关	辛未	后溪	壬申	公孙	癸酉	申脉	甲戌	公孙	乙亥	申脉
乙日与庚日	丙子	内关	丁丑	照海	戊寅	临泣	己卯	列缺	庚辰	外关	辛巳	后溪	壬午	公孙	癸未	申脉	甲申	公孙	乙酉	申脉	丙戌	内关	丁亥	照海

时辰	子		丑		寅		卯		辰		巳		午		未		申		酉		戌		亥	
时间	23|1		1|3		3|5		5|7		7|9		9|11		11|13		13|15		15|17		17|19		19|21		21|23	
天干	时辰	开穴	时辰	开穴	时辰	开穴	时辰	开穴	时辰	开穴	时辰	开穴	时辰	开穴	时辰	开穴	时辰	开穴	时辰	开穴	时辰	开穴	时辰	开穴
丙日与辛日	戊子	临泣	己丑	列缺	庚寅	外关	辛卯	后溪	壬辰	公孙	癸巳	申脉	甲午	公孙	乙未	申脉	丙申	内关	丁酉	照海	戊戌	临泣	己亥	列缺
丁日与壬日	庚子	外关	辛丑	后溪	壬寅	公孙	癸卯	申脉	甲辰	公孙	乙巳	申脉	丙午	内关	丁未	照海	戊申	临泣	己酉	列缺	庚戌	外关	辛亥	后溪
戊日与癸日	壬子	公孙	癸丑	申脉	甲寅	公孙	乙卯	申脉	丙辰	内关	丁巳	照海	戊午	临泣	己未	列缺	庚申	外关	辛酉	后溪	壬戌	公孙	癸亥	申脉
备注	1. 本表为预先推定每日逐时所开之穴，便于临时应用。 2. 只要知道了当日各时辰之天干，即可得出相应之开穴。																							

*** 第四节　飞腾八法与子午流注、灵龟八法的关系 ***

一、飞腾八法与子午流注的关系

根据《素问·六节藏象论》："天以六六为节，地以九九制会；天有十日，日六竟而周甲，甲六复而终岁，三百六十日法也。"大意是：天以六六之数为节度，天有甲乙丙丁戊己庚辛壬癸十日，十日必须六次顺序排列复还甲子为一周，是谓日六竟而周甲。一个还甲子是60天，六个还甲子适为360天，所以说甲六复而终岁，三百六十日法也。按此五日为一候，五天60个时辰，一个月是360个时辰，而一年360日，一日1440分钟，可分为四个360分钟，再分为六，则每小时 60 分钟。其中缘由皆与"六六学说"关系密切。飞腾八法以 5 天为一个周期，掌握天干配八卦来应用；子午流注是五天 60 个时辰，配合井荥输经合 66 个穴位来应用，故其所取天干之原理相同。

从"飞腾八法逐日按时开穴表"中可以看出这样一个规律：从甲日子时开始，至酉时止，共十干十穴（公孙、申脉、内关、照海、临泣、列缺、外关、后溪、公孙、申脉），顺次分配于一日 12 个时辰中。如此继续排列下去，直至戊日亥时止，刚巧完成 6 次循环（60 个时辰）。再从己日子时始继续排列直到癸日亥时止，又完成 6 次循环（60 个时辰）。这样从甲日至癸日共完成 12 次循环。子午流注天干与地支顺序相配规律与此相仿。

再从二者的操作规程看：子午流注有"五门十变"之法，即甲与己合日互用，乙与庚合日互用，丙与辛合日互用，丁与壬合日互用，戊与癸合日互用。即甲日流注诸穴可以交落于己日时干支之下，己日流注诸穴亦可交落于甲日时干支之下，余皆类推。飞腾八法中有甲与己合，乙与庚合，丙与辛合，丁与壬合，戊与癸合的规律。所不同者，飞腾八法见时干甲即开公孙穴，见时干己即开列缺穴，直截了当。所以在用法上与子午流注略有不同，然以"六六学说"为推算标准则一也。

二、飞腾八法与灵龟八法的关系

灵龟八法是按日干支与时干支相加之和数，以阳日除九、阴日除六，得出零余之数，再对应相关的卦、穴，形式上比较麻烦。飞腾八法取月廓盈亏以为喻，只以天干纳甲法，按时辰之天干配卦开穴即可。据徐凤所著《针灸大全》谓："飞腾八法与灵龟不同，灵龟八法有阳九阴六十干十变开阖之理，用之得时，无不捷效。飞腾八法亦名师所授，故不敢弃，亦载于此，以示后之学者。"然杨继洲《针灸大成》则谓："灵龟飞腾图有二，人莫适从，今取其效验者录之耳。"这就将两者混为一谈了，有轻视飞腾八法之意。以余之临床体会，二者各自的效果不分伯仲。所以吾对杨氏之见解，不敢苟同。

灵龟八法以 60 天为一周期，按照日干支与时干支加在一起，得出和数，以阳日除九、阴日除六的方法计算，得出零余之数，应和八卦配以八脉交会穴来应用；而飞腾八法以 5 天为一周期，按照天干时辰取穴，简便易行。具体是灵龟八法开穴以 60 天（720 个时辰）为一周期，飞腾八法以 5 天（60 个时辰）为一周期。所以二者的开穴有异有同。即在 60 天 720 个时辰里，二者在同一时辰里所开穴相同者占 90 个时辰，不同者占 630 个时辰。例如甲子日丁卯时，飞腾八法开照海穴，灵龟八法也开照海穴；癸酉日癸亥时，二者都开申脉穴；丙寅日庚寅时，二者都开外关穴等。而甲子日戊辰时，飞腾八法直开足临泣（与外关主客相应），灵龟八法则开列缺穴（与照海穴主客相应）。若以百分比计算，两法在同一时辰里取穴，穴名不同者占 87.5%，相同者占 12.5%。

又从二者取穴方法来看，飞腾八法与灵龟八法取穴的方法各不同，皆有其独特的依据。飞腾八法着重于"天干"取穴，方法简便；灵龟八法着重于"九宫"数取穴，方法较繁。虽然二者在同一时辰内所开之穴多不相同，然无论采用何法之穴，皆有良好效果。因此，飞腾八法是值得重视与研究的。

第十二章
针刺补泻经验点滴

学脉有"在心易了，指下难明"。针刺补泻同样有明于心未必明于手的困惑。针刺讲究得气，气至方有效。但仅仅满足于得气还不够，必须"气至病所"。要使针感到达指定病所，我认为需要把握两点。一是取穴准确。取穴是针灸的重要环节，是针灸产生疗效的第一步，学好针灸的基本功。二是手法得当。针前押手要揣摩所针部位肌肉的厚薄，一般要避开肌腱血管等处；同时左手（押手）重而多按，欲令气散，于针穴上用力掐之（指切法），如针内关穴，拇指紧按其穴，拨开血管，刺手持针顺指甲而下。又如养老穴取法，在尺骨小头高点当手心向胸时，转手于骨开处取之；与之相对应的是列缺穴，在桡骨茎突的起点，食指与虎口交叉取食指点。

*** 第一节　与针刺补泻相关的概念 ***

一、关于留针时间

这里有必要简单讲讲。《灵枢·营卫生会》篇："人受气于谷，谷入于胃，以传于肺，五脏六腑皆以受气，其清者为营，浊者为卫，营在脉中，卫在脉外，营周不休，五十而复大会。阴阳相贯，如环无端。卫气行于阴二十五度，行于阳二十五度，分为昼夜，故气至阳而起，至阴而止。"说明营卫在一昼夜中，各在人身运行 50 周次，然后营气与卫气会合。虽然营行脉中，卫行脉外，两者异途而行，但各行 50 周次之后，便要会合一次（五十而复大会）。据此，我们可以计算：一昼夜 24 小时运行 50 周，每运行 1 周的时间为 0.48 小时，0.48 × 60 分钟 = 28.8 分钟，0.8 分钟 × 60 秒 = 48 秒。即营卫之气每运行 1 周所用的时间是 28 分 48 秒。所以针刺留针时间应当是 28 分 48 秒。这就是所谓"顺天时调气血"。

二、关于"气至病所"

针刺必须要产生针感，即所谓"气至病所"。这是产生疗效的前提。什么叫"气至病所"？气至，即针下得气，得气后如何把握针感传导方向？即如何到达病变部位所在（病所）？方法是：左手押手按住不让气至冲动的部位（就是人为控制住传导方向），使针感按照所要求的方向传导。比如欲使针感向上传导，则押手须置于针穴下方，指压向上用力，针尖亦向上进；如果使针感向下传导，则押手置于针穴的上方，指压向下用力，同时针尖亦向下进。如此就可使针感朝着预定的方向达到病所。《素问·宝命全形论》："经气已至，慎守勿失。"《灵枢·小针解》："上守机者，知守气也。"说明能守气者，视为上（高明的医生）。

三、对补泻手法的基本理解

查针灸书籍所载补泻手法，皆称顺经为补，逆经为泻。不外以拇指向前为补，退后为泻；或拇指退后为补，向前为泻。分出阴阳补泻，在阳经拇指向前为顺经故为补，拇指退后为逆经故为泻；在阴经拇指向前为逆经故为泻，拇指退后为顺经故为补。使得后来学者只记住拇指向前或退后以明补泻。究未说明在阳经拇指向前因何而为补，拇指退后因何即为泻？在阴经拇指退后因何而为补，拇指向前因何而为泻？以上说明是手三阴三阳。至于足之三阴三阳却又相反。余玩索良久，方得醒悟：夫阳自外而入内也，阴从内而出外也，既然阳自外而入内，若针阳经，必使针由阳而向阴，从阴以入内；若针阴经，须使针由阴而向阳，从阳以出外。正合先人所称阴阳互根之理，又与天右旋地左旋之说相同。苟明此理，无论手足胸背补泻手法，自不会紊乱也。

✳✳✳ 第二节　补泻手法经验点滴 ✳✳✳

这里将本人临床最常用的五种补泻手法，结合前贤的补泻经验归纳如下。

一、迎随补泻手法

此法为最多用。用针之法，多本诸经络之顺逆起止。

迎随补泻，即顺经络之去路随而济之是谓补；逆经络之来路迎而夺之是谓泻。进针得气后，针尖顺着该经气血的走向推而进之为补，针尖逆着该经气血的走向退而提之为泻。顺经而补，可以推动气血的运行；逆经而泻，可以牵制病邪，控制其深入。

1. 欲知迎随之补泻，先明经络之逆顺

十二经脉循行规律（走向）：手之三阴，从胸走手；手之三阳，从手走头；足之三阳，从头走足；足之三阴，从足走腹。按照经脉走向，顺经气而针之为补，逆经气而针之为泻。

2. 逆顺既明，左右当分

明确了十二经脉的逆顺走向还不够，还必须分左右。手足十二经脉因左右的走向有顺逆之异，则用针补泻亦有顺逆之分。比如：手阳明大肠经从手走头（方向），左手阳明经逆时走向而上，针体亦当逆时针旋转（向右捻转）为补法；右手阳明经顺时走向而上，针体亦当顺时针旋转（向左捻转）为补法。也就是说补法与经脉左右的走向同步，泻法反之。

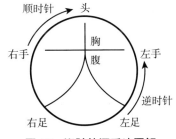

图 17　迎随补泻手法图解

就手足阴阳经左右循行而言：左手阴经与右足阴经同法（顺时针），右手阴经与左足阴经同法（逆时针）；左手阳经与右足阳经同法（逆时针），右手阳经与左足阳经同法（顺时针）。

此外，就两手阴阳经左右循行而言：右手阳经与左手阴经同法（顺时针）；右手阴经与左手阳经同法（逆时针）。（见图17）

3. 男女手法左右的掌握

男子由左手开始，女子由右手开始，开始时均以左右交叉掌握为便。男左（左手右脚）女右（右手左脚）。盖人体之经络，上下一贯，周而复始，循环无端。

总之，迎随补泻，一是依经脉的顺逆走向调整针尖方向，一是捻转方向的顺逆，或用补或用泻。

二、呼吸补泻手法

呼吸补泻手法是指呼气进针，吸气出针为补；反之，吸气进针，呼气出针为泻。当补之时，得气后令病人鼻中吸气，口中呼气进针；当泻之时，令病人口中吸气，鼻中呼气进针。

其道理是吸气时膈肌收缩，胸廓的上下、前后、左右径均增大，因而胸廓容积增大，肺容积也随之增加。此时进针则针是逆气而行（相当于迎而夺之），随着气的呼出而出针，是为损其有余，令邪气随针而外泄，为泻法；同理，呼气时胸廓腹腔气出而虚空，则呼气时进针属顺气而进，以补虚扶正。吸气时胸腹腔气充而出针，令正气存留，为补法。

临证时呼吸出入与补泻手法必须同时并用，收效始大。

具体操作如下：

用补法，令病人鼻中吸气（入阳），口中呼气（出阴），医者左手按穴，右手顺向下针，拇指向前，食指后退，慢提紧按，疾进徐退，以得气为度。

用泻法，令病人口中吸气（入阴），鼻中呼气（出阳），医者左手按穴，右手逆向下针，食指向前，拇指后退，紧提慢按，徐进疾退，以得气为度。

以上所言迎随、呼吸两法，腹部用针宜用呼吸补泻，四肢用针宜用迎随补泻。

三、捻转补泻手法

捻转补泻法，即拇指食指捻转针体，拇指往上（外）推，顺时针捻转针体为补；拇指往下（内）退，逆时针捻转针体为泻。

此法的要领是将针捻动，依前捻后捻之九六次数而定补泻。

是凡"龙虎交战""阴中隐阳""阳中隐阴"等复合式补泻手法，均是依捻转阳九、阴六之数而定。

"龙虎交战法"即先龙后虎而战之，用针先行左龙即左捻九数，后行右虎即右捻六数，为镇痛之针。"阴中隐阳法"即先泻后补法，治先热后寒。针先入一寸，行六阴数，觉凉后退至五分，再行九阳数，以得气为度。"阳中隐阴法"即先补后泻法，治先寒后热，运针先浅后深，先入五分行九阳数，觉热后，进针一寸，再行六阴之数，以得气为度。

至于"捻针之法有左有右"，正如《素问·阴阳应象大论》所云："左右者，阴阳之道路也。"阳气行于左，阴气行于右，针刺捻转时，拇指往上，顺时针左转从阳，是为补；拇指往下，逆时针右转从阴，是为泻。

捻转补泻，一是按照经脉的循行顺逆走向，针尖顺经而转，随济补其不足；针尖逆经而转，迎夺泻其有余；一是拇指捻转的上推（顺时针转动）与下退（逆时针转动）操作，即左转顺阳为补，右转逆阴为泻。

临证中此法与呼吸补泻配合运用，如用补法，针向左转随呼为补（左转属阳，呼气进针）；如用泻法，针向右转随吸为泻（右转属阴，吸气进针）。若结合提插补泻，则针左转插之为热为补；针右转提之为寒为泻。同样是"阳下之（插）为补，阴上之（提）为泻"的道理。

四、提插补泻手法

提插补泻手法：提，向外退针；插，向里进针。提针为泻，插针为补。进针得气后，针尖在一分左右的范围内连续上下提插，使针感传导，据病人体质的强弱和病情的虚实来决定指力的轻重。补法重插轻提（紧按慢提），泻法重提轻插（紧提慢按）。

提插补泻法具有很强的临床实用价值。特别是对于中风恢复期，肢体疼痛顽麻瘫痪的病人，重插后多获得温热感，普遍疗效较好。

提插补泻法施针的要领，是依取穴的深度分为天、人、地三部，古人称为"三才法"。其具体操作手法如下：

一是先浅后深，针刺透皮后分三次作阶梯状刺入，由皮肤浅层至中层，再至肌肉的深层，反复重插轻提，最后由肌肉深层迅速提至皮下并出针，闭合针孔，为补法。

二是先深后浅，将针刺透皮后直接刺入要求之最深层，然后分三次作阶梯状提出，反复重提轻插，为泻法。

进针得气后，针尖重插轻提 3～5 次，出针后急扪针孔，为补；针尖重提轻插，出针后不按针孔，为泻。泻法可祛邪盛气滞之病而引阴外出（上阴），因此有清凉之感；补法可补真元之亏虚，能导阳内入（下阳），阳气充实于腠理而有温热之感。

总之，提插补泻以"紧按"（推而内之）为补，使阳气固秘（下阳）；以"紧提"（动而伸之）为泻，使病邪宣散而出（上阴）。

五、烧山火与透天凉手法

烧山火与透天凉属于复式针刺手法，其他复式手法还有阴中隐阳、阳中隐阴、赤凤摇头、青龙摆尾等，烧山火与透天凉为临床常用。

（注解："赤凤摇头法"即进针后，拇、食指持针不加捻转，似手摇铃样一左一右慢动，为泻法。"青龙摆尾法"即进针得气后，针尖朝向病位，以刺手拇、食指扳倒针柄至 45 度，慢慢左右摇动 9 次、18 次、27 次，即可留针。本法可行气，使气至病所，为补法）

《金针赋》："补者一退三飞，真气自归；泻者一飞三退，邪气自避。"具体手法如下：

1. 烧山火施术法

《针灸大成·三衢杨氏补泻歌》云："烧山之火能除寒，一退三飞（进）病自安，始是五分终一寸，三番出入慢提看。"余善用此法，取热之效甚为迅速，常反复 1～2 次即得。

适应证：阴证、寒证。

手法：以疾徐、提插、九六、开阖四法的补法为主，配合捻转法的补法组成。先浅后深，行九阳数，凡九阳而三进一退，反复 3 次，三三见九，以出现热感为度，紧闭插针。

操作程序：呼气进针，先进针至天部（腧穴深度的上 1/3 处），慢提紧按9 次，按针时左转；次进针至人部（腧穴进度的中 1/3 处），提插、捻转如前数；再进至地部（腧穴深度的下 1/3 处），施术同前；然后从地部一次退至天部，这样为一度。反复三度，倘热至，出针揉闭孔穴。如无热感，可反复再施，直到热至。

2. 透天凉施术法

《针灸大成·三衢杨氏补泻歌》云："透天凉法能除热，一进三退冷冰冰，吸气一口鼻出五（口），须臾热毒自然轻。"此法与上法恰成一对，上法为补，此法为泻。

适应证：阳证、热证。

手法：以徐疾、提插、九六、开阖四法的泻法为主，配合捻转法的泻法组成。先深后浅，行六阴数，凡六阴而一进三退（指一次捻转进入地部，而三退时用泻法），以产生凉感为度。

操作程序：吸气进针，进针直至地部，在该部紧提慢按 6 次，提针时用泻法（右转）；次退至人部，同前提插，泻法捻转 6 次；再退至天部，亦同前法施术；这样一进三退，称为一度。操作三度，若凉生，则可呼气出针，并摇大其孔，不闭其穴。如无凉感，反复再施，直至凉生。

如果三度施术目的未达时，结合 10～15 分钟的留针，往往可以提高疗效。留针在烧山火与透天凉的意义，正如《灵枢·终始》篇所说："刺热厥者，留针反为寒；刺寒厥者，留针反为热。"烧山火法能补益经络脏腑之元气，治疗一切虚寒性疾患；透天凉法能疏泄偏盛的阳气和病邪，可治疗一切实热性疾患。例如，胃寒腹痛，针中脘、足三里穴，用烧山火法，使胃脘部有温热的感觉，腹痛立止。如急性结膜炎所致结膜和眼睑的红肿热病，针中封穴施透天凉手法，患者不仅足踝部有凉感，而且眼部亦有清凉的感觉，此时症状减轻，病可速效。

针刺手法直接关乎疗效已不言而喻，其与针灸配穴相提并重。若能熟练掌握、灵活运用补泻手法，临床自能通权达变，左右逢源。

主要参考书目

［1］汉·司马迁.史记·天官书［M］.北京：中华书局，1973.

［2］汉·班固.汉书·律历志［M］.北京：中华书局，1974.

［3］隋·杨上善.黄帝内经太素［M］.北京：人民卫生出版社，1955.

［4］唐·王冰.黄帝内经素问注［M］.北京：人民卫生出版社，1963.

［5］宋·刘温舒.素问运气论奥［M］.南京：江苏人民出版社，1959.

［6］元·滑伯仁.难经本义［M］.北京：人民卫生出版社，1995.

［7］晋·皇甫谧.针灸甲乙经［M.上海：商务印书馆，1955.

［8］明·徐凤.针灸大全［M］.新刻太医院参订（线装）.

［9］元·窦桂芳.针灸四书［M］.北京：人民卫生出版社，1983.

［10］明·杨继洲.针灸大成.第2版［M］.北京：人民卫生出版社，1980.

［11］明·高武.针灸聚英［M］.上海：上海科学技术出版社，1978.

［12］元·滑伯仁.十四经发挥［M］.上海：上海卫生出版社，1956.

［13］明·李时珍.奇经八脉考［M］.上海锦章图书局印行（线装）.

［14］清·唐容川.中西汇通医经精义［M］.千顷堂书局（线装）.

［15］清·唐容川.医易通说详解［M］.北京：中医古籍出版社，1989.

［16］明·张介宾.类经图翼［M］.北京：人民卫生出版社，1958.

［17］陈璧琉，郑卓人.灵枢经白话解［M］.北京：人民卫生出版社，1965.

［18］郭霭春.黄帝内经灵枢校注语译［M］.天津：天津科学技术出版社，1989.

［19］郭沫若.甲骨文字研究·释干支［M］.北京：人民出版社，1952.

［20］任应秋.五运六气［M］.上海：上海科学技术出版社，1959.

［21］竺可桢，宛敏渭.物候学［M］.北京：科学出版社，1973.

［22］承淡安，等.子午流注针法［M］.南京：江苏人民出版社，1957.

［23］吴棹仙.子午流注说难［M］.成都：四川人民出版社，1958.

［24］陈璧琉，郑卓人.针灸歌赋选解［M］.北京：人民卫生出版社，1959

［25］单玉堂.子午流注在临床应用的规律［J］.江西：江西中医药，1960（7）.

［26］单玉堂.单玉堂针灸配穴通俗讲话［M］.北京：中国中医药出版社，2016.

［27］周士一，潘启明.《周易参同契》新探［M］.长沙：湖南教育出版社，1981.

［28］单玉堂.伤寒论针灸配穴选注［M］.北京：人民卫生出版社，1984.

［29］王立早.子午流注传真［M］.南昌：江西人民出版社，1983.

［30］石国壁.医门真传［M］.北京：人民卫生出版社，1990.

［31］陈述堂.子午流注说奥［M］.北京：人民卫生出版社，1991.

［32］单志华.中医传承思辨录［M］.北京：中国中医药出版社，2016.

［33］郑文光.中国天文学源流［M］.北京：科学出版社，1979.

［34］丁绵孙.中国古代天文历法基础知识［M］.天津：天津古籍出版社，1989.

［35］张晟星，威淦.经穴释义汇解［M］上海：上海翻译出版公司，1984.